临床各类生命管道的
建立与规范化维护

主　编　吴玉燕　蒋　玮　耿　捷　屈　延
副主编　张　娜　朱以芳　杨　媛　郑　敏
　　　　赵彬芳　闫淑娟
主　审　李武平　徐莎莎　李洁琼
编　者　（按姓氏笔画排序）

卫　攀	王　艳	王　婷	王　靖	王　璐
王　莉	王红红	王丽娜	王晓庆	王瑞祥
王黎红	文淑会	卢晓娥	田宝娟	代选慧
仝慧敏	冯　阳	刘　悦	刘　欢	刘阿妮
刘晓玲	刘静莉	关亚庆	安倩倩	苏小花
李　沛	李　蹊	李旭阳	李雪艳	李超亚
杨秀玲	吴　嫚	吴晓玲	何　华	何　娟
何乾峰	张　萌	张　晶	张　楠	张　静
张阳阳	张晓阳	张媛娜	陈　玲	陈红艳
周高阳	赵　艾	赵文芳	侯晶晶	贺　昂
贺　溪	党　肖	徐敏宁	徐群鸽	高　飞
高小平	高芳宁	郭晓岚	唐玉宁	黄田张
黄金霞	常丽丽	崔　丽	商娟娟	蒋　婉
韩　娟	蒙　琼	魏红侠		

第四军医大学出版社·西安

图书在版编目（CIP）数据

临床各类生命管道的建立与规范化维护 / 吴玉燕等
主编. —西安：第四军医大学出版社，2023.3
ISBN 978 - 7 - 5662 - 0967 - 2

Ⅰ.①临… Ⅱ.①吴… Ⅲ.①护理学 Ⅳ.①R47

中国国家版本馆 CIP 数据核字（2023）第 035125 号

LINCHUANG GELEI SHENGMING GUANDAO DE JIANLI YU GUIFANHUA WEIHU

临床各类生命管道的建立与规范化维护

出版人：朱德强　　　责任编辑：土丽艳　杨耀锦

出版发行：第四军医大学出版社
　　　　　地址：西安市长乐西路 17 号　邮编：710032
　　　　　电话：029 - 84776765　　　传真：029 - 84776764
　　　　　网址：https://www.fmmu.edu.cn/press/

制版：西安聚创图文设计有限责任公司
印刷：陕西天意印务有限责任公司
版次：2023 年 3 月第 1 版　　2023 年 3 月第 1 次印刷
开本：787×1092　1/16　　印张：25.25　　字数：420 千字
书号：ISBN 978 - 7 - 5662 - 0967 - 2
定价：76.00 元

序

　　临床管道技术的应用历史悠久，初唐时期著名医药学家孙思邈将一根葱管插入患者膀胱将尿液引流出来，是导尿术发展的雏形。1628 年英国 William Harvey 医生推出的血液循环论，奠定了静脉输液的理论基础。如今，各类管道已广泛应用于临床治疗和护理中，在患者的救治和康复中发挥着极为重要的作用。它涉及临床各个学科和人体各个部位，类型繁多，应用领域广泛。在临床中，管道护理已成为护理人员的重要工作内容。因此，管道的规范应用与正确维护是医护人员亟需掌握的重要技能。

　　目前，现有的学科设置中关于临床管道护理的内容较少，且零散地分布于基础护理学、外科护理学等教材中，缺乏系统性、全面性、完整性，尤其对近年来随着新技术、新业务的应用而发展起来的介入和腔镜诊疗管道涉及较少。

　　空军军医大学唐都医院拥有全军和陕西省多个临床护理示范基地，承担着全国各地护理骨干人才培养任务，制定了一系列临床护理标准。医院临床管道维护团队结合我国医疗卫生和护理专业发展需求，编写了这本《临床各类生命管道的建立与规范化维护》。本书不仅涵盖了各类常用管道及特殊管道的维护，而且介绍了整个管道管理中的创新理念和典型案例，并附有大量直观的操作流程图，便于学习掌握。

　　临床管道是患者的"生命通道"，为患者安全保驾护航。规范管道管理对加快患者康复、预防医院感染、提高护理质量、减少医疗纠纷等方面起着至关重要的作用。相信本书对于促进临床管道管理科学化、系统化、规范化发展具有很好的借鉴意义，在护理高质量发展、专业化人才培养工作中将发挥积极的作用。

郎红娟

前 言 ◀

　　随着医疗技术的进步和发展，临床生命管道的建立与维护也正处于不断探索、更新与发展的过程中。临床管道种类繁多，现已广泛应用于各个学科，常常作为治疗、观察病情的手段和判断预后的依据。

　　然而，临床管道在实际使用过程中因为受到护理人员工作年限、实际经验及其他因素的限制，存在一些安全隐患，影响了护理质量。目前，虽然临床管道已经普及，但现有的学科建设中关于临床管道护理的内容较少，并且是零散地分布于各个学科中，缺乏系统性、全面性，特别是对近年来随着新技术、新业务的应用而发展起来的介入和腔镜诊疗管道，较少涉及。为建立临床常见管道的维护标准和规范，使临床固定护理方法统一，从而提高护理质量，保障患者安全，我们编写了这本《临床各类生命管道的建立与规范化维护》。全书共十章，基于最新管理模式进行循证管理，分别对各个科室普通管道、各个专科所采用的特殊管道，从其置管目的、适应证、禁忌证、物品准备、维护方法、护理要点及健康教育等方面做了详细的阐述，并附有大量操作流程图，图文并茂，便于理解。同时查阅最新文献，融入创新理念，分享典型案例，使临床管道维护更加规范化、系统化、科学化。希望本书能够为临床管道护理和教学提供有益参考。

由于管道技术在不断更新和完善，限于现有知识和经验，书中难免有缺陷、疏漏、不妥之处，敬请读者不吝指教，以利于日后持续改进。

吴玉燕

目录 1
CONTENTS

目录2
CONTENTS

第一章

概　论

第一节　管道概述

一、管道的基本概念

管道是临床上用于诊断与治疗疾病的重要手段和不可缺少的重要工具，它既是一种主要的治疗方法，也是治疗方法中所必需的辅助措施。它涉及临床各个学科和人体的各个部位，所以在临床上应用的领域十分广泛，应用的类型也非常繁多，因此管道应用与护理是医护人员经常遇到的医疗护理问题。

二、临床管道的作用和意义

作用：临床管道可作为观察的窗口，也可作为治疗和诊断的手段。

意义：开创了新的医学领域；不断创新治疗手段；提高诊断符合率；提高患者的生存质量；延长患者的生命。

三、临床管道护理的一般原则

无菌原则、确保通畅、妥善固定、保障安全、标记在位、防止感染。

四、临床管道的发展历程

临床管道的应用历史悠久，以导尿管和静脉输液管道为例，其应用可追溯至初唐时期。著名医药学家孙思邈，年轻时将一根葱管插入患者膀胱将尿液引流出来，世界上第一个导尿管从此问世，孙思邈成为发明导尿术的第一人。1836年法国泌尿科医生将纺织纤维蘸亚麻油烤干，制成中间留有孔道的导尿管。1860年，拿破仑三世的私人医生在红色硫化橡胶导管顶端打了侧孔，制成第一个橡胶导尿管。

1628 年英国 William Harvey 医生推出的血液循环论，奠定了静脉输液的理论基础。伴随人类文明的不断进步，静脉输液实现了一个个新的突破。1656 年英国 Christopher Wern 医生及助手使用动物的羽毛管将药物注入狗的静脉，开创了静脉治疗的先河。1662 年，德国医生首次尝试将药物注入人体静脉进行治疗。1931 年，美国生产出世界上第一套输液器。随着卫生行业的迅猛发展，我国静脉治疗护理实践取得了巨大成就，也逐步与国际水平接轨。如今，各类管道已广泛应用于临床治疗护理中，在患者的救治和康复中发挥着不可或缺的作用。

五、临床管道的分类

临床管道主要分为三类：

1. 低危管道 管道护理如不当，不会危及患者生命，或造成患者死亡等严重后果。

2. 中危管道 管道护理如稍有不当，可危及患者生命，或造成患者死亡。

3. 高危管道 管道护理如稍有不当，可直接危及患者生命，造成患者迅速死亡。

管道风险分类明细见表 1－1。

表 1－1 管道风险分类明细及分值

高危导管（红色标识，3 分）	中危导管（黄色标识，2 分）	低危导管（绿色标识，1 分）
经口鼻气管插管	伤口引流管	浅静脉输液管
胸腔闭式引流管	造瘘管	氧气管
气管切开套管	PTCD（经皮肝穿刺引流管）	十二指肠营养管
PICC 导管	三腔二囊管	普通胃管
输液港	鼻肠管	肛管
颈内静脉置管	鼻胆管	普通尿管
股静脉置管	其他中危管道	其他低危管道
锁骨下静脉置管		

高危导管（红色标识，3分）	中危导管（黄色标识，2分）	低危导管（绿色标识，1分）
腰大池引流管		
脑室引流管		
前列腺及尿道术后导尿管		
其他高危管道		

第二节　常用临床管道特点

一、吸氧管

吸氧管是一次性使用一体式吸氧管，是一种医用材料。临床上常与氧气湿化装置配合使用。

（一）有效期

72 小时。

（二）适用范围

用于纠正缺氧，提高动脉血氧分压和血氧饱和度的水平，促进代谢，是辅助治疗多种疾病的重要方法之一。

（三）分类固定

1. 鼻导管　先用湿棉签清洁患者鼻腔，将鼻导管鼻塞放置于患者鼻腔内，鼻导管吸氧管挂于双侧耳部固定，调节吸氧管松紧度。

2. 面罩　将面罩覆盖于患者口鼻部，松紧带绕至患者头后，调节松紧度。

3. 人工鼻　用剪刀剪去鼻导管前端较细部分，将较粗部分的端口与人工鼻氧气接口处连接，人工鼻与人工气道连接。

（四）注意事项

1. 使用前检查鼻导管是否通畅，一般 72 小时更换一次，若有污染，随时更换。

2. 避免鼻导管及面罩松紧带造成皮肤压力性损伤。

3. 避免长期高流量吸氧造成鼻黏膜损伤。

二、鼻胃管

鼻胃管是一种医用管道，临床中将其经鼻腔或口腔插入胃内，从管内输注食物、水分和药物，以维持患者的营养。通常用于昏迷或不能进食的患者。

（一）材质

乳胶、硅胶。

（二）有效期

乳胶鼻胃管有效期为一周，硅胶鼻胃管有效期为一个月。

（三）适用范围

1. 不能经口进食者，如口腔疾患、口腔手术后、食管狭窄、食管气管瘘、某些手术后或肿瘤患者。

2. 不能张口的患者，如昏迷、破伤风、早产儿及病情危重的患者。

3. 拒绝进食的患者。

（四）鼻胃管的测量方法

由耳垂经鼻尖至剑突的距离或从前发际线至剑突的距离，一般成人为 45 ~ 55cm，婴幼儿为 14 ~ 18cm。

（五）验证胃管是否在胃内的方法

1. 将胃管开口端置于水中，如有大量气体逸出，证明误入气管。

2. 用注射器回抽出胃液，pH 试纸检测结果 <7 则确定在胃内。

3. 听气过水声。用注射器注入空气，用听诊器在胃部听是否有气过水声。

（六）操作要点

1. 操作前确定胃管在胃内，回抽胃内无潴留。

2. 鼻饲液温度应为 38℃ ~40℃。

3. 每次注入量不超过 200ml，鼻饲前后均应用温开水冲管。

三、导尿管

导尿管是一种由尿道插入膀胱以便引流尿液的管道。

（一）适用范围

尿潴留或膀胱出口梗阻的患者；尿失禁的患者；精确检测尿量的患者；不能或不愿意收集尿液的患者；需要长期卧床或采取被迫体位的患者；外科手术时的围手术期患者。

（二）置入长度

女性 8 ~ 10cm，男性 20 ~ 22cm。

（三）材质

乳胶、硅胶。

（四）有效期

乳胶导尿管有效期为一周，硅胶导尿管有效期为一个月。

（五）分类

根据结构的不同，导管可分为三种类型。

1. 单腔导尿管　通常无气囊，只有一个通道，不易固定，留置时间短。

（1）单腔儿童型导尿管：常用型号 6 ~ 10F，主要用于儿童导尿。

（2）单腔标准型导尿管：常用型号 12 ~ 26F，主要用于临时导尿。

（3）单腔梅花头型导尿管：常用型号 12 ~ 28F，主要用于膀胱或肾脏造瘘术后引流尿液。

（4）单腔弯头型导尿管：常用型号 12 ~ 26F，头部呈尖状，主要用于男性前列腺增生者。

2. 双腔导尿管　有两个腔，一个为注水腔，另一个为排液腔。可以固定，主要用于留置导尿术。

（1）双腔单囊儿童型导尿管：常用型号 6 ~ 10F，气囊容量常用为 5ml，主要用于儿童留置导尿。

（2）双腔单囊标准型导尿管：常用型号 12 ~ 28F，气囊容量常用为 10ml 和 30ml 两种，主要用于无其他限制正常留置导尿。

（3）双腔单囊女式型导尿管：常用型号 12 ~ 24F，气囊容量常用为 30ml，主要用于女性留置导尿。

（4）双腔单囊弯头型导尿管：常用型号 12 ~ 20F，气囊容量常用为 30ml，主要用于女性留置导尿。

3. 三腔导尿管　有三个腔——注水腔、注药腔、排液腔。主要用于短期留置导尿，膀胱内药液滴注、冲洗、引流等。临床常用型号有 14F、16F、18F、20F、22F、24F 等。

（六）操作要点

1. 严格执行无菌操作，妥善固定，防止脱落。

2. 密切观察尿量颜色及性质，正常成人尿量 1000～2000ml/24h；多尿 > 2500ml/24h；少尿 <400ml/24h 或每小时尿量 <17ml；无尿 <100ml/24h。

四、静脉输液管

静脉输液是指将各种药物以及血液（包括血液制品），通过静脉注入体内的治疗方法，包括静脉注射、静脉输液和静脉输血。

常用工具包括：注射器、输液器、一次性静脉输液钢针、外周静脉留置针、中心静脉导管、经外周静脉置入中心静脉导管、输液港以及输液附加装置等。

（一）一次性静脉输液钢针

一次性静脉输液钢针因穿刺后患者肢体活动受限、渗出和外渗率较高、需重复穿刺等原因，故适用于短期（一般小于 4 小时）单次的静脉输液治疗或单次抽取血液标本，不宜用于腐蚀性药物的静脉治疗。常选择手背、前臂静脉。

（二）外周静脉留置针

外周静脉留置针是临床静脉输液治疗较常见的选择。其操作简单、使用方便，可短期留置，但因为导管尖端位于小静脉，因而不宜用于腐蚀性药物等持续性静脉输液。

留置时间为 72 小时。

（三）中心静脉导管（CVC）

CVC 是指直接穿刺颈内静脉、锁骨下静脉及股静脉等深部静脉，其尖端位于腔静脉的导管。该导管已广泛应用于静脉营养、化疗、大量输血、补液及中心静脉测压，但是置管引起的气胸、出血、导管相关性感染等并发症发生率高。

1. 留置时间　42 天。

2. 规格分类　单腔、双腔和三腔。

3. 维护时间　治疗间歇期 7 天维护一次。透明敷料应至少每 7 天更换一次，无菌纱布敷料应至少每 2 天更换一次；穿刺部位发生渗液、渗血时应及时更换，穿刺部位的敷料发生松动及污染等完整性受损时，应立即更换。

（四）经外周静脉置入中心静脉导管（PICC）

PICC是指经上肢贵要静脉、肘正中静脉、肱静脉、头静脉、颈外静脉（新生儿还可以通过下肢大隐静脉、头部颞静脉、耳后静脉等）穿刺置管，尖端位于上腔静脉的导管。常用材质包括硅胶和聚氨酯等，适用于中长期静脉输液，如化疗、肠外营养、早产儿、家庭病床及外周血管条件差的患者。

1. 规格分类　单腔、双腔和三腔。

2. 留置时间　不超过1年。

3. 维护时间　治疗间歇期7天维护一次。透明敷料应至少每7天更换一次，无菌纱布敷料应至少每2天更换一次；穿刺部位发生渗液、渗血时应及时更换，穿刺部位的敷料发生松动及污染等完整性受损时应立即更换。

（五）输液港

输液港是一种可以完全植入体内的闭合静脉输液装置，包括注射座和导管两部分。注射座植入在皮下，导管尖端位于腔静脉，应用无损伤针经皮插入注射座，形成静脉通路，主要用于化疗须长期输液及反复注射药物的患者。

1. 优点

（1）由于输液港被植入体内，与其他输液途径相比感染发生率较低。

（2）方便患者，无须插入蝶翼针，便于洗浴及游泳。

（3）减少反复穿刺，保护血管，减少药物外渗的机会。

2. 规格分类　单腔、双腔。

3. 留置时间　3年。

4. 维护时间　治疗间歇期每4周维护一次。

五、脑室引流管

脑室引流是指在头颅额部钻孔或锥孔，将硅胶引流管置于脑室额角，将脑脊液或血液经引流管引出，以达到治疗的目的。

（一）应用解剖

脑室系统包括位于两侧大脑半球内对称的左右侧脑室，位于脑幕上中线部位、经室间孔与两侧脑室相通的第三脑室，中脑导水管，以及位于颅后窝小脑半球与脑桥延髓之间的第四脑室。脑室穿刺仅指穿刺两侧侧脑室。

侧脑室在两侧大脑半球内，成狭窄而纵行的裂隙状，分为下列几部分：

1. 前角（额角）　在额叶内，其上壁及前壁为胼胝体前部，外壁为尾状核头，内壁为透明隔。内下部有室间孔（Monro 孔），经此与第三脑室相通。

2. 体部　为水平位裂隙，在顶叶内。上壁为胼胝体，内壁为透明隔，下壁由内向外为穹隆、脉络丛、丘脑背面、终纹和尾状核。

3. 后角（枕角）　为体部向枕叶的延伸，系一纵行裂隙。形态变异很大，常较小，有时缺如。上外侧壁为胼胝体放射；内壁有两个隆起，上方为后角球，系胼胝体大钳所形成，下方为禽距，系距状裂前部深陷所致。

4. 下角（颞角）　位于颞叶内，为一向下、前及向内弯曲的裂隙，内缘为终纹和尾状核尾部，末端连有杏仁核，下角底由内向外为海马伞、海马、侧副隆起。

5. 三角部　体部和后角、下角相移行处为三角部。体部和下角内有侧脑室脉络丛，与第三脑室脉络组织在室间孔处相续。脉络丛球在侧脑室三角部。

（二）穿刺部位

1. 前角穿刺　穿刺点在冠状缝前和中线旁各 2.5cm，穿刺方向与矢状面平行，对准两外耳道假想连线，深度不超过 5cm。

2. 后角穿刺　穿刺点在枕外粗隆上 5~6cm，中线旁 3cm，穿刺方向对准同侧眉弓外端，深度不超过 5~6cm。

3. 侧方穿刺　穿刺侧脑室下角时，在耳郭最高点上方 1cm；穿刺三角部时，在外耳孔上方和后方各 4cm 处。均垂直进针，深度约 4~5cm。

4. 经眶穿刺　在眶上缘中点下后 0.5cm 处，向上 45°、向内 15°进针，深度 4~5cm，可进入前角底部。

（三）适应证

1. 因脑积水引起严重颅内压增高的患者，病情危重甚至发生脑疝或昏迷时，先采用脑室穿刺外引流，作为紧急减压抢救措施，为进一步检查治疗创造条件。

2. 脑室内有出血的患者，穿刺引流血性脑脊液可减轻脑室反应及防止脑室系统阻塞。

3. 开颅术中为降低颅内压，以利于改善手术区的显露，常穿刺侧脑室，引流脑脊液。术后尤其是后颅窝术后为解除反应性颅内高压，也常用侧脑室外引流。

4. 向脑室内注入阳性对比剂或气体做脑室造影。

5. 引流炎性脑脊液，或向脑室内注入抗生素治疗室管膜炎。

6. 向脑室内注入靛胭脂 1ml 或酚磺肽 1ml，鉴别是交通性脑积水还是梗阻性脑积水。

7. 做脑脊液分流手术，放置各种分流管。

8. 抽取脑脊液做生化和细胞学检查等。

（四）禁忌证

1. 硬脑膜下积脓或脑脓肿患者，脑室穿刺可使感染向脑内扩散，且有脓肿破入脑室的危险。

2. 脑血管畸形，特别是巨大或高流量型或血管畸形位于侧脑室附近的患者，脑室穿刺可引起出血。

3. 弥散性脑肿胀或脑水肿、脑室受压缩小者，穿刺困难，引流也很难奏效。

4. 严重颅内高压、视力低于 0.1 者，穿刺需谨慎，因突然减压有失明的危险。

（五）留置时间

5～7 天，最多不超过两周。

六、胸腔闭式引流管

胸腔闭式引流是指将引流管一端放入胸腔内，而另一端接入比其位置更低的水封瓶，以便排出气体或收集胸腔内的液体，使得肺组织重新张开而恢复功能。胸腔闭式引流作为一种治疗手段广泛地应用于血胸、气胸、脓胸的引流及开胸术后，对于疾病的治疗起着十分重要的作用。

（一）胸腔闭式引流术的分类

1. **肋间细管插管法（6～10F）** 一般用于排出胸内积液、积气或抢救时应用。因管径较细、操作简单，临床上经常应用。但其对排出较稠的液体如积血、脓液等不甚通畅。

2. **肋间粗管插管法（20～24F）** 经肋间插入一个稍粗的引流管，操作简单，又可引流大部分不十分黏稠的液体。但此法长时间带管容易引起疼痛。

3. **经肋床插管法（28～40F）** 此法需切除一小段肋骨，经肋骨床插管，可插入较粗的引流管，并能通过手指或器械分离胸内感染分隔，因此适用于脓液较黏稠的具有感染分隔病例，并可长时间带管。但其缺点是损伤较大，手术复杂。

（二）胸腔闭式引流的目的

1. 排出胸内积液、积气，调整胸内负压，维持纵隔正常位置，促使术后肺膨胀。开胸后，胸膜腔破裂，大气中的空气进入胸膜腔，压迫肺，使肺萎缩。胸内有渗血、积液、积气时，胸腔闭式引流可以排出胸内积液、积气，消灭残腔，使余肺膨胀，并使两侧胸腔压力趋于平衡，避免因纵隔摆动而引起心肺功能紊乱。

2. 根据引流物的颜色、量，可以及早发现并发症，以便及时处理。在胸腔引流瓶上贴上胶布条，标上刻度。术后由于胸腔负压的作用，仍有少量渗血渗液，术后24小时内，胸腔引流量约300～500ml，持续2～3小时。可采取引流液检查血红蛋白的含量，如含量在5克以上或接近患者周围血液，并伴有脉搏加快、面色苍白、血压下降等，说明胸腔内有活动性出血，应及时报告医师，需再次开胸，清除胸内积血。如引流量大，每日1500～2000ml，色较淡，应考虑胸导管损伤引起的乳糜胸。

3. 抢救某些胸部外伤时应用。摔倒、高空坠地、各种利器（刀、子弹、弹片），或交通事故可造成胸部外伤，引起急性张力性气胸，或突然用力剧烈咳嗽、剧烈运动时，肺大疱破裂，出现自发性气胸或血胸，患者出现呼吸困难、发绀等，要急速在患侧安放闭式引流管。安放引流管位置：如是张力性气胸，应放在患侧锁骨中线外侧第2肋间；如以排液为主，应放在第6～8肋间腋中线或腋后线。

（三）胸腔闭式引流护理要点

1. 体位　半卧位。

2. 置管部位

（1）排出气体：患侧锁骨中线外侧第2肋间。

（2）引流液体：患侧第6～8肋间腋中线或腋后线。

（3）引流脓液：脓腔最低点。

3. 影响引流的因素

（1）水封瓶：固定于胸部水平线下60～100cm，禁高于胸部。

引流管过短，咳嗽、深呼吸时易引起引流液回流，导致感染。

引流管过长，易引起管道扭曲，增大呼吸道死腔，不易引流，影响肺膨胀。

（2）翻身活动：防止受压、打折、扭曲、脱出，保持通畅。每15～30分钟挤压一次，起初正常水柱波动4～6cm并伴有气体或液体排出。随着肺不断膨胀，波动逐渐减少至停止。

水柱波动大，提示肺不张或胸腔残腔大。

水柱平液面，提示胸腔闭式引流有漏气处。

水柱在液面以上无波动，提示肺膨胀良好。

4. 保持引流系统的密封性

（1）长管固定于液面下 3~4cm，接头处固定牢固，预防感染。

（2）更换或倾倒时放无菌生理盐水 500ml，并做好标记。

5. 保持管道的密闭性和无菌原则　使用前注意引流装置是否密封，胸壁伤口引流管周围用油纱布包盖严密；更换引流瓶时，必须先双重夹闭引流管，以防空气进入胸膜腔；严格执行无菌操作规程，防止感染。

6. 观察记录引流液量　开胸术后患者引流液的颜色变化为由深红色转为淡红色或血清样，之后逐渐趋于淡黄色。正常患者术后 5 小时内每小时少于 100ml，24 小时少于 500ml。若连续 2 小时 >100ml/h，应及时通知医生给予相应处理。

7. 观察记录引流液的性质　正常者术后引流液为淡红色；引流液出现绿色或咖啡色则怀疑有吻合口瘘；引流液出现乳糜样改变（米汤样），则患者为乳糜胸。

8. 注意事项　搬动患者时应注意保持引流瓶低于胸腔，以免瓶内液体倒流，导致感染；有气体逸出的患者，需始终保持引流管通畅，绝不可随意夹管。

9. 健康宣教

（1）讲解胸腔引流管的重要性及目的。

（2）指导患者及家属在活动或搬动患者时注意保护引流管；勿脱出、打折。

（3）患者下床活动时，引流瓶应低于胸部水平；避免引流瓶过高，瓶内引流液倒流引起逆行感染。

（四）拔管指征

1. 生命体征稳定。

2. 引流瓶内无气体溢出 24h 后。

3. 24h 引流量小于 50ml，脓液小于 10ml。

4. 听诊肺呼吸音清晰，胸片示伤侧肺复张良好。

（五）肺叶切除术后胸腔引流管护理

1. 上肺叶切除术后　留置 2 根引流管，上方引流管以排气为主，下方引流管以排液为主。

2. 全肺切除术后 胸腔内放置一根引流管，接水封瓶以调节胸膜腔内压力。平时夹闭，根据情况可作短暂开放，以了解和调节胸腔内压力，防止纵隔移位，因此也称调压管。

注意观察气管有无移位。气管位置是否居中是全肺切除术后了解纵隔位置、判断胸腔内压力的标志。气管位置居中则说明胸腔两侧压力平衡，此时不予开放引流管；若气管向术侧偏移，则是由于术侧胸腔内的液体和气体经引流管排出过多，术侧胸腔内压力减低或对侧胸腔因肺大疱破裂造成自发性气胸使对侧胸腔内压力增高，此时应及时通知医生采取措施。

七、血液透析用血管通路

血液透析用血管通路是急诊血液透析、内瘘未成熟期间或其他条件限制暂时不能做内瘘的患者的血管通路，也是部分长期透析患者的生命线。

（一）目的

1. 清除过多水分，减轻心脏负担，使血压恢复正常。

2. 清除尿毒症毒素，纠正电解质紊乱及代谢性酸中毒。

3. 减少心血管并发症。

4. 改善患者生活质量。

（二）分类

通常根据血管通路的使用时间和手术操作方式，大致将透析用血管通路分为两类，即临时性血管通路和长期性血管通路。

1. 临时性血管通路 临时性血管通路包括直接外周动静脉置管和经皮中心静脉置管。

（1）直接外周动静脉穿刺方法由于对血管内膜损伤较大，易形成动脉瘤、出血、皮下血肿等并发症，且压迫止血困难，给患者带来的痛苦感强烈，影响患者日后内瘘手术，目前在临床上已很少采用。

（2）经皮中心静脉置管已成为临时性血管通路的主要方法。经皮中心静脉置管的位置主要在颈内静脉和股静脉。

中心静脉导管是血液透析和其他血液净化疗法的血管通路之一。根据结构的不同，导管可分为单腔导管、双腔导管和三腔导管。

用于血液净化的中心静脉导管，目前多采用双腔导管。其原理是将一根双腔导管置入中心静脉，将双腔导管的其中一腔作为动脉腔，用于引出血液，另一腔作为静脉腔，用于将净化后的血液回输患者体内。体外部分分别对动静脉腔用红蓝两色做出标记，与血管通路的动静脉端相连接。导管的置入部位可为双侧颈内静脉、股静脉以及锁骨下静脉，以右侧颈内静脉作为首选。

2. 长期性血管通路　长期性血管通路包括自体动静脉内瘘（arteriovenous fistula，AVF）、移植物内瘘（arteriovenous graft，AVG）和带隧道涤纶套导管（tunneled cuffed catheter，TCC）。

（三）注意事项

1. 血管通路是血液透析患者的生命线，操作时注意严格无菌操作，避免导管端口长时间暴露，防止并发症的发生。

2. 有心血管疾病的患者，引血上机时注意观察患者的反应及生命体征，防止突然的血容量变化导致低血压或心律失常的发生。

3. 对于不使用抗凝剂的患者，治疗过程中，严密监测静脉压及跨膜压的变化，防止突然凝血导致血量丢失。

4. 行枸橼酸抗凝的患者，注意监测血液钙离子的变化。出现低钙时，遵医嘱及时补充葡萄糖酸钙。

5. 对于糖尿病肾病患者，注意监测血糖的变化（尤其是透析治疗 2 小时后）。出现低血糖时，按照低血糖的应急处理流程干预，并复查血糖的变化。

6. 循环负荷过重的患者，注意一次透析超滤量不能超过体重的 5%，超滤率不能过大，避免心脑血管并发症的发生。

7. 透析器湿膜的预冲方法不同于以上操作流程，要按照先预冲动脉管路、再与透析器连接完成预冲的方法，以减少循环管路中的气泡。

八、一次性造口袋

一次性造口袋是用于储蓄人体排泄物，如尿液、粪便等的容器物，主要分为闭口袋、开口袋和泌尿造口袋，适用于肛肠、尿道、双腔造口患者。

（一）分类

1. 根据造口袋的排放口分类

（1）闭口袋：适合于每天更换袋不多于一次的患者。

（2）开口袋：适合于半成形粪便或液性粪便，可以按需要经常排空袋。

（3）泌尿造口袋：可以排出尿液、液状引流液，有防反流装置，能连接引流袋。

2. 按产品用途分类

（1）单侧造口袋

（2）双侧造口袋

3. 根据造口袋的设计分类

（1）一件式：通常是一次性的，可有剪定的开口，简单易使用，适用于可自主活动的人群。

（2）二件式：袋子与底盘可分开，不用撕开底盘即可护理造口，袋子更换方便。注意保护造口周围皮肤，底盘可按造口形状及大小剪切。有浮环底盘在上造口袋时，不需对腹部加压从而起到保护造口的作用。但是肠口脱垂，肠造口旁疝气者，尽量不要用二件式造口袋。

（二）饮食指导

肠造口手术后患者仅是排便的部位和习惯改变，原消化吸收功能没有丧失，但是在生活中仍有一些事项需注意。

肠造口手术后，初期饮食应由流质—半流质—普食逐渐进行，少吃油炸、刺激性食物；康复期饮食应定量进食，细嚼慢咽，防止暴饮暴食，少食容易产生气体的食物，如豆类、卷心菜、韭菜、洋葱、番薯、碳酸饮料等；应防止出现便秘，多饮水、多食蔬果，并进行适当的运动，必要时在医生的指导下用药；回肠造口者不要食用韭菜等高纤维食物，防止阻塞造口。

（三）常见问题及处理措施

1. 造口出血

（1）原因：①造口黏膜糜烂；②擦洗造口用物过于粗硬，力度过于粗暴；③造口受到外伤；④肠管内毛细血管破裂（肠道菌群严重失调、腹泻、放疗、化疗等）。

（2）处理：较轻的早期出血常发生在术后 72 小时，轻微的造口黏膜可见少量出血点，用湿纸巾轻轻压迫即可止血。

局部出血严重时可用止血剂或局部激光电灼止血，必要时需手术止血。

2. 皮肤黏膜分离

（1）原因：造口开口处肠壁黏膜部分坏死、造口黏膜缝线脱落、腹压过高、伤口感染、营养不良、糖尿病、长期使用类固醇药物。

（2）处理

①清洁及清创，用无菌生理盐水冲洗干净、擦干，如有坏死组织，可使用清创胶。

②填充腔隙。若腔隙较浅，可仅使用康惠尔溃疡粉或糊剂；若腔隙较深，可使用海藻类填充条或糊剂。

③保护分离创面，用溃疡贴或者透明贴覆盖。

④贴上造口袋，避免粪便污染，促使伤口愈合。

3. 造口狭窄　狭窄是指造口狭窄及紧拉，造口皮肤开口细小，难于看见黏膜，或造口皮肤开口正常，但指诊时手指难于进入，肠管周围组织紧缩。

（1）原因：造口周边愈合不良，血运不良；造口黏膜皮肤缝线感染；筋膜或皮肤疤痕组织收缩；手术时皮肤开口过小；手术时腹壁内肌肉层开口过小；克罗恩病复发，肿瘤压迫肠管（造口周围或造口边缘有肿瘤）；二期愈合形成疤痕组织收缩。

（2）处理：不严重者，可用手指或扩肛器扩开造口，但注意不可损伤造口。

从尾指开始，慢慢好转后应用食指，涂润滑剂轻轻进入造口，停留 2~5 分钟，每天一次，需要长期进行。泌尿造口，需要间歇性导尿。

4. 造口回缩　回缩是指造口内陷低于皮肤表层。造口回缩容易引起渗漏，导致造口周围皮肤损伤和患者不良情绪。

（1）原因：游离不充分，产生牵拉；肠系膜过短；造口周边缝线固定不足或缝线过早脱落；造口周边愈合不良，引致疤痕组织形成；环状造口的支架过早去除；体重急剧增加。

（2）处理：一般情况下建议使用轻柔凸面底盘，或者使用防漏条配合一般的造口袋使用；皮肤有损伤者，可应用皮肤保护粉或无痛保护膜；乙状结肠造口而皮肤有持续损伤者，可考虑用结肠灌洗法；严重病例需手术治疗。

5. 造口脱垂　指肠管由造口内向外翻出来，可由数厘米至 10~20 厘米，多发生于环状造口，可能引起水肿、出血、溃疡、肠扭转、阻塞或缺血而坏死，引致病者极度尴尬及心理问题。

（1）原因：肠管固定于腹壁不牢；腹壁基层开口过大；腹压增加；腹部肌肉软弱等。

（2）处理：选用一件式造口袋，选用较软的护肤胶，尺寸要恰当，指导患者正确测量造口尺寸及掌握粘贴步骤，减少换袋次数；指导患者认识肠梗阻的症状和体征，将脱垂部分从造口推回腹内（若用手推回后，仍有可能脱出，如环状造口的远端脱垂，放回后可用奶嘴塞住肠口，再将奶嘴固定于造口底环上，这种情况下近端仍可排出大便。但单腔造口则不能采取此法，须行手术治疗）；给予心理上的支持；严重病例需手术治疗。

6. 造口旁疝（造口凸出）　部分肠管经由筋膜缺口穿孔至皮下组织，因不平坦引致粘贴造口袋困难。

（1）原因：造口位于腹直肌外，筋膜开口过大；腹部肌肉软弱；经过多次手术；持续腹压增加等。

（2）处理：术后6~8周应避免提重物，重新选择合适的造口袋，如用较软的底盘；指导患者换袋技巧，指导患者了解肠梗阻的症状，禁止造口灌洗；减体重，减轻腹压；咳嗽时用手按压造口部位，使腹压减少；给予心理辅导；可佩带合适的造口腹带，缓解局部不适症状；严重者需手术修补。

7. 粪水性皮炎

（1）原因：造口位置差；回肠造口没有形成适当的突起乳头；造口护理不当，皮肤褶皱造成渗漏等。

（2）处理：治疗皮肤问题，轻者采用护肤粉＋保护膜；严重者采用溃疡贴或透明贴；特别严重者采用造口袋。指导患者选择造口用品，皮肤褶皱者选择防漏膏；皮肤内陷严重者首选防漏条、防漏膏，轻柔凸面底盘；皮肤炎症者选用Tera透明底盘和造口袋，并指导患者掌握正确的安装方法。

8. 过敏性皮炎

（1）原因：对造口袋或粘胶底板过敏。

（2）处理：如过敏严重及原因不明，需做过敏试验；更换另一种类造口用品；外用类固醇药物。涂药10分钟后，用清水洗，干后贴袋；若情况不改善，可能需皮肤科诊治。

9. 黏膜肉芽肿　为良性组织，通常发生在黏膜与皮肤接触处，可以是一至两粒或围绕造口黏膜周围的异常突起。

（1）原因：大部分由于缝线刺激引起，也可由于坚硬的、造口物品刺激引起。

（2）处理：检查造口周围是否有缝线仍未脱落；指导患者正确测量造口尺寸，避免底盘经常摩擦造口边缘，导致肉芽增生；硝酸银点灼，3天一次。

10. 造口周围皮肤毛囊炎 主要为红色皮疹，看似真菌感染。

（1）病因：由于剃毛或换胶片不当引起。

（2）处理：正确剃毛和换胶片，建议用剪刀除汗毛。对于伴金葡萄球菌感染的脓包，先涂抹消炎粉，再贴胶片。

11. 尿酸结晶

（1）原因：常见于尿路造口。

（2）处理：用被水稀释一倍的白醋溶液局部湿敷、清洗；指导尿路造口者每日应多饮水，每日大于3000ml；可每日补充维生素C的入量，每日维生素C大于4g。

九、人工气道

人工气道是指患者在出现呼吸困难的情况下，医务人员通过气管插管、气管切开等方法建立的气道。

人工气道可有效保证患者的通气功能，挽救患者生命。临床上人工气道的建立方法包括气管插管术或气管切开术。人工气道的建立不仅可改善患者呼吸，也可与呼吸机相连接，使部分呼吸困难的患者通过机械通气来维持呼吸功能。

（一）分类

1. 气管插管 主要分为经口气管插管、经鼻气管插管，包括常规型气管插管、加强型气管插管、可冲洗型气管插管、单腔支气管插管、双腔支气管插管。导管尖端至门齿的距离男性为22～24cm，女性为21～23cm。

2. 气管切开套管 根据材质分为金属套管、塑料套管。

（二）常见并发症

1. 气管插管并发症

（1）误入食管：由于患者声门暴露不清或呼吸道分泌物过多遮盖咽喉部，使插管者看不清声门致气管插管误入食管。

（2）心律失常：插管时导管刺激会厌，反射性引起迷走神经及交感神经系统过度兴奋，而使一部分患者出现心动过缓或心搏骤停。

（3）导管堵塞：分泌物、痰液或异物堵塞。

（4）喉痉挛：是拔管时并发症最重的一种，它易发生于未完全清醒的患者。

（5）声嘶及喉水肿：插管经过声门，可使声门创伤及声带受压，引起声带及构间黏膜水肿,影响声带运动而发生声音嘶哑。多为短暂性的,拔管、声带休息、抗生素及激素治疗后可恢复。

2. 气管切开并发症

(1)脱管:常因固定不牢所致。脱管是非常紧急而严重的并发症,如不能及时处理将迅速发生窒息,停止呼吸。

(2)出血:可由气管切开时止血不彻底,或导管压迫、刺激、吸痰动作粗暴等损伤气管壁造成。患者感胸骨柄处疼痛或痰中带血,一旦发生大出血时,应立即进行气管插管压迫止血。

(3)皮下气肿:是气管切开术比较多见的并发症,气肿部位多发生于颈部,偶延及胸及头部。当发现皮下肿时,可用甲紫溶液在气肿边缘画以标记,以利观察进展情况。

(4)感染:是气管切开常见的并发症。与室内空气消毒情况、吸痰操作不规范及原有病情均有关系。

(5)气管壁溃疡及穿孔:气管切开后套管选择不合适,或置管时间较长等原因均可导致。

(6)声门下肉芽肿、瘢痕和狭窄:均为气管切开术的晚期并发症。

(三)预防和治疗

1. 充分的术前准备 熟练掌握操作技术、严格操作规程及尽可能地避免创伤对防止并发症的发生至关重要。

2. 选择合适的套管 选择生物相容性好,气囊壁柔软,气囊高容积低压力的硅胶插管。绝大多数成人插管内径应至少为7.5mm。

3. 气囊压力 通常气囊压力在22~34mmHg时,高容积低压气囊与气管壁能很好地切合,在正压通气时能提供充分的密封,而无漏气。

4. 鼻腔管理 在插管前可滴呋麻滴鼻液,以收缩毛细血管,减少出血。也可考虑滴氯霉素滴眼液抗感染。

5. 呼吸道管理 气管插管绕过了正常的上呼吸道,而正常的上呼吸道担负着对吸入的空气进行加温和湿化的作用,因此湿化和加温至关重要。吸痰,对分泌物不多的患者不应成为常规,封闭的换气吸痰系统可降低低氧和感染的风险。

（四）注意事项

1. 操作中应密切监测血氧饱和度、心率和血压等生命体征，循序推进喉镜片以显露声门并防止推进过深或过浅。

2. 插管时间不应超过 30～40 秒，如一次操作不成功，应立即面罩给氧，待血氧饱和度上升至正常水平后再重复上述步骤。

3. 对存在咽喉反射的，适当喷雾做表面麻醉。

4. 根据年龄、性别、体格选择合适的气管导管，导管插入声门时必须轻柔，避免使用暴力。

5. 注意调整气囊压力，避免压力过高引起气管黏膜损伤，同时压力不能过低，避免气囊与气管之间出现间隙。不需对气囊进行定期的放气－充气。

6. 气囊漏气，应常规做好紧急更换人工气道的必要准备，包括准备同样型号（或偏小）的气管插管、紧急插管器械、面罩、手动呼吸囊等。气囊一旦漏气，应及时更换。

7. 应将喉镜着力点始终放在喉镜片的顶端，并采用上提喉镜的手法。严禁将上门齿作为着力点，否则极易碰落门齿。

8. 完成插管后要核对导管插入的深度，并要判断是否误插入食管的可能性和确认导管在气管内。

9. 注意防止套管意外脱落。

第二章 新型管理模式在临床管道护理中的应用

第一节 目视管理

一、定义

目视管理是利用形象直观且色彩适宜的各种视觉感知信息来组织现场活动，以提高效率的一种管理手段，也是一种利用视觉来进行管理的科学方法。所以目视管理是一种以公开化和视觉显示为特征的管理方式，是综合运用管理学、生理学、心理学、社会学等多学科的研究成果。目视管理，也叫可视化管理，是一种行之有效的科学管理手段。

二、原则

目视管理的原则包括激励原则、标准化原则、群众性原则、实用性原则。

（一）激励原则

目视管理要对员工起到激励作用，要对质量改进起到推动作用。

（二）标准化原则

目视管理的工具与色彩使用要规范化与标准化，要统一各种可视化的管理工具，便于理解与记忆。

（三）群众性原则

目视管理要让"管理看得见"，因此目视管理的群众性体现在两个方面：一是要得到群众理解与支持，二是要让群众参与与支持。

（四）实用性原则

目视管理必须讲究实用，切忌形式主义，要真正起到现场管理的作用。

三、特点

目视管理是一种以公开化和视觉显示为特征的管理方式，也可称为看得见的管理，或一目了然的管理。这种管理的方式可以贯穿于各种管理领域当中。

1. 以视觉信号显示为基本手段，让大家都能够看得见。

2. 要以公开化、透明化为基本原则，尽可能地使管理者的要求和意图让大家看得见，借以推动自主管理和自主控制。

3. 现场的作业人员可以通过目视的方式将自己的建议、成果、感想展示出来，与领导、同事进行交流。

四、目的

目视管理以视觉信号为基本手段，以公开化为基本原则，尽可能地将管理者的要求和意图让大家都看得见，借以推动看得见的管理、自主管理、自我控制。

1. 视觉化　让大家都看得见。

2. 公开化　自主管理、控制。

3. 普通化　领导、同事相互交流。

五、要求

1. 要按实际需要进行，讲求实效，不搞花架子，不搞形式主义。

2. 要严格统一标准，不搞五花八门的东西。

3. 要做到简单、明了、一看就懂，便于执行。

4. 要做到醒目、清楚，设置在大家看得到的地方。

5. 在实施时注意节俭，避免形成新的浪费。

6. 要严格执行，严格遵守；违反了管理规定时要严肃对待，严肃处置，决不可流于形式；要加强目视管理的权威性。

六、方法

1. 定位法　将需要的东西放在事先规划的固定位置，位置的四个角或所在区域可以用定位线标示出来。

2. 标示法　将区域、场所、物料、设备等用醒目的字体标示出来。

3. **分区法** 采用画线的方式标示不同性质的区域。如通道、作业区域等。

4. **图形法** 用大众都能识别的图形标示公共设施或者允许做及不允许做的事情。

5. **颜色法** 用不同的颜色标示物料、区域、设备等差异或者状态的不同。

6. **方向法** 指示行动或前进的方向。

7. **影绘法** 将物品的形状画在其要放的地方，使员工一目了然，不会放错位置。

8. **透明法** 部分物品放在透明的容器中，以便让员工直接了解其中的东西或者东西的多少。

9. **监察法** 用某种标识使员工能够随时注意事情的动向。

10. **地图法** 将医院的布置、办公地点、科室等用地图的形式直接标示出来。

11. **备忘法** 随时将需要做的事情记录到备忘板或备忘表上，以避免忘掉与他人相关的事情。

七、临床应用

将目视管理应用于临床护理能够使科室内部所有物品管理及工作要求、各类计划等管理目视化、标准化，理顺护理工作流程，规范护士行为，营造优秀的护理管理文化，提高护士对护理管理及护理工作的满意度。

临床护理工作中，采用目视管理方法，有利于实现护理规章制度、工作标准、操作流程标准化与公开化，工作任务与完成情况图表化，物品管理定制化，不同护士着装区别化与挂牌制度化，尽可能将管理者的要求与意图让大家看得见，从而推动自主管理。

第二节 6S 管理

一、定义

6S 管理是整理（SEIRI）、整顿（SEITON）、清扫（SEISO）、清洁（SEIKETSU）、素养（SHITSUKE）、安全（SECURITY）的简称。6S 管理最早起源于日本企业，

是指根据工作的地点以及管理的要求，对人员、设备等因素进行规范、全面地管理，从而提高工作效率的一种新型管理模式。

二、具体内容

（一）整理（SEIRI）

1. 内容　将工作场所的任何物品区分为有必要的和没有必要的，有必要的留下来，其他的都消除掉。

2. 目的　腾出空间，空间活用，防止误用，塑造清爽的工作场所。

（二）整顿（SEITON）

1. 内容　把留下来的必要的物品依规定位置放置整齐并加以标识。

2. 目的　工作场所一目了然，消除寻找物品的时间，消除过多的积压物品，塑造整整齐齐的工作环境。

（三）清扫（SEISO）

1. 内容　将工作场所内看得见与看不见的地方清扫干净，保持工作环境干净、亮丽。

2. 目的　稳定品质，减少工业伤害。

（四）清洁（SEIKETSU）

1. 内容　将整理、整顿、清扫进行到底，并且制度化，保持环境处在美观的状态。

2. 目的　创造明朗现场，维持上面的 3S 成果。

（五）素养（SHITSUKE）

1. 内容　每位成员养成良好的习惯，并按规则做事，培养积极主动的精神（也称习惯性）。

2. 目的　培养习惯良好、遵守规则的员工，营造团队精神。

（六）安全（SECURITY）

1. 内容　重视成员安全教育，每时每刻都有"安全第一"观念，防患于未然。

2. 目的　建立安全的生产环境，所有的工作应建立在安全的前提下。

6S 管理的具体内容和作用见表 2 - 1。

表2-1 6S管理的具体内容和作用

整理	整顿	清扫	清洁	素养	安全
去缪存真 下定决心	节约空间 精心策划	从我做起 要有耐心	清爽环境 称心如意	效率保证 信心提升	后顾无忧 安全防范

三、易记口诀

整理：要与不要，一留一弃。

整顿：科学布局，取用便捷。

清扫：清除垃圾，美化环境。

清洁：清洁环境，贯彻到底。

素养：形成制度，养成习惯。

安全：安全操作，以人为本。

四、关系

"6S"之间彼此关联：整理、整顿、清扫是具体内容；清洁是指将上面的3S实施的做法制度化、规范化，并贯彻执行及维持结果；素养是指培养每位员工养成良好的习惯，并遵守规则做事，开展6S容易，但长时间的维持必须靠素养的提升；安全是基础，要尊重生命，杜绝违章。

五、原则

（一）"三现"原则

6S活动是以现场为中心而推行的一项基础管理活动，只有不断地深入现场、发现问题、解决问题，创造亮点，才能使它深入持久地坚持下去。

（二）"问题眼光"原则

这是开展6S一个非常重要的前提条件。只有带着专业的角度，用心去感受现场，把问题当问题发现出来，而且把问题当问题来对待，才能够有效地去改善现场，提高现场管理水平，从而通过问题眼光的培养，使员工建立正确的问题意识，而且让员工真正参与进来，发现问题，解决问题。所以问题眼光是我们工作的一个基础原则，必须要去正视问题，不能回避。当然这存在一个具体的要求，就是怎么样去培养员工及领导发现问题的能力，所以要具备发现问题的眼光。

(三)"自主"原则

"自主"原则即把"要我改善"变为"我要改善",提高员工的自主性。所以要以现场改善为中心不只是简单地去进行宣传、说教、检查评比,关键是发现问题以后,通过改善来推进。

六、方针

遵循以人为本、全员参与、自主管理、舒适温馨的方针。

七、目的

(一)提升员工归属感

使员工成为有较高素养的员工。处在干净、整洁的工作环境,员工工作起来更加心情舒畅,员工的尊严和成就感可以得到一定程度的满足,员工更愿意为6S工作现场付出爱心和耐心。

(二)减少浪费

工作中各种不良现象的存在,使医院在人力、场所、时间、士气、效率等多方面产生了很大的浪费。6S可以明显减少人员、时间和场所的浪费,降低成本,其直接结果就是增加成效。

(三)保障安全

6S的实施,可以使工作场所显得宽敞明亮。而地面上不随意摆放不应该摆放的物品,可以使通道比较通畅,各项安全措施落到实处。另外,6S活动的长期实施,可以培养工作人员认真负责的工作态度,这样也会减少安全事故的发生。

(四)提升效率

优雅的工作环境、良好的工作气氛以及有素养的工作伙伴,可以让员工心情舒畅,更有利于发挥员工的工作潜能。另外,物品的有序摆放减少了物品的搬运时间,工作效率自然得到提升。

(五)保障品质

实施6S就是为了消除工作中的不良现象,防止工作人员马虎行事,使工作质量得到可靠的保障。

八、临床应用

很多医院已将 6S 管理这一精实管理理念引入护理工作中，细化管理标准，优化工作流程，改变不良习惯，使工作环境明显改进，并进一步促进临床各项工作程序化、标准化、简洁化、常态化。

我院通过规范现场、现物，消除了医院在办公、诊疗和护理过程中可能面临的各类不良现象，有效解决了工作场所凌乱无序的状态；有效改善了物品、仪器设备及文件的管理，强化了安全管理；提高了护理人员的质量意识、服务意识，改善了患者住院环境，提升了护理人员素质，保障了护理安全与质量。

我院通过推行"6S"管理理念，使办公区域、治疗区域、值班区域得到规范，解决了工作场所凌乱、无序的状况，改善了病历、文件、资料、档案的管理，使药品、物品、设备器械得到有效管理。护理质量 6S 管理推进小组成员定期审核病区环境、护士仪表仪容、急救药品、仪器设备、护理服务态度等护理质量管理指标，及时发现问题并提出指导意见，使护理服务日趋完善，护患关系也得到明显改善，护理服务质量满意度大幅提高。

我院通过推进 6S 活动，统一思想、提高认识，认真制订并贯彻执行医院 6S 管理工作计划和达标措施，不断完善各项规章制度、技术操作规程、行为礼仪规范、安全防范措施及质量控制体系，加强医疗质量安全督查，加强手术病人的围手术期质量控制，促进医患沟通，强调人文关怀理念的渗透，加强护理风险管理，确保患者安全。重视员工素养培训，提高全员素质，重视患者满意度评价，重视基础设施建设，美化就医环境。创造良好的工作条件和医院形象，外树形象、内强人员素质，对提升医院的综合管理水平和竞争能力起到积极的推动作用，并促进医院规范化、科学化管理以及可持续发展，最终达到"患者满意、社会满意、政府满意"的目标。

在护理管理质量中引进 6S 管理理念，不仅仅是要求护理人员加强对 6S 管理理念的理解，更要将其写在制度中，落实在行动上，要在护理管理工作中形成对 6S 管理理念的延伸。护士在操作中加强 6S 管理细节的落实，不仅保障了护理安全，降低了护理管理的成本消耗，还形成了职业荣誉感、归属感与成就感。

通过推进 6S 活动，医院可以更加科学、合理地调整内部管理，将品质、成本、服务、技术、管理等五大要素融入"优质护理服务示范工程"的活动中，并使之达到最佳的状态，为医院的健康发展创造更好的内外部环境。

第三节 品管圈质量管理

一、定义

品管圈（Quality Control Circles，QCC）又名质量控制圈、质量小组、QC 小组等，是由相同、相近或具有互补性质的工作场所的人们自动自发组成数人一圈的小圈团体（又称 QC 小组，一般 6 人左右）。团体成员全体合作、集思广益，按照一定的活动程序来解决工作现场、管理、文化等方面所发生的问题及课题，是一种比较活泼的品管形式。

二、意义

QCC 能够提高人的素质，调动人的积极性，充分发挥人的无限能力，创造尊重人、充满生气和活力的工作环境，有利于提高工作质量和工作效率。QCC 活动成果的取得，有助于实现广大 QCC 成员的自我价值，激发广大职工的积极性和创造性，进而对推动科室文化起到积极作用。

三、特点

1. 自愿性　员工自愿参加，自我管理，不受行政命令的制约。
2. 目的性　以解决实际问题为目的。
3. 科学性　遵循规定的工作程序，采用科学的统计技术和工具来分析和解决问题。
4. 民主性　参加 QCC 活动的员工可以各抒己见、畅所欲言，发挥民主精神，实现既定的目标。

四、流程模式

（一）组圈

根据同一部门或工作性质相关联、同一班次之原则，组成品管圈。选出圈长，由圈长主持圈会，并确定一名记录员，担任圈会记录工作。以民主投票的方式决定圈名，并设计圈徽。圈长填写"品管圈活动组圈登记表"，成立品管圈，并向 QCC 推动委员会申请注册登记备案。

（二）选定活动主题，制定活动计划

每期品管圈活动必须围绕一个明确的活动主题进行，结合工作目标，从质量、效率、安全、服务、管理等方面进行头脑风暴，每人提出 2~3 个问题点，并将问题点以表格形式一一列出。活动主题以民主投票方式产生，主题的选定以 3~6 个月能解决问题为原则。圈员提出选取理由，讨论并定案；制定活动计划及进度表，明确适合每个圈员的职责和工作分工。主题确定后要呈报上级审核，获得批准后方能成为正式的品管圈活动主题。活动计划表交 QCC 推行委员会备案存档。本阶段推荐使用脑力激荡法和甘特图。

（三）目标设定

明确目标值，目标值要和主题一致，且尽量要量化。不要设定太多的目标值，最好是一个，最多不超过两个。目标值应从实际出发，不能太高也不能太低，既要有挑战性，又要有可行性，要对目标进行可行性分析。

（四）现状调查，数据收集

根据特性要因图（或围绕选定的主题，通过圈会），设计适合本圈现场需要的、易于数据收集及整理的查检表，决定收集数据的周期、收集时间、收集方式、记录方式及责任人。圈会结束后，各责任人员即应按照圈会所决定的方式，开始收集数据。数据一定要真实，不得经过人为修饰和造假。本阶段使用工具为查检表。

（五）数据收集整理

对上次圈会后收集数据过程中所发现的困难点，全员检讨，并提出解决方法。检讨上次圈会后设计的查检表，如需要，可加以补充或修改，以使数据更能顺利收集，重新收集数据。如无前两点困难，则圈长落实责任人及时收集数据，使用 QC 手法，从各个角度去层别，制作成柏拉图以便直观反映，找出影响问题点的关键项目。本阶段可根据需要使用适当的 QC 手法，如柏拉图、直方图等。

（六）原因分析

在圈会上确认每一关键项目。针对选定的每一关键项目，运用脑力激荡法展开特性要因分析。对要因进行圈选，而后进行真因验证，从而确定出真因，真因要求客观、具体、明确，且便于制定改善对策。对于真因验证以分工方式进行，决定各圈员负责研究、观察、分析的任务，提出对策构想并于下次圈会时提出报告。本阶段使用脑力激荡法和特性要因法。

（七）对策制定及审批

根据上次圈会把握的真因和实际观察、分析、研究的结果，按分工的方式，将所得之对策一一进行讨论。除了责任人的方案构想外，以集思广益的方式，吸收好的意见。经讨论获得对策方案后，让圈员分工整理成详细具体的方案。对所制定的具体对策方案进行分析，制订实施计划，并在圈会上讨论，交换意见，定出具体的步骤、目标、日程和负责人，注明提案人。圈长要求圈员根据讨论结果，以合理化建议的形式提出具体的改善构想。圈长将对策实施计划及合理化建议报上级批准。如对策需涉及圈外人员，一般会邀请他们来参加此次圈会，共同商量对策方法和实施进度。本阶段使用愚巧法、脑力激荡法、系统图法、5W1H 法。

（八）对策实施及检讨

对所实施的对策，各圈员就其本身所负责的工作作出报告，对完成者给予奖励，有困难者，则对实施对策加以分析并提出改进方案和修改计划。对前几次圈会做整体性的自主查检，尤其对数据收集、实施对策、圈员向心力、热心度等，必须全盘分析并提出改善方案。各圈员对所提出对策的改善进度进行反馈，并收集改善后的数据。本阶段使用 PDCA 循环（计划 - 实施 - 检查 - 处理）。

（九）效果确认

效果分为总体效果及单独效果。对每一个对策实施的单独效果，通过合理化建议管理程序进行验证，圈长最后总结编制成合理化建议实施绩效报告书，进行效果确认。对无效的对策需开会研讨决定取消或重新提出新的对策。总体效果将根据已实施改善对策的数据，使用 QCC 工具（总推移图及层别推移图）用统计数据来判断。圈会后应把所绘制的总推移图张贴到现场，并把每天的实绩打点到推移图上。本阶段可使用检查表、推移图、层别图、柏拉图等。

（十）标准化

为使对策效果维持长期稳定，标准化是品管圈改善历程的重要步骤。制作标准作业书，把品管圈有效对策纳入标准化体系中。

（十一）成果资料整理（成果比较）

计算各种有形成果，制作成果比较图表，主要以柏拉图表示。列出各圈员这几次圈会以来所获得的无形成果，并做改善前、改善后的比较，可能的话，以雷达图方式表示。将本期活动成果资料整理编制成"品管圈活动成果报告书"。本阶段可使用柏拉图、雷达图等。

（十二）活动总结及下一步打算

任何改善都不可能十全十美、一次解决所有的问题，总会存在不足之处。找出不足之处，才能更上一层台阶。老问题解决了，新问题又来了，所以问题的改善没有终点。按 PDCA 循环，品质需要持续改善。所以每完成一次 PDCA 循环后，就应考虑下一步计划，制定新的目标，开始新的 PDCA 改善循环。

（十三）成果发表

对本圈的"成果报告书"再做一次总检讨，由全体圈员提出应补充或强调的部分，并最后定案。依照"成果报告书"，以分工方式，依各人专长，全体圈员制作各类图表。图表做成后，由圈长或推选发言人上台发言，并进行讨论交流。

五、临床应用

2013 年 11 月 15 日"中国医院品管圈联盟"成立（2016 年更名为"中国医院品质管理联盟"），该联盟本着"分享经验、传递理念、持续改进"的宗旨，坚持以现代医院质量持续改进先进理念及管理工具的普及为己任，为我国卫生行政管理部门、医院管理者和广大医务人员共同参与的品管圈提供学习平台、交流平台、推广平台；致力于宣传并严格遵守医院质量管理相关法律、法规，贯彻落实相关工作方针；开展品管圈适宜性应用的探讨、研究、培训、推广活动；编辑出版与品管圈相关的书籍及信息交流资料；采取多种方式，让广大医务工作者更多地了解并参与品管圈活动；评选、表彰和奖励优秀的品管圈活动者、管理者及医疗卫生机构；促进开展品管圈活动的医疗机构之间的联系与协作；加强与开展国际及港澳台地区相关医疗机构品管圈活动的友好合作与交流；承办卫生行政部门委托的其他有关品管圈活动的各项工作任务等各项医院质量管理工作。

至 2020 年，中国医院品质管理联盟共举办八届全国医院品管圈大赛，是现在临床护理推行使用较广的一种质量管理手段。我院（唐都医院）于 2015 年开始组织开展品管圈工作，连续 6 年荣获全国医院品管圈大赛一等奖；于 2018 年获国际医院品管圈大赛银奖，并受邀赴马来西亚参加 ISQua's 35th International Conference，积极学习质量管理新理念，应用科学的管理工具解决临床护理实际问题。

第四节 加速康复外科

一、定义

加速康复外科（ERAS）理念是近年来外科学进展的标志之一，其以循证医学证据为基础，以减少手术患者的生理及心理的创伤应激反应为目的，通过外科、麻醉、护理、营养等多学科协作，对围手术期处理的临床路径予以优化，从而减少围手术期应激反应及术后并发症，缩短住院时间，降低再入院风险及死亡风险，同时降低医疗费用，促进患者康复。这一优化的临床路径贯穿于住院前、手术前、手术中、手术后、出院后的完整治疗过程，其核心是强调"以病人为中心"的诊疗理念。ERAS 发展至今日成为除创伤控制外科、微创外科以外的外科学三大新理念之一。

二、目的

ERAS 相关路径的实施，可减少术后并发症，促进患者康复，缩短住院时间，节省医疗费用，有助于提高患者围手术期的安全性及满意度；可减少 30% 的术后住院时间，从而减少医疗支出，降低术后并发症发生率及再住院率。

三、原则

核心原则：减少创伤与应激。即更全面地重视微创的理念——采用合理充分的镇痛药物、手术切口最小化、缓解疼痛、给予营养物质、调节合成代谢/分解代谢、防治低体温、减轻炎性反应等减轻应激反应的干预措施。

四、新理念

（一）术前

1. 术前常规肠道准备于患者无益。有研究表明术前肠道准备并不能降低腹腔并发症、吻合口瘘、胸腔并发症的发生率和缩短住院时间，相反还会引起肠管水肿等不良反应。

2. 不彻夜禁食，缩短术前禁食时间，将进食时间缩短至术前 2h。提倡口服 12.5% 的碳水化合物 400ml 以降低术后胰岛素抵抗的发生率，避免因术后血糖过高而延长住院时间，同时也可缓解患者因术前禁食而产生的焦虑和饥渴感。

（二）术中

1. 优化麻醉方式。使用外周神经阻滞、脊神经阻滞或胸段、硬膜外麻醉，有利于保护肺功能，减少心血管负担，减少术后肠麻痹，能更有效地止痛并减轻应激，保护免疫功能。

2. 留置硬膜外导管止痛。

3. 术中保温，注意头和肢体的保温。

4. 控制性输液，减少术中输血，限制性输液。

（三）术后

1. **液体治疗** 提供基本需要，保障有效循环血量和氧供，防止组织水肿，兼顾调节酸碱平衡，先液体治疗后营养支持。

2. **镇痛治疗** 术后持续使用 24~72h 的硬膜外导管止痛，减少手术引起的神经及内分泌代谢应激反应。

3. **早期饮水及进食** 术后早期经口进食可减少术后多项并发症的发生，缩短住院日。

4. **早期下床活动** 增加肌肉强度，减少肺功能及组织氧化能力的损伤，减少静脉瘀滞及深静脉血栓的形成。

五、《加速康复外科中国专家共识及路径管理指南（2018版）》的主要内容

（一）术前核心项目

1. **术前宣教** 针对不同患者，采用卡片、多媒体、展板等形式重点介绍麻醉、手术、术后处理等围手术期诊疗过程，缓解患者焦虑、恐惧及紧张情绪，使患者知晓自己在手术中发挥的重要作用，获得患者及家属理解、配合。

2. **术前戒烟、戒酒** 吸烟与术后并发症发生率和病死率的增加具有相关性，可致组织氧合降低，伤口感染、肺部并发症增加及血栓栓塞等。戒酒可缩短住院时间，降低并发症发生率和病死率，改善预后。一般推荐术前戒酒4周，戒烟至少2周。

3. **术前访视与评估** 术前应全面筛查患者营养状态、心肺功能及基础疾病，并经相关科室会诊予以纠正及针对性治疗，将患者调整至最佳状态，以降低围手

术期严重并发症的发生率；审慎评估手术指征与麻醉、手术的风险及耐受性，针对伴随疾患病可能的并发症制定相应预案。综上初步确定患者是否具备进入 ERAS 相关路径的基础和条件。术前麻醉访视时，麻醉科医生应仔细询问患者病史（包括伴随疾病、手术史、过敏史等），进行美国麻醉医师协会（ASA）分级、气道及脊柱解剖的基本评估。用改良心脏风险指数（revised cardiac risk index，RCRI）评价围手术期严重心脏并发症的风险。对于合并肝脏疾病及黄疸的患者，应特别关注其凝血功能、有无合并低蛋白血症、血胆红素水平等指标，以指导麻醉方案的设计和管理。采用代谢当量（metabolic equivalent，MET）评级可预测术后心血管事件发生率，当代谢当量 <4 时提示心功能差，术后心血管事件发生率高。心功能好的患者，即使有稳定型缺血性心脏病或其他危险因素，其预后也较好。

4. 术前营养支持治疗　术前应采用营养风险评分 2002（nutritional risk screening 2002，NRS2002）进行全面的营养风险评估。当合并下述任一情况时应视为存在严重营养风险：6 个月内体重下降 >10%；疼痛数字评分法（NRS）评分 >5 分；BMI <18.5；血清白蛋白 <30g/L。对该类患者应进行支持治疗，首选肠内营养。当口服不能满足营养需要或合并十二指肠梗阻时可行静脉营养支持治疗。营养状态良好的患者，随机对照试验研究结果显示术前营养支持治疗并不能使患者获益。术前营养支持治疗时间一般为 7~10d，严重营养风险患者可能需要更长时间。

5. 术前肠道准备　术前机械性肠道准备对于病人而言是应激因素，特别是老年患者，可致脱水及电解质失衡。不推荐对包括结直肠手术在内的腹部手术患者常规进行机械性肠道准备，以减少患者液体及电解质的丢失，而且机械性肠道准备并不能减少吻合口漏及感染的发生率。术前机械性肠道准备仅适用于需要术中结肠镜检查或有严重便秘的患者。针对左半结肠及直肠手术，根据情况可选择性进行短程的肠道准备。

6. 术前禁食禁饮　研究表明，缩短术前禁食时间，有利于减少手术前患者的饥饿、口渴、烦躁、紧张等不良反应，有助于减少术后胰岛素抵抗，缓解分解代谢，甚至可以缩短术后住院时间。除合并胃排空延迟、胃肠蠕动异常和急诊手术等患者外，目前提倡禁饮时间延后至术前 2h，之前可口服清饮料，包括清水、糖水、无渣果汁、碳酸类饮料、清茶及黑咖啡（不含奶），不包括含酒精类饮品；禁食时间延后至术前 6h，之前可进食淀粉类固体食物（牛奶等乳制品的胃排空时间与固体食物相当），油炸、脂肪及肉类食物则需要更长的禁食时间。术前推荐口服含碳水化合物的饮品，通常是在术前 10h 予患者饮用 12.5% 的碳水化合物饮品 800ml，术前 2h 饮用 ≤400ml。

7. 术前麻醉用药　术前不应常规给予长效镇静和阿片类药物，因其可延迟术后的快速苏醒。如果必须，可谨慎给予短效镇静药物，以减轻硬膜外或蛛网膜下腔麻醉操作时患者的焦虑。老年患者术前应慎用抗胆碱药物及苯二氮䓬类药物，以降低术后谵妄的风险。

（二）术中核心项目

1. 预防性抗生素的使用　预防性应用抗生素有助于降低择期腹部手术术后感染的发生率。

使用原则：

（1）预防用药应同时包括针对需氧菌及厌氧菌的药物。

（2）应在切开皮肤前 30min 至 1h 输注完毕。

（3）单一剂量与多剂量方案具有同样的效果。如果手术时间 >3h 或术中出血量 >1000ml，可在术中重复使用 1 次。

2. 全身麻醉方法的选择　选择全身麻醉或联合硬膜外阻滞，可以满足外科手术的需求并拮抗创伤所致的应激反应。同时，在手术结束后，应使患者快速苏醒，无麻醉药物残留效应，为术后加速康复创造条件。因此，短效镇静、短效阿片类镇痛药及肌松药为全身麻醉用药的首选，如丙泊酚、瑞芬太尼、舒芬太尼、罗库溴铵、顺式阿曲库铵等。肌松监测有助于进行精确的肌松管理。

基于开放手术的创伤强度，全麻联合中胸段硬膜外阻滞技术及术后患者自控硬膜外镇痛可提供与创伤强度相匹配的抗应激效应，同时有助于术后疼痛控制及肠功能恢复；实施中胸段硬膜外阻滞操作前，应确认患者凝血功能和血小板指标正常。最新证据表明，全麻复合连续输注右美托咪定与全麻复合中胸段硬膜外阻滞具有同等的抗应激效果，可作为替代使用。而腹腔镜手术，基于其微创特征，全静脉麻醉可满足外科的创伤应激。因右美托咪定还具有抗炎、免疫保护以及改善肠道微循环等效应，因此对于创伤大、手术时间长以及经历缺血-再灌注损伤的腹腔手术，可复合连续输注右美托咪定。

3. 麻醉深度监测 以脑电双频指数（bispectral index，BIS 40~60）指导麻醉深度维持，避免麻醉过深或麻醉过浅导致的术中知晓；对于老年患者，麻醉深度应维持在较高一侧，麻醉过深可致术后谵妄及潜在的远期认知功能损害。

4. 气道管理及肺保护性通气策略 采用低潮气量（6~8ml/kg），中度呼气末正压（PEEP）5~8cmH$_2$O（1cmH$_2$O = 0.098kPa），吸入气中的氧浓度分数（FiO$_2$）<60%，吸呼比为 1:（2.0~2.5），其中慢性阻塞性肺部疾病（COPD）患者可以调整吸呼比为 1:（3~4）。间断性肺复张性通气为防止肺不张的有效方法，应该至少在手术结束、拔管前实施 1 次。术中调整通气频率维持动脉血二氧化碳分压（PaCO$_2$）在 35~45mmHg（1mmHg = 0.133kPa）。腹腔镜手术时，二氧化碳气腹以及特殊体位可能会影响呼气末二氧化碳分压（PetCO$_2$）对于 PaCO$_2$ 评价的准确性，推荐在气腹后测定动脉血气以指导通气参数的调整，避免潜在严重高碳酸血症。

5. 术中输液及循环系统管理 提倡以目标导向液体治疗（goal - directed fluid therapy，GDFT）的理念及措施指导液体治疗。ERAS 液体管理目标为尽量减少机体体液量的改变。容量不足可导致机体灌注不足和器官功能障碍，而水钠潴留则是术后肠麻痹及相关并发症发生的主要原因。因此，术中需应用平衡液维持出入量平衡，避免输液过度及不足。辅助应用血管收缩药物以防止术中低血压，避免肠道低灌注对吻合口漏的潜在影响，降低低血压相关急性心肌损伤、急性肾损伤及术后肠梗阻的发生率。推荐适当使用 α 肾上腺素能受体激动剂，如苯肾上腺素或低剂量去甲肾上腺素等缩血管药物，维持术中血压不低于术前基线血压的 20%。对于无肾功能损害的患者，术中可以考虑给予胶体溶液。最新证据表明，腹部手术给予羟乙基淀粉 130/0.4 溶液，在维持围手术期体液零平衡、降低吻合口漏风险方面可能具有潜在优势。

6. 术中体温管理 有多项 Meta 分析及 RCT 研究显示，腹部复杂手术中避免低体温可以降低伤口感染、心脏并发症的发生率，降低出血率和输血需求，提高免疫功能，缩短麻醉后苏醒时间。术中应常规监测患者体温直至术后，可以借助加温床垫、加压空气加热（暖风机）或循环水加温系统、输血输液加温装置等，维持患者中心体温不低于 36℃。

7. 手术方式与手术质量　根据患者、肿瘤分期以及术者的技术等状况，可选择腹腔镜手术、机器人手术系统或开放手术等。创伤是患者最为重要的应激因素，而术后并发症直接影响术后康复的进程，提倡在精准、微创及损伤控制理念下完成手术，以减小创伤应激。术者尤应注意保障手术质量并通过减少术中出血、缩短手术时间、避免术后并发症等措施促进术后康复。

8. 围手术期液体治疗　治疗性液体的种类包括晶体液、胶体液及血制品等。液体治疗是外科患者围手术期治疗的重要组成部分，目的在于维持血流动力学稳定以保障器官及组织灌注、维持电解质平衡、纠正液体失衡和异常分布等。研究表明，液体治疗能够影响外科患者的预后，因此既应避免因低血容量导致的组织灌注不足和器官功能损害，也应注意容量负荷过多所致的组织水肿。提倡以目标为导向的液体治疗理念，根据不同的治疗目的、疾病状态及阶段个体化制定并实施合理的液体治疗方案。

晶体液可有效补充人体生理需要量及电解质，但扩容效果差，维持时间短，大量输注可致组织间隙水肿及肺水肿等副反应。人工胶体作为天然胶体的替代物已广泛应用于患者围手术期的液体及复苏治疗，扩容效能强，效果持久，有利于控制输液量及减轻组织水肿，但存在过敏、干扰凝血功能及肾损伤等副反应。对于择期腹部中小型手术，应以平衡盐液作为基础治疗。对于耗时长、操作复杂、出血量多的中大型手术，可以晶胶 3:1 的比例输注胶体液。羟乙基淀粉（HES）130/0.4 因分子质量相对集中且较小，因此降解快，安全性更好，对凝血和肾功能的影响较小，每日成人用量可提高到 50ml/kg。HES 输注后能够维持相同容量的循环血容量至少达 6h，特别是溶于醋酸平衡盐液的 HES 130/0.4，渗透压及电解质浓度接近血浆，具有更好的安全性，可使电解质紊乱的风险降低。

（三）术后核心项目

1. 术后疼痛管理　推荐采用多模式镇痛（multimodal analgesis，MMA）方案，目标是：

（1）有效的运动控制（视觉模拟评分法〔VAS〕≤3 分）。

（2）较低的镇痛相关不良反应发生率。

（3）加速患者术后早期的肠功能恢复，确保术后早期经口摄食及早期下地活动。

在控制切口疼痛方面，对于开放手术，推荐连续中胸段硬膜外患者自控镇痛（patient controlled epidural analgesia，PCEA）联合非甾体消炎药（non-steroidal anti-inflammatory drugs，NSAIDs）。NSAIDs可使用至出院前，但应根据患者年龄、术前并存疾病（消化道疾病、心血管疾病等）、手术类型、术前肾功能等状况评价潜在吻合口漏、急性肾损伤等风险。实施PCEA具有发生低血压、硬膜外血肿、尿潴留等并发症风险，应密切监测并加以预防。局麻药伤口浸润或连续浸润镇痛、腹横筋膜阻滞镇痛（transversus abdominis plane，TAP）复合低剂量阿片类药物的患者自控静脉镇痛（patient controlled analgesia，PCA）+NSAIDs，可以作为PCEA的替代方案。局麻药物可选用罗哌卡因、利多卡因和布比卡因等。对于腹腔镜手术，推荐局麻药伤口浸润镇痛联合低剂量阿片类药物PCA+NSAIDs方案。以激动μ受体为主的阿片类药物可致肠麻痹，而以激动κ受体为主的阿片类药物引起的肠麻痹及术后恶心、呕吐相对较少，同时可有效减轻手术导致的内脏痛。对于肠功能不全的患者，需优化阿片类药物的选择，以确保有效镇痛，并促进术后肠功能的快速康复，同时应早期经口进食和下地活动。

2. 术后恶心、呕吐的预防与治疗 术后恶心、呕吐（postoperative nausea and vomiting，PONV）的风险因素包括年龄（<50岁）、女性、非吸烟者、晕动病或PONV病史以及术后给予阿片类药物。提倡使用两种止吐药以减少PONV。5-HT3受体拮抗剂为一线用药，可以复合小剂量地塞米松（4~8mg）；二线用药包括抗组胺药、丁酰苯和吩噻嗪类药物等，也可依据患者的高危因素使用其他措施来降低PONV的风险，包括使用丙泊酚麻醉诱导和维持、避免使用挥发性麻醉药、术中术后阿片类药物用量最小化及避免液体负荷过重等。

3. 术后饮食 有研究显示，择期腹部手术术后尽早恢复经口进食、饮水及早期口服辅助营养可促进肠道运动功能恢复，有助于维护肠黏膜功能，防止菌群失调和异位，还可以降低术后感染发生率及缩短术后住院时间。一旦患者恢复通气可由流质饮食转为半流饮食，摄入量根据胃肠耐受量逐渐增加。当经口能量摄入少于正常量的60%时，应鼓励添加口服类肠内营养辅助制剂，出院后可继续口服辅助营养物。

4. 术后早期下床活动 早期下床活动可促进呼吸、胃肠、肌肉骨骼等多系统功能恢复，有利于预防肺部感染、压疮和下肢深静脉血栓形成。实现早期下床活动应建立在术前宣教、多模式镇痛以及早期拔除鼻胃管、尿管和腹腔引流管等各种导管，特别是患者自信的基础之上。推荐术后清醒即可半卧位或适量在床上活动，无须去枕平卧6h；术后第1天即可开始下床活动，建立每日活动目标，逐日增加活动量。

5. 出院基本标准　应制定以保障患者安全为基础的、可量化的、具有可操作性的出院标准，如恢复半流质饮食或口服营养辅助制剂；无须静脉输液治疗；口服镇痛药物可良好止痛；伤口愈合佳，无感染迹象；器官功能状态良好，可自由活动；患者同意出院。

6. 随访及结果评估　应加强患者出院后的随访，建立明确的再入院的"绿色通道"。在患者出院后24～48h内应常规进行电话随访及指导；术后7～10d应至门诊进行回访，进行伤口拆线、告知病理学检查结果、讨论进一步的抗肿瘤治疗等。一般而言，ERAS的临床随访至少应持续到术后30d。

（四）指南推荐性建议

ERAS相关路径逐步被运用于肝胆外科手术，目前已有多篇Meta分析证实了肝胆外科手术实施ERAS的安全性及有效性。与其他腹部手术比较，肝胆外科手术操作复杂，具有技术要求高、标准术式少、术式变化大等临床特点，并发症发生率、再次手术率及病死率较高。肝胆外科手术实施ERAS的路径，除常规围手术期管理外，还必须结合肝功能、凝血功能、肝切除范围、机体代谢功能、术前胆道梗阻与感染、术后并发症等做出相应调整；不同的术式由于手术难度、手术时间及完成手术的方式不同，所导致的应激反应及并发症的发生率往往差异很大。因此，肝胆外科手术ERAS路径的实施较其他腹部术式更具复杂性，应针对患者具体情况制定个体化管理方案，最大限度保证围手术期的安全以实现真正意义上的加速康复。

加速康复外科理念及路径在胰腺外科领域特别是机器人手术系统（PD）术中的应用不多，相关研究的数量与质量均很有限，导致临床对在PD中开展ERAS的认可度、接受度特别是对于术后相关管理路径的实施，存在较大差异。

已有的ERAS共识的制定多以外科专家为主，缺少麻醉学专家的参与。麻醉科作为围术期医学的关键性学科，在ERAS临床实践中起着极为重要的作用。因此，应进一步促进并规范多学科综合治疗协作组模式下ERAS的临床应用。

具体指南建议见表2-2。

表2-2 ERAS指南推荐性建议

项目	肝胆外科手术			胰、十二指肠切除术			胃部手术		
	建议	证据等级	推荐强度	建议	证据等级	推荐强度	建议	证据等级	推荐强度
术前宣教	全面宣教和疑难问题解答贯穿住院全过程	低	强	作为常规项目开展，且应贯穿住院全过程	中	强	接受专门术前宣教和咨询解答	低	强
术前评估	全面的营养风险筛查，对营养不良患者行营养支持治疗，首选肠内营养；多种方法评估患者肝功能状态并予保肝、抗病毒治疗	高	强	术前应采用NRS2002对所有患者进行营养风险筛查，对营养不良患者行营养支持治疗，首选肠内营养支持治疗	低	强	行营养风险筛查，对于有严重营养风险的患者，应首选经口或肠内营养治疗	低	强
术前预防性抗生素应用	术前常规预防性应用广谱抗生素	高	强	—	—	—	—	—	—
术前机械性肠道准备	无须常规进行	低	强	不须常规进行	低	强	术前机械性肠道准备无益，拟行联合横结肠等脏器切除的特殊患者可选择使用基于等渗缓冲液的机械性肠道准备	中	强

项目	肝胆外科手术			胰、十二指肠切除术			胃部手术		
	建议	证据等级	推荐强度	建议	证据等级	推荐强度	建议	证据等级	推荐强度
术前饮食管理	术前禁食 6h，禁饮 2h，麻醉前 2h 可口服流质饮食	高	强	术前禁食有必要性，麻醉实施前应予足够的胃排空时间。术前服用碳水化合物饮料有助于患者康复，胃肠道动力不足或消化道梗阻者应审慎应用	中	强	无胃肠动力障碍患者术前禁食 6h，禁饮 2h；术前 2~3h 可服用碳水化合物饮品（不超过 400ml，糖尿病患者除外）	高	强
术前肺部并发症风险评估及呼吸功能锻炼	术前常规进行	中	强	—	—	—	术前肺功能评估和肺功能训练有助于减少术后呼吸系统并发症	中	强
麻醉方法的选择	遵循个体化原则，全身麻醉下手术，使用无肝脏毒性、不经过肝脏代谢的中短效麻醉药物，实施术中麻醉深度和体温监测	中	强	常规在全身麻醉下完成，开放的胰腺手术可联合硬膜外阻滞，术中应加强血流动力学监测，术后注意防治硬膜外镇痛的相关并发症	高	强	麻醉方案的选择和实施应遵循个体化、精细化的原则。推荐使用中短效类麻醉药物以及麻醉深度监测	低	强

项目	肝胆外科手术			胰、十二指肠切除术			胃部手术		
	建议	证据等级	推荐强度	建议	证据等级	推荐强度	建议	证据等级	推荐强度
术中循环和呼吸系统管理	预计出血量多的肝切除术应用有创动脉压、中心静脉压及其他血流动力学监测以指导容量治疗及血管活性药物的个体化应用。推荐保护性肺通气策略,不常规使用呼气末正压通气(PEEP)	中	强	术中采用肺保护性机械通气策略	高	强	保护性肺通气策略(低潮气量、PEEP和肺复张)可有效降低全麻患者肺部并发症并缩短住院时间	高	强
控制性低中心静脉压	在保证器官灌注前提下,控制中心静脉压(CVP <5cmH$_2$O),以减少术中出血	中	弱	—	—	—	—	—	—
术中容量管理	使用个体化目标导向容量管理策略,避免容量负荷过重。维持有效组织灌注前提下,肝脏切除术中控制输液量和输血量,维持低水平的中心静脉压,动脉血压波动不超过基础值的20%	中	强	采用以目标为导向的液体治疗理念,避免术中容量负荷过重	高	中	目标导向循环管理策略,包括目标导向性液体治疗;维持动脉压波动范围在基础值±20%,特殊群体提高下限阈值;心脏指数>2.5L/(min·m^2);液体维持首选晶体平衡溶液,容量补充须适度晶、胶体结合	中	强

项目	肝胆外科手术			胰、十二指肠切除术			胃部手术		
	建议	证据等级	推荐强度	建议	证据等级	推荐强度	建议	证据等级	推荐强度
手术方式	应根据患者的临床病理学特点及术者的技术专长选择适宜的手术方式，尚无证据表明机器人辅助肝切除术优于腹腔镜手术	低	中	腹腔镜或机器人手术系统具有微创优势，应在大的胰腺中心由经过培训的医生实施。针对恶性肿瘤的腹腔镜胰腺手术宜谨慎开展	低	强	包括腹腔镜和机器人手术系统等在内的微创外科技术有助于减少手术创伤及缩短住院时间，应优先选择使用微创外科技术	中	强
肝脏切除范围	提倡精准理念指导下对肝切除范围的评估，术中运用能量器械，减少术中出血与创伤应激	低	中	—	—	—	—	—	—
术后镇痛	实施多模式的个体化镇痛方案。NSAIDs和（或）阿片类药物联合周围神经阻滞或切口浸润是肝脏切除手术患者术后镇痛的有效方法	中	强	全身应用阿片类药物和（或）NSAIDs，联合椎管内麻醉或周围神经阻滞或切口浸润是此类患者有效的术后镇痛方法，应充分权衡各种方法和药物的收益与风险	高	强	采用多模式镇痛策略	中	强
围手术期血糖管理	减少创伤、出血、感染等应激因素有助于围术期的血糖调控	中	强	—	—	—	—	—	—

续表

项目	肝胆外科手术			胰、十二指肠切除术			胃部手术		
	建议	证据等级	推荐强度	建议	证据等级	推荐强度	建议	证据等级	推荐强度
引流管管理	根据具体情况留置腹腔引流管，术后若无胆漏、出血等并发症，则尽早拔除	低	弱	术后应常规放置腹腔引流管，可视引流物性状、流量及淀粉酶浓度早期拔除	低	弱	无须常规留置腹腔引流管；全胃切除和近端胃切除术后，可留置腹腔引流管，无其他特殊情况，术后 2 ~ 3d 拔除	中	强
胃管及导尿管管理	不常规留置胃管，若有特殊情况须留置，建议在麻醉清醒前拔除。术后尽早拔除导尿管，无须常规膀胱锻炼	高	强	不常规留置鼻胃管	中	弱	胃手术中不常规使用鼻胃管；如须使用，术中留置，术后 24 h 内拔除。术后 1 ~ 2d 拔除导尿管	高	强
早期活动和进食	术后第一天可下床活动。术后当天可饮水，术后 12h 予流质饮食	高	强	术后宜早期进食，对肠内营养不能满足需求或因并发症不能行肠内营养的患者，可结合肠外营养	中	强	对于无潜在并发症的患者术后第一天进流质饮食，逐渐过渡至正常饮食；设定每日目标，术后 24h 内开始主动活动	中	强
围手术期用药	术后根据患者具体情况，酌情使用激素类药物	弱	中	不推荐术后常规使用生长抑素及类似物预防胰瘘，但在胰腺质地软、胰管细的患者中，建议预防性应用	中	弱	—	—	—

项目	肝胆外科手术			胰、十二指肠切除术			胃部手术		
	建议	证据等级	推荐强度	建议	证据等级	推荐强度	建议	证据等级	推荐强度
术后并发症	审慎评估患者术后胆漏的危险因素，提前进行干预，降低术后胆漏的发生率。结合术前血栓风险综合评估和术后凝血指标检测，个体化合理应用抗凝治疗措施。术后肝功能不全重在预防，应加强术前评估和术后肝功能不全的监测	强	高	围手术期采用合理的措施预防术后恶心、呕吐。应用硬膜外麻醉、维持液体出入量平衡、早期进食有助于术后肠功能的恢复。减少胰瘘等腹部并发症有助于降低继发性胃排空延迟的发生率	低	强	采用多种围术期策略有助于改善肠道功能，预防肠麻痹，促进肠蠕动	低	弱
出院标准	综合评估患者的术后情况，制定合理的出院标准	低	强	制定并执行量化的出院标准	低	强	正常情况下，患者术后 7d 左右出院，但须接受出院监测随访	低	强

第五节　新型管理模式在护理管道管理中的应用

各种新型管理模式都是相辅相成的，多个管理模式的融合应用在护理工作中可以起到事半功倍的效果，也可以使医用管道的使用和维护更加安全化、标准化。

一、6S 管理融合目视管理在管道管理中的应用

（一）意义

6S 管理融合目视管理结合了两种管理方法的优点，其以人为中心，以形象直观、色彩适宜的各种视觉感知信息为基本手段，以公开化为基本原则，从整理、整顿、清扫、清洁、素养、安全 6 个方面逐步规范医务人员的行为，使团队成员可以一目了然地理解和执行各项工作，有效地调动成员的工作积极性，提高工作效率，从而提高护理管理效果，进而有效地提高护理质量，使护理工作井然有序地进行。医护人员在 6S 管理融合目视管理模式的环境下工作，工作量减少了，有效节约了工作时间，工作主动性及积极性较高。而工作效率提高的同时，自身满意度也相应提高。

总之，6S 管理融合目视管理模式把复杂的事情简单化、简单的事情标准化、标准的事情持续化，使原本庞杂的护理管理工作变得简单易行，有助于各项护理工作的推进。

（二）具体实施

1. 合理放置，规范物品标识及颜色　根据各类管道的取用频率、用途及性质，合理布局，分类放置，一一对应、一目了然。将用途相近的管道放在相邻位置，在储物柜上粘贴此类管道的名称及型号，并将固定装置与之放在一起。自行打印规格统一的不干胶标签，各类管道标签用不同颜色予以区别。使用时，医护人员看到标签能迅速取到一整套所需的物品。

2. 规范管道管理及使用流程　分类放置，专人管理，每班清点，发现贮备的管道不足时及时补充。科室建立"管道使用说明书及维护注意事项"文件夹，

放于护士办公室，以方便护理人员查阅，并指导护理人员正确使用、固定及维护管道。

3. 规范制度与操作流程　在书写板及公告栏上直接把管道相关的各项规章制度、护理操作流程、应急预案等用文字和图片说明，供护士随时查阅。操作流程采用图解的方式，简单扼要，清晰易懂，提示性强，避免疏漏。每床吊塔上配备标识牌，内容包括患者姓名、性别、年龄、诊断、管道数量、管道类型、管道维护要点及特殊交班等，责任护士每班交接并签名，使交接班清晰明了，避免遗漏。

4. 控制院内感染　制作七步洗手图贴于每个洗手池，制作洗手提示牌贴于治疗室台面、病房门口及每床床尾，随时提醒医护人员做好手卫生。制作床头抬高提示标识并贴于床栏上，提醒床头抬高 30°～45°，标识要显而易见。拖把分区使用，以不同颜色标签区分，黄色为污染区，蓝色为半污染区，白色为办公区，红色为卫生间专用。在多重耐药患者床头贴接触隔离标识，起警示作用。

二、ERAS 管理模式在管道管理中的应用

（一）鼻胃管留置

择期腹部手术不推荐常规放置鼻胃管减压。如果在气管插管时有气体进入胃中，术中可留置鼻胃管以排出气体，但胃管应在患者麻醉清醒前拔除。

（二）腹腔引流

腹部择期手术患者术后使用腹腔引流并不能降低吻合口漏及其他并发症的发生率或减轻其严重程度。因此，不推荐对腹部择期手术常规放置腹腔引流管。当存在吻合口漏的危险因素如血运、张力、感染、吻合不满意等情形时，建议留置腹腔引流管。

（三）导尿管的留置

一般 24h 后应拔除导尿管。行经腹低位直肠前切除术的患者可留置导尿管 2d 左右或行耻骨上膀胱穿刺引流。

第三章　管道护理风险评估

第一节　护理风险评估

一、护理风险评估概述

护理风险评估是指通过对现存或潜在的风险进行分析，针对存在的风险问题，探讨、寻求护理风险的防范措施，尽可能减少护理风险的发生，以减少护理事故和护理纠纷。护理风险评估是在风险识别的基础上进行定量分析和描述，通过对资料和数据进行处理，发现可能存在的风险因素，确认风险的性质、损失程度和发生概率，为选择处理方法和正确的风险管理决策提供可靠依据。

护理风险评估是风险管理的第一步，护理人员在工作中只有意识到风险的存在，准确地作出风险评估，并根据风险评估的结果做好环节控制，才能有效地防范风险的发生。

二、护理风险评估的影响因素

风险可能存在于护理工作的各个环节，影响护理安全的因素主要有患者因素、医护因素、管理因素等。

（一）患者因素

1. 危重、大手术患者，病情变化快、合并症多、损伤重或病变复杂、高危管道多，存在着高护理风险。

2. 患者个体差异大，如高度过敏体质患者、高原水肿患者，存在管路相关护理风险。

3. 患者出现认知与情感心理危机，如没有及时得到护理人员的有效心理支持，即可产生护患矛盾，甚至演变成纠纷。

4. 患者及家属对病情预后期望过高，存在较高的护理风险。

（二）医护因素

1. 专业知识　部分护理人员专业知识储备不足，缺乏疾病治疗及护理相关知识，存在较大护理风险。

2. 工作方法　部分护理人员工作缺乏计划性，条理性，对患者病情、护理要点掌握不全面，工作重点不明确，存在较高的安全隐患。

3. 工作态度

（1）部分护理人员责任心不强，缺乏严谨的工作作风，发现问题未及时处理、上报。

（2）部分护理人员存在侥幸心理，未及时巡视病房，观察、记录病情不细致，延误患者治疗或抢救。

4. 工作经验　低年资护士的临床经验及正确判断能力有待提高，面对危重症患者、病情复杂患者，易出现护理风险。

5. 心理因素　护理人员承受家庭与工作的多重压力，容易身体疲劳、精神紧张，存在较高的护理风险。

（三）管理因素

管理因素主要包括人员管理和物品管理两方面的因素。

1. 人员管理因素

（1）规章制度不完善，工作人员职责不明确。

（2）规章制度落实不到位，制度执行力不足。

①部分人员对规章制度不熟悉，未及时学习掌握。

②护士执行力不足，未严格执行各项制度（"三查八对"制度、医嘱执行制度等）。

③护士长管理、督促检查不够，对护理环节的风险缺乏预见性，未及时采取措施或措施不到位。

（3）对实习生、见习生、进修生管理不到位。

（4）护士长对新护士及新业务、新技术的相关培训未能及时跟上。

2. 物品管理因素

物品管理因素主要包括物品、药品、环境三个方面。

（1）物品储备不全或物品不符合安全标准，存在使用技术安全与医院感染风险。

（2）药物管理不规范，如无包装的散支药品任意摆放，过期药品未及时处理，各类药品未按要求分开放置，也无明显标识等。

（3）环境方面

①基础设施配备及布局不当，存在着不安全因素。如地面过滑导致跌倒、床旁无护栏造成坠床、热水瓶放置不当导致烫伤等。

②噪音：病区分贝太高影响患者康复。

③空气：有毒有害气体导致患者身体受到损害，如病房装修、消毒液浓度过高等。

（四）其他因素

1. 医用危险品管理及使用不当也是潜在的不安全因素。

2. 病区防火、防盗管理不当等因素。

护理人员只有做好风险评估，才能在工作中有效地规避风险。管理人员要针对评估结果做好环节质控，有效提高护理人员风险防范意识，在事情可能发生之前采取积极的前瞻性护理干预措施，提高风险防范能力。

三、护理风险评估方法

（一）系统观察

护理工作中一般是通过视、听、嗅、味、触等感觉来获得患者的资料。观察是进行科学工作的基本方法，护士与患者的初次见面就是从观察开始的。患者住院期间，护理人员的评估及实施措施后效果的评价都依赖于系统的、连续的、细致的观察。

（二）交谈

交谈是一种特别的人际沟通方法，护理人员通过与患者或其家属、朋友的交谈来获取护理过程中所需要的资料信息。交谈分为正式交谈和非正式交谈。正式交谈是指预先通知患者，有目的、有计划地交谈。例如入院后询问病史，就是按照预先确定的项目和内容收集资料。非正式交谈是指护士在日常的查房、治疗、护理过程中与患者之间的交谈，此时患者感到很自然、轻松，可能认为是一种闲聊，但是护士能从这样的交谈中收集到患者较为真实的资料。交谈时应根据患者的年龄、职业、文化程度等运用不同的沟通方式。

（三）护理查体

即护理人员在掌握视、触、叩、听、嗅等体检技巧的基础上，运用体检技巧进行体格检查。检查时以收集与护理有关的生理资料为主，而与病理生理学诊断有关的体检应由相应医师完成。

（四）查阅记录

包括患者的病历、各种护理记录以及有关文献等。

四、护理风险评估工具

工具原指工作时所需用的器具，后引申为达到、完成或促进某一事物的手段。工具可以是机械性的（有形的），也可以是智能性的（无形的）。而护理风险评估工具多为各类评估量表，如格拉斯哥昏迷评分（GCS）、压疮评分、疼痛评分、跌倒坠床风险评估等，同时也可以借助医疗器械设备，及时发现护理中存在的各类风险，采取及时有效的措施，尽量避免护理不良事件的发生。

五、护理风险的类别

（一）护理差错事故

护理差错是指在诊疗护理工作中，因为护理人员的过失而给患者身体健康造成一定的伤害，但未造成严重后果。

护理事故则是指在护理工作中，由于护理人员的过失，直接造成患者死亡、残废、组织器官损伤导致功能障碍。

临床上比较常见的护理差错有：因执行医嘱不当发生给药错误，包括忘记发药、药物发错、用药时间错误、药物剂量或给药途径错误；因护理操作不当给患者造成伤害等。

（二）意外事件

意外事件是指护理行为造成了损害结果，但不是出于护理人员的故意或者过失，而是不能预见的原因引起的。如有些药物虽然按操作规程进行了皮肤过敏试验，但个别过敏试验结果为阴性者仍会发生过敏反应。患者跌伤、烫伤、自杀等都属意外事件的范畴。

（三）护理纠纷

因护理问题引起的，发生在护患之间的争议，在未做出结论之前，称为护理纠纷。临床上，患者就诊、住院，直至痊愈出院，护理人员与之接触最多，由于多种因素的影响，护患关系处理不好就会发生纠纷。如患者及其家属对护理人员态度、工作责任心、技术操作等不满意而引发的投诉。

（四）并发症

并发症是指在诊疗护理过程中，患者发生了现代医学事件能够预见但却不能避免和防范的不良后果，如难免性压疮、产妇分娩出现的羊水栓塞等。由于并发症的发生不能够预见，所以医护人员需要事先向患者及其家属说明，让其有一定的心理准备。当并发症发生时，患者和家属通常会主动配合医护人员采取适当措施，尽最大努力减轻患者所遭受的不良后果。

第二节 管道风险评估

一、概念

管道风险评估是指识别对管道安全运行有不利影响的危害因素，评估事故发生的可能性和后果大小，对风险大小进行计算并提出风险控制措施的分析过程。管道风险评估是管道完整性管理的核心环节之一，是管道管理人员全面了解管道风险的重要手段。

二、管道风险性分类

（一）按导管滑脱对患者病情或生命影响的严重程度分类

1. 高危管道　此类管道如护理不当，可直接危及患者生命，迅速造成死亡。如经口鼻气管插管、气管切开套管、T管、经皮肝穿刺引流管（PTCD管）、脑室引流管、胸腔闭式引流管、腰大池引流管、动脉留置针、透析管、心包引流管等。

2. 中危管道　此类管道如护理不当，可危及患者生命，造成死亡。如各种造瘘管、腹腔引流管、各类伤口引流管等。

3. 低危管道　此类管道如护理不当，不会直接危及患者生命，造成患者死亡等严重后果。如氧气管、胃管、尿管、输液管等。

（二）按导管滑脱危险程度分类

1. Ⅰ度：评分 < 8 分，有发生导管滑脱的可能。

2. Ⅱ度：评分为 8 ~ 12 分，容易发生导管滑脱。

3. Ⅲ度：评分 > 12 分，随时会发生导管滑脱。

同类管道按照数量乘以该管道评估分值计算。

三、管道风险评估的内容

管道风险评估的内容包括留置时间、部位、深度、固定情况、通畅情况以及局部情况等，并在护理记录单上详细记录引流管是否通畅，固定是否妥善、完好，引流物的颜色、性状、量、性质。

四、管道风险评估的时机及时间

患者入院时、转入时、手术后及首次留置各种导管时，需要进行首次评估。以后根据风险程度进行评估，高危管道至少每 4 小时评估 1 次，中危管道每班或每 8 小时评估 1 次，低危管道每天评估 1 次。以上管道必要时随时评估。

高危、中危管道发生意外脱落，属于护理不良事件，要在 24 小时内上报护理部。为确保管道护理安全，护理人员使用规范醒目的护理标识，可以对护理人员及患者和家属起到良好的警示作用，能有效规避护理风险，确保患者护理安全。

五、管道安全管理

患者常常因为治疗的需要而留置多根管道，如输液管、鼻饲管、导尿管等，其中输液管每 24 小时更换 1 次，而胃管及尿管需要每周或每月更换 1 次。在临床护理工作中，为了让护理人员能快速地了解患者留置的管道的种类、部位、更换日期、有效日期等内容，可采用建立管道登记本、警示标识等方式予以警示，确保人人知晓、重视，及时为患者更换输液管、尿管和胃管，确保管道在患者体内留置时间百分百控制在有效期内，避免在管道使用和管理方面出现护理差错、事故和纠纷。

（一）标识使用

外科手术患者使用的管道由主管医生在手术室内标示，其余各科患者所留置的管道由各病区护士进行标示，并注明留置时间。有刻度的管道需要注明置管深度，其余管道直接在管道上做好深度标记。不同的部位使用不同色系的标识，以便视觉上更容易区分，起到提醒和确保安全的作用。

对高危管道除了标上管道的名称外，还需用红色不干胶标贴做标记，以增加视觉效应和警示效果。

（二）健康教育

各科室应根据科室特点做好健康宣教册以及健康宣教栏。

操作前解释置管的重要性和必要性，以及置管所带来的不适，消除患者心理上的紧张与恐惧，增强其安全感；置管后交代注意事项及拔管的危害，指导患者正确带管活动，以免不慎致导管滑脱；各专科可根据管道的具体安全内容，从目的性、安全性、有效性、并发症、拔管配合、安全教育等方面进行详细阐述。

（三）导管滑脱

1. **概念** 导管滑脱主要是指胃管、尿管、引流管、气管插管、气管切开套管、中心静脉导管（CVC）和经外周置入中心静脉导管（PICC）等管道的滑脱。导管滑脱可造成患者损伤、住院天数延长，甚至危及患者生命导致死亡等。

2. **导管滑脱的原因**

（1）管道因素：置管时间长，置入导管数量多、种类多。

（2）患者因素：意识不清、躁动不安，翻身、下床活动时外力拔出；难以忍受，自行拔管。

（3）医护因素：责任护士对患者评估不全面，巡视力度不够，未严格落实分级护理制度，管道交接班不清楚；护患沟通不足，家属依从性差，对宣教内容接受度差；科室对年轻护士培训力度不够，护士对管道护理知识掌握不足，对导管滑脱防范意识差。

3. **导管滑脱的危害** 导管滑脱会对患者造成一定损伤，严重时会危及患者生命，甚至导致死亡；同时会增加二次插管率，增加了院内感染风险；延长患者住院时间，使患者住院费用增加。

4. **滑脱报告** 记录置管的目的、时间、位置、深度、管道通畅情况等内容。若发生导管意外滑脱，应及时记录，内容包括：脱管时间、原因、患者生命体征及病情变化、重新置管情况、置管时间以及置管后患者生命体征和一般情况。

高危、中危管道发生意外滑脱，应启动导管滑脱处理流程，24小时内填写

《导管滑脱登记报告表》及在信息系统按照《护理不良事件报告表》上报护理部。

5. 导管滑脱防范措施

（1）准确评估

①认真做好患者导管滑脱风险评估，患者入院（转入）、置管及发生病情变化时需及时按《导管滑脱风险评估表》进行评估。

②通过评估确定导管滑脱高风险人群，包括年龄≥65岁或≤6岁、精神异常、约束障碍、固定处分泌物多、置管不易固定、频繁或剧烈呃逆/呕吐/咳嗽、不耐受、有拔管史等患者。

（2）管道标识：根据管道留置的部位、置管重要性、脱管危害程度，判断管道类型，要求标识清晰。

①管道标签：规范使用管道标签，清晰标注管道名称、置管日期、置管/维护人，将标签对折粘贴于管道适当处（不影响患者舒适度及管道安全，便于观察处）。

②管道标识：对非持续引流、需定时开放且不易直观显见的管道、深静脉置管如CVC、PICC，要求挂标识牌。

③警示标识：适用于评估高风险人群患者。建立患者流动统计本、交接班报告本，对高风险患者进行交接提醒，进行有效警示（责任护士、患者及陪护人员须清楚标识及其警示意义，同时提醒值班医护人员共同关注，加强防范）。

（3）妥善固定：强调对于科室新置入管道、院外或转科带入管道应细致了解管道性能、置管深度、固定要求等具体情况，妥善固定。

①根据管道特性、固定要求、固定部位状况及病情，正确选择固定材料。

②气管插管应用气管插管固定器进行固定（经口气管插管包括对牙垫的固定），对于气管切开者应将固定带系紧管道后绕脖颈一圈妥善固定管道。固定带应以能容纳一指为宜，过松易引起管道脱落，过紧会影响患者正常呼吸及头面部静脉回流，且会出现皮肤问题。

③深静脉置管多用透明贴膜固定，股静脉置管固定于大腿内侧，颈静脉置管应固定于耳后，避免患者触碰抓脱。

④胸腔闭式引流管、腹腔负压引流管应选择适宜于患者的胸带或腹带，保持胸带或腹带松紧适宜，用别针将管道固定于胸带或腹带上。

⑤深静脉置管、桡动脉插管、漂浮导管等患者，应定期更换贴膜，观察置管处缝针固定情况。

⑥脑室引流管在头部进行二次固定时应留置足够长度，并保持适当的高度，

悬挂于引流架上。

⑦掌握正确的固定方法（高举平抬法、螺旋法等），固定管道（敷贴/胶带、管道和皮肤充分粘合，无空隙，无松卷）。

⑧管道或引流装置妥善放置及固定，并留有一定活动空间以便翻身、活动。

（4）密切观察

①按分级护理巡视病房，对导管滑脱高风险患者及高危管道加强观察，发现病情变化、管道或引流异常时及时报告处理。

②观察管道放置部位，置管时间，是否通畅，引流液的颜色、性质及量等。

③仔细检查，确保管道固定、管道接口处连接牢固妥当；发现患者出汗、敷贴卷边、固定松脱等情况时，及时加固或更换敷贴/胶带；执行预防跌倒安全措施，防止跌倒导致导管滑脱。

④加强心理护理，主动关心患者，注意卧位舒适、冷暖等情况，及时满足患者翻身、大小便、进食等生活护理需求。

⑤了解患者心理及留置管道耐受情况，进一步做好留置管道的必要性宣教，防止患者自行拔管。注意进行吸痰、穿刺、翻身等操作时动作要轻柔，尽量减轻患者痛苦。夜间患者迷走神经兴奋，易出现头痛、烦躁、幻觉等从而导致在睡眠状态下意外拔管，需加强观察及防护。

⑥掌握拔管指征（含有效期，避免管道过期导致感染或断裂），及时与医师沟通，遵医嘱给予拔除各种管道。

⑦按护理文书书写规范要求，记录置管时间、管道名称、刻度、数量及宣教，院外带入的管道记录于护理病例首页，PICC内容同时记录于PICC手册。

（5）落实宣教

1）患者及陪护知晓留置管道的目的、重要性及存在的风险因素。

①床旁配置预防导管滑脱的健康教育宣传资料。

②对于特别不配合者，同医师一起详细告知。

③对不能说话及其他语言沟通障碍者，可使用图谱、文字、手势等方法交流。

2）管道勿受压、打折，避免局部剧烈活动，保持固定部位干燥、清洁。

3）管道固定出现异常，置管部位出现红肿、疼痛、渗血、渗液等，应及时通知医护人员，切勿自行拔管。

4）置管患者活动，应在护士指导下进行。

①床上变换体位（如翻身、活动、进食、排便等）时，注意管道固定是否

牢固，引流装置是否妥善放置于正确位置；必要时夹闭管道，注意留置适宜长度，防止牵拉；腹带引流装置可用别针或系带固定在床沿或衣物上，防止受压、扭曲、打折，方便患者活动。

②下床或外出做检查时，酌情将引流液倾倒，引流装置（用系带）妥善固定，位置低于穿刺点，必要时夹闭管道，防止逆流。

5）在医护人员指导下配合实施安全、有效的保护性约束。

①患者双手与管道保持安全距离，防止拉扯管道。

②家属勿擅自调整约束装置；可让患者手中抓握柔软物品，给予抚触、音乐、交流等，促进放松，缓解约束导致的不适。

③如松解约束，需加强防护；操作者须将松解的约束带挽握在手中，并与管道保持安全距离。特别对于气管插管或气管切开的危重患者，应至少有 2~3 名人员协助，在医护人员的指导、保证管道及患者安全的情况下，变动患者体位并进行其他操作，防止坠床、导管滑脱、皮肤损坏等不良事件发生；确保 24 小时床边有陪护，家属更换时做好交接班，陪护需了解预防导管滑脱的健康教育内容。

6）其他措施

①精神异常或烦躁患者根据医嘱给予镇静镇痛药物，注意用药效果及不良反应。

②根据管道固定需要提供各类固定材料，病区有预防导管滑脱宣教单。

③组织护士、护理员进行专项培训并考核，人人都必须掌握预防导管滑脱的评估、标识、固定、观察、宣教等知识，学习导管滑脱紧急处理预案及流程、导管滑脱上报流程相关知识并进行记录。

④根据患者留置管道情况，病区备置应急物品，如对于需要气管切开、气管插管的危重患者，按照应急预案床边配备气管钳或气管切开包等。

⑤发现疑难、复杂管道，及时申请护理会诊，妥善固定及护理，防止导管滑脱。

⑥如发生导管滑脱，应及时对导管滑脱案例进行讨论分析，制定切实可行的防范措施，进行追踪并持续改进。

6. 应急预案　护士长定期组织护士学习导管滑脱的应急处理预案，护士应熟练掌握，并有考核记录。当患者发生导管滑脱时，应按以下要求进行处理：

（1）迅速采取补救措施，避免或减轻对患者身体健康的损害或将损害降至最低。

（2）立即向护士长汇报，在 24 小时内通过护理不良事件上报系统及时上报护理部，详细记录管道类型、发生导管滑脱的具体情况、应急处理措施、有无并发症等。

（3）护士长组织科室护士认真分析讨论，制定改进措施，以防各种导管滑脱，不断改进工作，保证临床护理安全。

发生导管滑脱的科室不得隐瞒不报，一经发现给予批评教育并纳入护士长及科室的绩效考核。护理部定期进行分析及预警，制定防范措施，不断改进护理工作。

7. 预案演练

（1）发放应急预案手册，手册中应包含导管滑脱应急预案、三级管道安全管理监控网络架构的具体人员和工作职责等内容，便于护理人员人人知晓。内容要涵盖：管道标识与评估记录要求；管理制度；管道安全管理相关具体内容；相关培训与考核；进行理论授课和应急操作演练，规范操作。

（2）严格执行导管滑脱管理制度，对置管的患者进行导管滑脱高危因素评估，确定导管滑脱高危人群。评分≤8分为导管滑脱Ⅰ度危险，导管滑脱风险较低，采用常规的防范措施；评分8～12分为Ⅱ度危险，评分>12分为Ⅲ度危险，应建立导管滑脱风险评估表，并采取相应的防范措施。

（3）护理人员落实导管滑脱防范措施，严格遵守管道护理操作规程，各种管道妥善固定，标识规范醒目，按时巡视，保持引流通畅。告知患者、家属防范导管滑脱注意事项，根据情况合理安排家属陪伴。床头悬挂"预防导管滑脱"，警示标识。对躁动不安的患者在家属或患者同意的情况下采取适当约束，并做好交接班。必要时遵医嘱使用镇静剂。

（4）按分级护理要求及时巡视病房，发现异常情况及时报告处理。

第三节 常用护理风险评估量表工具

一、格拉斯哥昏迷量表

（一）概念

格拉斯哥昏迷量表（GCS）是医学上评估患者昏迷程度的方法。1974年英国格拉斯哥大学的两位神经外科教授首次提出格拉斯哥临床昏迷量表，并被应用于各种原因引起的昏迷患者，客观表达患者的意识状态。

（二）目的

1. 判断患者意识状况。

2. 了解患者中枢神经受损程度。

（三）内容

见表3－1、3－2。

表3－1　格拉斯哥昏迷量表（GCS）

项目	评分	反应	分数
睁眼反应 （E）	自主睁眼	4	
	语言命令睁眼	3	
	疼痛刺激睁眼	2	
	无睁眼	1	
	因眼肿、骨折等不能睁眼，以C（closed）表示	C	
语言反应 （V）	语言正确	5	
	语言含糊	4	
	语言错乱	3	
	只能发音	2	
	无语言反应	1	
	因气管插管或切开无法正常发生，以T（tube）表示	T	
	平素有言语障碍史，以D（dysphasic）表示	D	
运动反应 （M）	遵嘱运动	6	
	疼痛定位	5	
	逃避疼痛	4	
	疼痛刺激屈曲	3	
	疼痛刺激伸肢	2	
	无运动反应	1	
合计得分			
责任护士	评估日期　　　　年　　　月　　　日		
评分结果：正常15分，最低3分，评分越低，表明意识障碍越重。轻度意识障碍12～14分；中度意识障碍9～11分；昏迷3～8分。			

表 3 - 2　儿童格拉斯哥昏迷量表（GCS）

项目	评分	反应	分数
睁眼反应	自主睁眼	4	
	呼唤睁眼	3	
	疼痛刺激睁眼	2	
	无睁眼	1	
语言反应	微笑，声音定位，注视物体，互动	5	
	哭闹，但可以安慰；不正确的互动	4	
	对安慰异常反应，呻吟	3	
	无法安慰	2	
	无语言反应	1	
运动反应	可按指令吩咐动作	6	
	对疼痛刺激定位反应	5	
	对疼痛刺激肢体屈曲反应	4	
	对疼痛刺激肢体异常屈曲	3	
	对疼痛刺激肢体异常伸展	2	
	对疼痛刺激无反应	1	
合计得分			
责任护士			
评分结果：正常 15 分，最低 3 分，评分越低，表明意识障碍越重，12 ~ 14 分为轻度障碍，9 ~ 11 分为中度障碍，3 ~ 8 分为重度障碍（多呈昏迷状态）。			

（四）意识障碍的临床表现和意义

1. 嗜睡　呼之能应答，刺激能唤醒。反应迟钝，刺激停止后很快入睡。

2. 模糊　患者对周围人、事、物有反应，但定向力差，能回答问题，但不一定准确。

3. 昏睡　比嗜睡深的意识障碍，患者不能自动觉醒，在强烈刺激下能睁眼、呻吟、躲避，可做简短而模糊的回答，但反应时间持续很短，很快又进入昏睡状态。

4. 浅昏迷　意识大部分丧失，生命体征无明显改变，无自主活动，对光、声刺激无反应，生理反射存在，对疼痛刺激有保护性反应，如痛苦表情、肢体退缩。若无瘫痪，深浅反射仍可存留。

5. 中昏迷　意识完全丧失，生命体征可有改变，呼之不应也不睁眼；肢体偶有无目的活动，有时躁动不安。对疼痛刺激反应迟钝。压迫矿上神经时，有皱眉或肢体抗拒动作。咳嗽和吞咽反射存在，有或无动眼神经麻痹，瞳孔大小和对光反射可正常，角膜反射也存在。有大小便失禁或潴留。腱反射可亢进或减退，浅反射消失或迟钝。

6. 深昏迷　对外界刺激无反应，生命体征有明显变化，呼吸不规则，血压下降，角膜反射、瞳孔对光反应、咳嗽反射和吞咽反射皆消失。肢体无自主活动，伴深（腱）反射亢进与病理反射。常有大小便失禁或潴留。

二、Braden 压疮评分表

Braden 压疮评分表是判断压疮发生危险性的一种重要评估方法。

（一）Braden 压疮评分内容

见表 3 - 3。

表 3 - 3　Braden 压疮评分内容

评分内容	评估记分标准				评分
	1 分	2 分	3 分	4 分	
1 感知	完全受限	极度受限	轻度受限	没有改变	
2 潮湿	持久潮湿	非常潮湿	偶尔潮湿	很少潮湿	
3 活动能力	完全卧床	局限于椅	偶尔步行	经常步行	
4 移动能力	完全无法移动	严重受限	轻度受限	不受限	
5 营养	非常差	可能不足够	足够	非常好	
6 摩擦力和剪切力	存在问题	有潜在问题	无明显问题		

评分≤18分，提示患者有压疮的危险，建议采取预防措施。护理记录要有评估得分及采取措施的记录。

（二）应用 Braden 评分的注意事项

1. 评分力求客观、准确。

2. 遇高危人群要及时告知患者及家属，对预防措施进行合理分工，随时对其进行指导检查，不正确的要及时纠正。

3. 如果患者病情发生变化，随时进行评估；如病情平稳，根据要求按时进行评估。

4. 当患者转科时，需要写交接记录；记录 Braden 评分结果和皮肤状态。

5. Braden 评分是为了充分利用有限的护理资源达到更好的预防效果，因此需要动态观察记分结果，修正措施。

（三）应用 Braden 评分效果评价

1. 临床护士应用 Braden 评分是否及时。

2. Braden 评分结果是否符合患者的情况。

3. Braden 评分结果是否指导临床护士采取了恰当的预防措施及措施落实情况。

4. Braden 评分≤12 分且符合难免压疮者有无及时上报护理部。

5. 发生压力性损伤后有无及时上报并请会诊。

6. 患者及家属是否了解压力性损伤预防相关知识。

7. 进行预防后有无压力性损伤的发生。

三、跌倒/坠床风险评估量表

跌倒/坠床是指患者突然或非故意的停顿，倒于地面或比初始位置更低的地方，是医院内发生的突发不良事件。跌倒的发生没有固定的地点和模式，一旦发生，不仅会对患者身心健康和生活自理能力造成不利影响，增加患者及家庭的痛苦和负担，更会成为发生医疗纠纷的隐患。

（一）风险评估内容

建立住院患者跌倒/坠床风险评估量表，使医务人员在心理上给予足够的重视，实施预防措施、为患者及家属进行健康宣教、使用警示标识等，使预防更具有针对性和实效性。

预防患者在住院期间发生跌倒，首先要做好跌倒危险因素评估（表3-4）。

表3-4 跌倒/坠床风险评估量表

年龄	≥65 岁（1）	评分	
意识状态	意识障碍（深昏迷除外）（1）		根据住院患者跌倒风险因子评估将跌倒风险分为两个等级，无风险 = 0 分，有风险≥1 分
走动能力	步态不稳/需使用助行器或轮椅（1）		
自我照顾程度	失禁/尿频或腹泻（1）		
跌倒病史	住院中有跌倒史（1）		
药物使用情况	有使用镇静/止痛/利尿/降血压/降血糖等药物（1）		
环境/实施情况	地面湿滑/光线暗淡/床栏、床出现故障（1）		
总分			

（二）防范措施

1. 提供安全的环境

（1）保持病室、走廊、厕所、洗漱间灯光明亮及地面干燥。

（2）病室床旁走道障碍清除。

（3）病床固定，将床调至适宜的高度。

（4）将床头柜、垃圾袋、便盆及生活用品放置于患者伸手可及之处。

（5）病区备有"小心滑倒"的警示牌，随时取用。

2. 加强高危险人群的重点防范

（1）对于容易发生跌倒/坠床的患者，护士应预先告知，床尾挂警示牌，留家属24小时陪伴，告知注意事项，做好每天的床边交接班。

（2）对年老体弱以及肢体功能缺陷或障碍人员，注意安全防范，原则上在室内排便，必要时专人陪同入厕。

（3）长期卧床者下床活动时应专人陪护，并向其告知循序渐进的活动原则。

（4）放置床栏，必要时使用保护性约束工具。

3. 加强患者及家属的健康宣教

（1）陪护者应随时陪伴患者，离开病房应告知护士。

（2）注意轮椅及便盆坐椅的固定。

（3）告知患者呼叫及寻求帮助的方法，指导呼叫铃的使用。

（4）指导患者正确移位及上下床。

（5）指导床上使用便盆及尿壶的方法。

（6）告知患者避免在有水渍的地方行走，发现病房里有水渍应及时告知护士和其他工作人员。

（7）告知患者及家属夜间陪护床应紧靠病床，患者卧床时应将床栏固定好。告知患者切不可翻越床栏，下床时应通知护士陪同。

4. 注意事项

（1）保持病房和周围环境安全、无杂物，地面干燥避免湿滑。

（2）下床活动的动作宜缓慢，先在床边坐5~10分钟，无头晕等不适时再下床活动，以防体位性低血压的发生。

（3）行动不便的偏瘫者需在亲人看护下下床活动。

（4）患者应穿着合适的衣物。

（5）床栏拉起时，如需下床请先告知医护人员将床栏放下，切勿翻越床栏。

（6）当有需要而亲属不在床旁时请呼叫护理人员协助。

（7）患者烦躁不安、意识不清时，应给予保护性约束并安全使用床栏；反应迟钝者应加强巡视，夜间加强看护。

（8）病房内保持光线充足，夜间应避免走道灯过暗。

四、导管滑脱风险评估量表

导管滑脱主要指引流管、气管插管、气管切开套管、中心静脉导管和经外周置入中心静脉导管（PICC）等各种管道的意外脱出。

（一）风险评估内容

1. 评估内容　患者年龄、意识或精神状态、活动能力、管道类型及数量、有无疼痛、沟通配合等情况。

2. 评估时间　Ⅰ度评分 < 8 分，有发生导管滑脱的可能，至少 3 天评估 1 次；Ⅱ度评分 8 ~ 12 分，容易发生导管滑脱，至少每天评估 1 次；Ⅲ度评分 > 12 分，随时会发生导管滑脱，至少每班评估 1 次。管道出现任何情况应随时评估，包括管道数量、风险因素等变化，需重新、动态评估；同类管道按照数量乘以该管道评估分值计算（表 3 - 5）。

表 3 - 5　导管滑脱风险评估量表

年龄		7 岁以下（2），70 岁以上（2）	评分	Ⅰ度评分 < 8 分：有导管滑脱的可能；Ⅱ度评分 8 ~ 12 分：容易发生导管滑脱；Ⅲ度评分 > 12 分：随时会发生导管滑脱。管道出现任何情况应随时评估，包括管道数量、风险因素等变化，需重新、动态评估；同类管道按照数量乘以该管道评估分值计算。
意识		嗜睡（2）朦胧（2）躁动（3）		
精神		焦虑（2）恐惧（2）烦躁（3）		
活动		术后 3 天内（3）行动不稳（2）偏瘫（2）使用助行器（2）不能自动活动（1）		
管道种类	1 类（高危）	胸腔引流管，脑室引流管，经口鼻气管插管（3）		
	2 类（中危）	深静脉置管，三腔两囊管，引流管，造瘘管（2）		
	3 类（低危）	导尿管，输液管，胃管，氧气管（1）		
疼痛		可耐受（1）难以耐受（3）		
沟通		能理解（1）不配合（3）		
总分：				

（二）风险防范要求

1. 对各类置管患者及时有效评估，监控并记录管道情况。

2. 按风险程度将管道分为高、中、低危三类，由置管者分别用红色、黄色、绿色标识在管道近端和远端，并注明管道名称、留置时间。

3. 各种管道妥善固定，连接处紧密，外留长度或伸展度适宜，防止患者翻身时拖曳。有刻度的管道标注置管的深度，其余管道直接在导管上做好深度标记。

4. 严密观察患者生命体征，观察和记录引流液的性质、颜色、量，注意各类管道的位置、深度、固定方法、连接处情况等。

5. 患者床头显示警示标识并告知患者及家属，使其充分了解预防导管滑脱的重要性，以取得配合。对无法进行语言交流的患者，教会患者使用手语并准备写字板，满足患者提出的合理要求。

6. 对昏迷或躁动的患者留陪人，并进行防范导管滑脱教育，必要时遵医嘱给予适当约束，并履行告知义务。对躁动患者，遵医嘱使用镇静剂，减轻患者不适，预防导管滑脱。

7. 严格交接班，及时巡视。发生导管滑脱时，按导管滑脱处理预案及流程处理并逐级上报。

8. 定期组织人员进行管道护理及防范滑脱、处理预案等相关内容培训，对发生的导管滑脱事件进行分析讨论，改进防范措施，不断完善规章制度，降低导管滑脱发生率。

第四章

管道固定的标准化流程及考核标准

第一节　基础管道规范化固定的标准流程

一、吸氧管规范化固定标准流程

吸氧是氧疗的一部分，通过吸氧导管、人工鼻或面罩，将氧气吸入人体，是临床常用的缓解缺氧的治疗方法。适量吸氧用于纠正缺氧，提高动脉血氧分压和血氧饱和度的水平，促进代谢，是辅助治疗多种疾病的重要方法之一。其中人工鼻为一次性使用热湿交换器，临床用于重症及麻醉患者机械通气或者气管切开患者自主呼吸的气体湿化、暖化，能够有效过滤细菌和病毒，改善肺功能，降低肺部感染发生率。

【目的】

1. 供给患者氧气，提高肺泡内氧分压。

2. 纠正各种原因所造成的缺氧状态。

3. 促进代谢，如各种中毒引起的呼吸困难。

【适应证】

1. 呼吸系统疾病，如慢性呼吸衰竭等。

2. 心脏功能不全，肺部充血、淤血致呼吸困难者。

3. 中毒，使氧不能通过血－氧交换渗入组织而产生缺氧者。

4. 昏迷患者，如脑血管意外。

5. 术后患者、休克或颅脑疾患、产程过长或胎心音不良等。

【禁忌证】

一般无特殊禁忌证。

【准备】

1. 用物准备　吸氧管、人工鼻、剪刀、胶布、棉签、温水。

2. 环境准备　病室安静整洁，光线充足，适宜操作。

3. 护士准备　衣帽整洁，洗手，戴口罩。

4. 患者准备　患者处于安静状态，配合操作。

【操作流程】

流　程	说　明	图　解
1. 素质准备	服装整洁	
2. 洗手、戴口罩	七步洗手法正确洗手，正确佩戴口罩	
3. 用物准备	吸氧管、人工鼻、剪刀、胶布、棉签、温开水，必要时备石蜡油	
4. 解释核对	采用两种身份识别的方法进行患者身份确认（腕带、反问式或移动查房手持终端〔PDA〕）	

流　程	说　　明		图　解
	（一）鼻氧管吸氧		
5. 吸氧操作	（1）清洁鼻腔	用温水润湿棉签清洁鼻腔（石蜡油），防止干燥出血	
	（2）调节氧流量及浓度	低流量吸氧：1 ~ 2L/min 中流量吸氧：2 ~ 4L/min 高流量吸氧：4 ~ 6L/min 氧浓度（%）：21 + 4x 氧流量（L/min）	
	（3）连接吸氧管	①吸氧管与氧气连接（调节氧流量） ②将鼻导管置于患者鼻腔内 ③要求动作轻柔	
	（4）固定吸氧管	①吸氧管固定于双侧耳部 ②小儿及老年人需保护耳部皮肤 ③松紧适宜，以可容纳一至二指为宜	

流　程	说　明	图　解
	（二）人工鼻吸氧	
5. 吸氧操作	（1）剪开吸氧管｜剪去吸氧管前端较细的部分	
	（2）调节氧流量｜低流量吸氧：1~2L/min 中流量吸氧：2~4L/min 高流量吸氧：4~6L/min 氧浓度（%）：21+4x 氧流量（L/min）	
	（3）连接人工鼻｜①将吸氧管较粗端与人工鼻吸氧口处连接 ②要求连接紧密	
	（4）连接吸氧管｜先将吸氧管与氧气口连接，再调节氧流量	
	（5）连接人工气道｜①保持呼吸道通畅 ②将人工鼻与人工气道连接 ③要求动作轻柔	

续表

流　程	说　明	图　解
6. 再次核对	采用两种身份识别的方法进行患者身份确认（腕带、反问式或 PDA）	
7. 用物处置	（1）整理床单位，保持整洁 （2）协助患者取舒适体位 （3）分类处置用物	
8. 洗手	七步洗手法洗手	
9. 记录	记录准确、客观	

【注意事项】

1. 吸氧管每 24 小时更换一次，若有污染随时更换，使用前检查是否通畅。

2. 吸氧时注意观察两侧耳部皮肤，必要时给予皮肤保护。

3. 观察鼻塞是否损伤鼻腔黏膜，避免长时间高流量吸氧。

4. 若患者耳部不方便固定时，可用固定贴固定于颜面部两侧。

【健康教育】

1. 使用氧气时严禁吸烟，并防震、防火、防油、防热。

2. 向患者及家属讲解氧气管固定的重要性及必要性。

3. 吸氧过程出现不适，及时告知医护人员。

4. 体位变化时防止牵拉氧气管。

5. 定时观察氧气管固定处皮肤状况。

6. 告知患者及家属勿自行调节氧气流量。

二、鼻胃管规范化固定标准流程

胃管（鼻胃管）是指从鼻腔或口腔，经由咽部、食管到达胃部的管道，是为不能吞咽患者提供必需的食物、营养及药物的通道，可用于胃肠减压。

【目的】

1. 引流出胃内容物；进行术前准备。

2. 供给食物和药物，保证患者摄入足够的热量、蛋白质等多种营养素，满足其对营养和治疗的需要，促进康复。

【适应证】

1. 急性胃扩张。

2. 上消化道穿孔或胃肠道有梗阻。

3. 急腹症有明显胀气者或较大的腹部手术前等。

4. 昏迷患者或不能经口进食者，如口腔疾患、口腔和咽喉手术后患者。

5. 不能自主张口的患者，如破伤风病。

6. 早产儿和病情危重患者以及拒绝进食者。

【禁忌证】

1. 鼻咽部有癌肿或急性炎症的患者。

2. 食管静脉曲张、上消化道出血、心力衰竭和重度高血压患者。

3. 吞食腐蚀性药物的患者。

【准备】

1. 用物准备　湿巾、温水、纱布、剪刀、固定贴、石蜡油，必要时准备棉签。

2. 环境准备　病室安静整洁，光线充足，适宜操作。

3. 护士准备　衣帽整洁，洗手、戴口罩。

4. 患者准备　患者处于安静状态，配合操作。

【操作流程】

流　程	说　明	图　解
1. 素质准备	服装整洁	
2. 洗手、戴口罩	七步洗手法正确洗手，正确佩戴口罩	
3. 用物准备	（1）湿巾、温水、纱布、剪刀、固定贴、石蜡油，必要时准备棉签 （2）将固定贴剪成"裤"形	
4. 解释核对	采用两种身份识别的方法进行患者身份确认（腕带、反问式或PDA）	
5. 皮肤清洁	（1）用蘸有温水的纱布（棉签）擦拭鼻翼部皮肤，并用纱布（棉签）擦干 （2）必要时使用酒精脱脂	

流　程	说　明	图　解
	（1）将胃管置于鼻腔中央，勿倚靠鼻腔边缘，避免造成鼻腔黏膜损伤	
6. 鼻部固定	（2）将"裤"形固定贴粘贴于对应鼻翼处	
	（3）将"裤"形固定贴的一根"裤"腿缠绕于管壁，注意缠绕时不要紧贴鼻部，松紧适宜	
	（4）同法反方向缠绕另一根"裤"腿	

续表

流　程	说　明	图　解
7. 鼻胃管末端固定	（1）使胃管自然下垂	
	（2）将鼻胃管末端抬高，形成自然弧度	
	（3）高举平台法固定于颜面部	
	（4）鼻胃管末端堵塞	

流　程	说　明	图　解
7. 鼻胃管末端固定	（5）纱布包裹	
	（6）正面展示	
	（7）放置于上衣口袋或用别针固定于患者上衣肩部	
	（8）将胃管末端连接负压引流器，将负压引流器放置于床上或挂于床旁、注意距离勿造成牵拉	

流　程	说　明	图　解
8. 再次核对	采用两种身份识别的方法进行患者身份确认（腕带、反问式或 PDA）	
9. 用物处置	（1）整理床单位，保持整洁。 （2）协助患者取舒适体位。 （3）分类处置用物	
10. 洗手	七步洗手法洗手	
11. 记录	记录准确、客观	

【注意事项】

1. 妥善固定，防止打折，避免脱出。

2. 如无禁忌，鼻饲喂养时抬高床头 30°~45°，注意手卫生。

3. 保持口腔清洁。

【健康教育】

1. 告知患者及家属留置鼻胃管的目的及重要性。

2. 指导患者活动时避免牵拉胃管，防止脱落。

3. 患者口腔内有异物时及时通知护士，以检查鼻胃管是否脱出。

4. 经鼻胃管注入药物时要充分溶解，防止鼻胃管堵塞。

5. 注意观察引流液的颜色、性质。

6. 对于躁动、无法配合的患者，适当给予双上肢保护性约束，防止非计划性拔管。

三、鼻肠管规范化固定标准流程

鼻肠管是一种不透 X 线的聚氨酯管，X 线下可见，长度 145cm。鼻肠管在胃肠动力正常的情况下可自行通过幽门，也可在内窥镜的帮助下通过幽门。鼻肠管可为患者提供必需的食物、营养及药物，有助于促进肠道蠕动，维护肠道功能完整性，减少细菌的移位，降低能量的消耗与高代谢水平。

【目的】

为患者提供必需的食物、营养液、水及药物，满足患者营养需求从而达到治疗的目的。

【适应证】

1. 手术改变胃解剖结构的患者。

2. 短期（<4 周）的肠内营养支持。

3. 胃造瘘、十二指肠梗阻、急性重症胰腺炎、胃食管反流疾病或有误吸风险的患者。

4. 胃潴留、胃排空延迟、鼻饲不耐受、相关性肺炎风险患者及近端胃肠道吻合术后的患者。

【禁忌证】

1. 肠梗阻、肠坏死、肠道穿孔等严重的胃肠道疾病。

2. 严重腹胀或腹泻间隙综合征，无法耐受肠内营养者。

【准备】

1. 用物准备　胶布、剪刀、湿巾。

2. 环境准备　病室安静整洁，光线充足，适宜操作。

3. 护士准备　衣帽整洁，洗手、戴口罩。

4. **患者准备** 患者处于安静状态，生命体征无异常，配合操作。

【操作流程】

流　程	说　明	图　解
1. 素质准备	服装整洁	
2. 洗手、戴口罩	七步洗手法正确洗手，正确佩戴口罩	
3. 用物准备	湿巾、剪刀、胶布	
4. 解释核对	采用两种身份识别的方法进行患者身份确认（腕带、反问式或 PDA）	

流 程	说 明	图 解
5. 敷料裁剪	用剪刀将胶布剪成"裤"形、回字形，以及两条 1cm×5cm 的一字形固定贴	
6. 清洁皮肤	用湿巾清洁鼻翼及耳垂处皮肤，避开破损处皮肤	
7. 鼻部固定	将裁剪好的固定贴粘贴于鼻翼处，注意无张力粘贴（固定方法同鼻胃管）	

流　程	说　明		图　解
8. 末端固定	将裁剪好的回字形或椭圆形固定贴，粘贴于患者耳垂处并进行二次固定	方法（一）：一字形固定贴与回字形固定贴穿插固定	
		方法（二）：采用高举平台法无张力粘贴固定	
9. 再次核对	采用两种身份识别的方法进行患者身份确认（腕带、反问式或 PDA）		
10. 用物处置	（1）整理床单位，保持整洁 （2）协助患者取舒适体位 （3）分类处置用物		

流　程	说　明	图　解
11. 洗手	七步洗手法洗手	
12. 记录	记录准确、客观	

【注意事项】

1. 固定前检查患者皮肤情况（切勿在皮肤破损处固定）。

2. 固定贴污染、松动、潮湿时，随时更换。

3. 鼻肠管二次固定时预留适当的长度。

4. 固定前彻底清洁皮肤，必要时进行皮肤保护。

5. 采用高举平台法，无张力固定。

【健康教育】

1. 告知患者及家属鼻肠管留置及固定的重要性和必要性。

2. 翻身变换体位时防止牵拉鼻肠管。

3. 每 4～6h 用 20～30ml 温开水冲管一次，以防堵管。

4. 每天检查管道固定长度，防止移位。

5. 管道切勿打折，以免造成输注不畅。

6. 若无禁忌，鼻肠管喂养时床头抬高至少 30°。

7. 喂养前、后应用 30ml 温水冲洗鼻肠管。

8. 注入药物时，药物应充分溶解，防止堵管。

四、导尿管规范化固定标准流程

留置导尿是指在严格无菌操作下，将导尿管经尿道插入膀胱并保留在膀胱内，引流尿液的方法。

【目的】

1. 为尿潴留患者引流出尿液，以减轻患者痛苦。

2. 协助临床诊断，留取未污染的尿标本作细菌培养；测定膀胱容量、压力及检查残余尿量。

3. 术后留置尿管以便于引流和冲洗，减轻手术切口张力，促进伤口愈合。

4. 前列腺及尿道手术后，可支撑尿道以避免阻塞或尿道狭窄。

【适应证】

1. 解除多种原因引起的尿潴留。

2. 需采集膀胱腔内尿液标本做细菌培养者。

3. 危重症患者监测尿量及肾功能。

4. 需要长时间卧床或被迫体位、尿失禁的患者。

5. 围手术期患者，膀胱、前列腺、尿道术后患者。

【禁忌证】

1. 尿道损伤，特别是后尿道或球部尿道外伤者，以免加重损伤。

2. 怀疑尿道肿瘤的患者。

3. 尿道或前列腺有急性炎症，或尿道口分泌物过多者。

【准备】

1. 用物准备　湿巾、纱布、剪刀、固定贴。

2. 环境准备　病室安静整洁，光线充足，适宜操作。

3. 护士准备　衣帽整洁，洗手、戴口罩。

4. 患者准备　患者处于安静状态，配合操作。

【操作流程】

流 程	说 明	图 解
1. 素质准备	服装整洁	
2. 洗手、戴口罩	七步洗手法正确洗手，正确佩戴口罩	
3. 用物准备	湿巾、纱布、剪刀、固定贴	
4. 解释核对	采用两种身份识别的方法进行患者身份确认（腕带、反问式或 PDA）	
5. 皮肤清洁	用湿巾清洁大腿内侧 1/3 至 2/3 部位皮肤处，并用纱布擦干	

流　程	说　明		图　解
	方法（一）		
6. 导尿管固定	（1）敷料裁剪	将固定贴剪成 4 条长方形	
	（2）分离离型纸	①撕开离型纸 ②静置片刻，让张力回缩	
	（3）皮肤固定	①将两条固定贴固定在大腿内侧上 1/3 至 2/3 处或腹部皮肤处 ②粘贴处皮肤擦拭后待干 ③无张力粘贴	
	（4）导尿管固定	①用另两条固定贴对导尿管进行固定 ②采用高举平台法固定	

流　程	说　明	图　解
	方法（二）	
6. 导尿管 固定	（1）敷料裁剪	将固定贴剪成"回"字形	
	（2）分离离型纸	①撕开离型纸 ②静置片刻，让张力回缩	
	（3）皮肤固定	①将"回"字形固定贴固定在大腿内侧上 1/3 至 2/3 或腹部皮肤处 ②粘贴处皮肤擦拭后待干 ③无张力粘贴	
	（4）固定贴固定	①将固定胶布穿过"回"字形固定贴中间部分 ②黏性面朝上	
	（5）导尿管固定	将尿管分叉口处与回字形固定贴进行固定	

流　程	说　明	图　解
7. 再次核对	采用两种身份识别的方法进行患者身份确认（腕带、反问式或 PDA）	
8. 用物处置	（1）整理床单位，保持整洁 （2）协助患者取舒适体位 （3）分类处置用物	
9. 洗手	七步洗手法洗手	
10. 记录	记录准确、客观	

【注意事项】

1. 尿管根据材质及时更换（以说明书为准）：硅胶尿管 30 天更换一次，乳胶尿管 7 天更换一次；使用前检查是否通畅；检查固定是否完好牢固，有无松脱，每班交接。

2. 尿管固定松紧适宜，固定时预留适当长度，防止过度牵拉引起患者不舒适感。

3. 观察固定处皮肤情况，必要时采取皮肤保护措施；尿管固定贴如有污染、潮湿、卷边随时更换，移除原固定贴时应动作轻柔。

4. 下床活动的患者将尿袋用别针固定于裤腿外侧面，并低于膀胱水平。

5. 更换固定贴时，先用黏胶剥离剂或石蜡油去除大腿皮肤原有的胶布粘胶，再固定于另一侧大腿。

6. 注意患者隐私保护，必要时给予屏风遮挡。

【健康教育】

1. 告知患者及家属留置尿管及固定的重要性和必要性。

2. 观察固定处皮肤，出现发痒、发红等不适时及时告知护士。

3. 尿袋固定位置低于膀胱水平，烦躁患者给予保护性约束，防止非计划性拔管发生。

4. 告知患者集尿袋内尿液应及时倾倒，避免集尿袋内尿液过多或反流，造成尿管牵拉或感染。

五、耻骨上膀胱造瘘管规范化固定标准流程

耻骨上膀胱造瘘术指尿道梗阻时，在耻骨上膀胱行造瘘术以引流膀胱内尿液到体外。该手术可暂时性或永久性地解决患者的排尿困难，可以避免经尿道放置导尿管引起刺激，进而影响膀胱或尿道/阴道瘘修补伤口的愈合等。

【目的】

1. 为尿潴留患者引流出尿液，减轻患者痛苦。

2. 协助临床诊断，如留取未污染的尿标本做细菌培养，测定膀胱容量、压力及检查残余尿量。

【适应证】

1. 短暂性膀胱造瘘术的适应证

（1）梗阻性膀胱排空障碍所致的尿潴留，如前列腺增生症、尿道狭窄、尿道结石等，且导尿管不能插入者。

（2）阴茎和尿道损伤，如外伤、战创伤等。

（3）尿道手术后确保尿道的愈合，尿道整形、吻合手术和膀胱手术后。

（4）化脓性前列腺炎、急性前列腺炎、尿道炎、尿道周围脓肿等。

2. 永久性膀胱造瘘术的适应证

（1）神经源性膀胱功能障碍，不能长期留置导尿管或留置导尿管后反复出

现睾丸炎或附睾丸炎患者。

（2）下尿路梗阻伴尿潴留，因年老体弱及重要脏器有严重疾病不能耐受手术的患者。

（3）尿道肿瘤行下尿路切除术。

【禁忌证】

1. 严重尿路感染者，如感染控制不好，术后易引起耻骨炎和耻骨后间隙感染。

2. 伴有膀胱内疾病需同时处理者，应选用耻骨上路径。

【操作流程】

流　程	说　明	图　解
1. 素质准备	服装整洁	
2. 洗手、戴口罩	七步洗手法正确洗手，正确佩戴口罩	
3. 用物准备	透明敷料、弹力胶布、医用胶布、剪刀	

流　程	说　明	图　解
4. 解释核对	采用两种身份识别的方法进行患者身份确认（腕带、反问式或 PDA）	
5. 更换穿刺点敷料	（1）采用透明敷料或纱布进行穿刺点固定 （2）透明敷料无张力粘贴	
6. 固定膀胱造瘘管	（1）将弹力固定胶布剪成"回"字形 （2）取 5cm×7cm 的胶布，左右各留 2cm，对折	
	（1）中间剪开两个长约1cm 的开口 （2）将固定胶布穿过"回"字形固定贴中间部分 （3）黏性面朝上	
	将引流管与固定贴进行固定	

续表

流　　程	说　　明	图　　解
7. 固定引流袋	（1）妥善固定，保持引流管通畅 （2）防止引流管打折、牵拉	
8. 再次核对	采用两种身份识别的方法进行患者身份确认（腕带、反问式或 PDA）	
9. 用物处置	（1）整理床单位，保持整洁 （2）协助患者取舒适体位 （3）分类处置用物	
10. 洗手、记录	七步洗手法洗手 记录准确、客观	

【注意事项】

1. 膀胱造瘘管须保持通畅，固定好之后防止打折或受压。

2. 引流袋须低于膀胱水平，以免尿液反流。

3. 严密观察并记录尿液的量、颜色和性状。

4. 确保造瘘口周围皮肤清洁干燥，出现渗液须及时更换，必要时给予水胶体透明敷料或纱布保护皮肤。

5. 术后 10 天可拔除膀胱造瘘管，拔管前需行夹管试验，待排尿畅通两至三天后，方可拔除。

6. 长期留置膀胱造瘘管的患者，应定期更换，通常初次换管时间在术后三至四周，其后则依照具体情况间隔四至六周进行更换。

【健康教育】

1. 避免牵拉造瘘管，以防脱落。如造瘘管脱出，不要自己盲目插管，应尽快告知医护人员。

2. 向患者和家属讲解留置造瘘管的必要性和安全性。

3. 患者及家属学会自我观察病情，发现异常及时就诊。出院时发放爱心宣教卡，包括造瘘管护理常识、注意事项、饮食指导、医院联系方式等，定期进行电话回访。

六、留置针规范化固定标准流程

留置针又称静脉套管针、外周静脉导管，由针芯、软套管及塑料针座等组成。留置针的使用能减少患者因反复静脉穿刺造成的痛苦及恐惧感；便于临床用药以及急危重症患者的抢救用药，可减轻护士的工作量，减轻患者痛苦。

【目的】

1. 保护血管，避免反复穿刺造成的血管损伤，减轻患者痛苦。

2. 减轻护士工作量。

3. 建立静脉通路，便于紧急情况时用药和抢救。

4. 预防纠正水、电解质和酸碱失衡，补充循环血量，供给营养物质，用于药物治疗。

【适应证】

1. 输液治疗时间 <6 天。

2. 老人、儿童、躁动不安的患者。

3. 需输全血或血液制品者。

4. 需多次推注无刺激性药物的患者。

【禁忌证】

1. 静脉推注或静滴刺激性药物。

2. pH 值低于 5 或高于 9 的药液。

3. 发疱性药物。

4. 渗透压高于 600mOsm/L。

5. 肠外营养液（TPN）。

【准备】

1. 用物准备　留置针、棉签、消毒液、小贴膜、胶布、笔、弹力绷带。

2. 环境准备　病室安静整洁，光线充足，适宜操作。

3. 护士准备　衣帽整洁，洗手、戴口罩。

4. 患者准备　患者处于安静状态，配合操作。

【操作流程】

流　程	说　明	图　解
1. 素质准备	服装整洁	
2. 洗手、戴口罩	七步洗手法正确洗手，正确佩戴口罩	

流　程	说　明	图　解
3. 解释核对	采用两种身份识别的方法进行患者身份确认（腕带、反问式或 PDA）	
4. 用物准备	安尔碘、无菌透明敷贴、胶布、无菌手套、留置针、医嘱本、清洁剪刀、弹力绷带	
5. 留置针固定	（1）检查有效期	
	（2）打开透明敷贴包装，取出透明敷贴，S 形移除透明敷料的离型纸	
	（3）无张力粘贴敷贴 注意以穿刺点为中心，单手垂直横向放敷贴，将 Y 形透明叉口处包裹于敷贴内	

续表

流 程	说 明	图 解
	（4）拇指与食指轻捏透明敷贴 Y 形叉口处塑形，使透明敷贴与接头和皮肤充分粘合	
5. 留置针固定	（5）用指腹轻轻按压整片透明敷贴，由中心向四周扩散垂直按压	
	（6）移除边框的同时按压透明敷料，边撕边按压。食指指腹垂直按压，使敷贴边缘与皮肤完全粘合	
6. 胶布固定	（1）高举平台固定法：胶布（1～2 条）固定留置针尾部（Y 形叉口处）；以此为中点向周围逐渐抹平固定于皮肤上（Y 形叉口下方用胶布衬垫，在无张力塑形式将 Y 形输液口固定于胶布上方）	

流　程	说　明	图　解
6. 胶布固定	（2）标签纸粘贴于穿刺点正下方的 Y 形透明叉口处，标注留置针穿刺时间、失效时间、签名	
7. 自粘绷带固定	将弹力自粘绷带剪出一个方形或椭圆形暴露口，以便于观察穿刺点，避免造成压伤。一般用于手部、头部、足部等	
8. 再次核对	采用两种身份识别的方法进行患者身份确认（腕带、反问式或 PDA）	

流　程	说　明	图　解
9. 用物处置	（1）整理床单位，保持整洁 （2）协助患者取舒适体位 （3）分类处置用物	
10. 洗手	七步洗手法洗手	
11. 记录	记录准确、客观	

【注意事项】

1. 贴膜与离型纸分离后，静置片刻，待敷贴张力回缩至原状，避免粘贴时产生张力。

2. 保持患者皮肤干燥，胶布粘贴松紧适宜，避免皮肤张力性损伤，切忌胶布缠绕一周或过长。

3. 留置针尾端 Y 形叉口固定位置高于穿刺点，以减少回血发生。

4. 留置针尾端 Y 形叉口固定位置避开穿刺血管走向，以免影响液体流速。

5. 敷贴卷边、潮湿或污染时及时更换。

【健康教育】

1. 向患者及家属讲解留置针固定的重要性及必要性。

2. 若患者需要淋浴，可在留置针外面包裹保鲜膜，防止进水。

3. 告知患者及家属不可随意撕扯敷贴。

4. 告知患者密切观察敷贴及胶布固定处皮肤，发现不适时通知护士以便及时处理。

5. 置管侧肢体避免提重物，多饮水，避免血栓形成。

七、中心静脉导管规范化固定标准流程

中心静脉导管（CVC）是指经颈内静脉、锁骨下静脉、股静脉置管，尖端位于上腔静脉或下腔静脉的导管。可为各种治疗提供直接便利的静脉通路，同时也可利用其监测各种生理学参数。

【目的】

1. 妥善固定管道，防止管道扭曲、打折、滑脱等。

2. 保持敷料清洁干燥，防止感染发生。

3. 保持管道通畅，防止管道堵塞。

【适应证】

1. 输液时间 1 ~ 4 周的患者。

2. 需要大量、快速扩充容量的患者。

3. 抢救或大手术中需监测中心静脉压的患者。

4. 需给予肠外营养支持的患者。

5. 需反复抽取静脉血进行检查的患者。

【禁忌证】

1. 严重的凝血功能障碍（高凝状态）。

2. 严重肺气肿、剧烈咳嗽者慎用锁骨下静脉穿刺。

3. 有血栓病史，肢体血流减少终末期肾病需要静脉保护。

4. 所选静脉通路损伤者。

5. 穿刺部位有炎症或胸部畸形者。

【操作流程】

流　程	说　明	图　解
1. 护士准备	服装整洁	
2. 洗手、戴口罩	七步洗手法正确洗手，正确佩戴口罩	
3. 解释核对	采用两种身份识别的方法进行患者身份确认（腕带、反问式或 PDA）	
4. 评估	（1）评估患者生命体征及配合程度 （2）检查 CVC 导管（颈内静脉、锁骨下静脉、股静脉）外露长度、穿刺点及周围皮肤（穿刺点是否红、肿、热、痛，局部有无渗血、渗液，穿刺周围皮肤是否完好等）	
5. 用物准备	浓度为 0.5% 葡萄糖酸氯己定乙醇溶液（必要时）、棉签、中心静脉置管护理套件、生理盐水注射液、注射器（10ml 或 20ml）、正压接头、纱布、皮尺、标准治疗车	

流　程	说　明	图　解
6. 更换接头	（1）抽取 10ml 生理盐水并连接输液接头进行排气	
	（2）去除深静脉原有接头	
	（3）使用酒精棉片摩擦消毒接头连接口（棉片包裹接口，多方位用力摩擦不少于15s 或≥15 次）	
	（4）再次排气连接正压接头	
	（5）管道末端以高举平台法妥善固定；输液间歇期用纱布包裹	
7. 保持管道通畅	抽回血检查管道是否通畅	

续表

流　　程	说　　明	图　解
8. 去除贴膜	（1）治疗巾垫于置管部位，充分暴露穿刺部位 （2）以0°或180°手法去除透明敷贴	
9. 消毒	（1）用酒精棉签消毒穿刺点周围皮肤（避开穿刺点周围1cm），充分待干	
	（2）用0.5%葡萄糖酸氯己定乙醇溶液将棉签消毒待干 （3）消毒顺序：顺时针－逆时针－顺时针，消毒三遍（消毒范围大于敷贴面积）	
10. 敷贴固定	（1）S形无张力分离贴膜	
	（2）无外露时直接固定导管；有外露时U形或S形对导管外露部分进行塑形	
	（3）以穿刺点为中心，单手持贴膜，无张力粘贴	

流　程	说　明	图　解
10. 敷贴固定	（4）第一条胶布置于管道下方（局部减压）	
	（5）第二条胶布蝶形固定	
	（6）第三条胶布高举平台法加强固定	
	（7）在胶布上记录更换人姓名及敷料更换日期（用蓝黑笔）	
11. 再次核对	采用两种身份识别的方法进行患者身份确认（腕带、反问式或 PDA）	

续表

流 程	说 明	图 解
12. 用物处置	（1）整理床单位，保持整洁 （2）协助患者取舒适体位 （3）分类处置用物	
13. 洗手	七步洗手法洗手	
14. 记录	准确填写 CVC 维护记录单	

【注意事项】

1. 严格无菌操作置入 CVC 导管。

2. 按照从清洁、污染、感染到特殊感染的原则进行换药，避免交叉感染。

3. 透明敷料、正压接头、思乐扣每 7 天更换一次，透明敷料污染、卷边、松动时随时更换。

4. 去除透明敷料或消毒导管时，动作轻柔，防止将导管拽出或移位。

5. 皮肤消毒剂必须充分待干后，方可粘贴透明敷料。

6. 消毒导管连接口时，需使用酒精棉片用力摩擦接口的横切面及周围，时间不小于 15 秒。

7. 正确应用输液端口

（1）主腔：内径相对较大，用于持续给药；监测 CVP；输注全胃肠外营养（TPN）、血液制品等黏稠液体。

（2）副腔：内径相对较小，常用于普通输液给药治疗。

8. 持续补液治疗时，每 4 小时脉冲式冲管，双腔或三腔导管需同时冲洗。脉冲手法：一推一停，手掌大鱼际肌每次用力推注 1ml，心中默数一秒快速用力推一次。

9. 禁止使用小于 10ml 的注射器冲管。

10. 输液有阻力或回抽无回血，确认导管的通畅性，不可强行冲管。

11. 留置管道期间避免淋浴，防止感染发生。

12. 患者体位变换时，注意防止管道脱出。

13. 每日评估管道使用情况，尽早拔管。

14. 管道的维护应由具有维护资质的人员完成。

【健康教育】

1. 向患者及家属讲解管道固定的重要性及必要性。

2. 穿开襟宽松衣服，避免着紧身、高领及套头衣服。

3. 变换体位时，注意保护管道，以防管道脱出。

4. 保持穿刺处皮肤清洁干燥。

5. 发现敷料有卷边、脱落等，及时通知护士。

6. 留置管道期间避免淋浴，防止感染发生。

7. 穿刺点有疼痛、发痒等不适，勿自行处理，应及时与医护人员联系。

8. 不可随意调节输液滴注速度。

八、经外周置入中心静脉导管规范化固定标准流程

经外周置入中心静脉导管是指经上肢肘部贵要静脉、头静脉、肘正中静脉等外周静脉穿刺置管，将导管尖端放置在上腔静脉的中下 1/3 处的中心静脉导管。

【目的】

1. 确保穿刺点的无菌状态。

2. 维持管道正常功能。

3. 预防及治疗管道相关性并发症。

4. 提高患者维护的依从性及认知度。

5. 体现专科护理价值，提升护理安全质量。

【适应证】

1. 长期输液大于 7 天。

2. 输注刺激性药物：如肠外营养、抗生素、化疗药等。

3. 外周静脉建立困难。

4. 需反复输血制品，或反复采血。

【禁忌证】

1. 穿刺部位皮肤有感染或损伤，确诊或者疑似导管相关感染，菌血症或败血症。

2. 预置管部位静脉硬化、有血栓史、放射治疗史、血管外科手术室。

3. 上腔静脉压迫综合征。

4. 严重出血性疾病。

5. 乳腺癌根治术和腋下淋巴结清扫侧手臂。

6. 局部组织因素阻碍设备固定或通过。

7. 已知对管道材质过敏。

8. 锁骨下淋巴结肿大或有肿块侧。

9. 安装起搏器的一侧。

【准备】

1. 用物准备　一次性中心静脉导管护理包，20ml 注射器，生理盐水、思乐扣，正压接头，卷尺，无菌棉签，免洗手消剂，医疗垃圾桶，锐器盒。

2. 环境准备　病室安静整洁，光线充足，适宜操作。

3. 护士准备　衣帽整洁，洗手戴口罩。

4. 患者准备　患者处于安静状态，配合操作。

【操作流程】

流　程	说　明	图　解
1. 素质准备	服装整洁	

流　程	说　明	图　解
2. 洗手、戴口罩	七步洗手法正确洗手，正确佩戴口罩	
3. 用物准备	一次性中心静脉导管护理包，20ml 注射器，生理盐水，思乐扣，正压接头，卷尺，无菌棉签，免洗手消剂	
4. 解释核对	采用两种身份识别的方法进行患者身份确认（腕带、反问式或 PDA）	
5. 测量臂围	打开无菌包，在穿刺肢体下垫治疗巾，测量双侧臂围（肘横纹上 10cm，小儿肘横纹上 5cm）	

流　　程	说　　明	图　　解
6. 更换输液接头	（1）戴清洁手套，打开输液接头包装，连接生理盐水，预充输液接头备用	
	（2）打开输液接头，取下原输液接头，用酒精棉片包裹接口，多方位用力摩擦大于≥15s 或≥15 次	
7. 预充管道	用等渗生理盐水将管道内残留药液冲入血管，采用脉冲式冲洗手法	
8. 正压封管	输液完毕应用管道容积加延长管容积 2 倍生理盐水或肝素盐水正压封管（肝素盐水浓度 0～10U/ml），在注射最后 0.5～1ml 液体时，夹闭夹子	

流　程	说　明	图　解
9. 更换敷贴	去除原有敷料（无纺布敷料 180° 去除，透明敷料 0° 去除，自下而上）	
10. 皮肤及管道消毒	（1）选用浓度大于 0.5% 的葡萄糖酸氯己定乙醇溶液（年龄小于 2 个月禁用），有效碘浓度不低于 0.5% 碘伏或 2% 碘酊溶液和 75% 酒精	
	（2）消毒顺序：酒精 3 遍，葡萄糖酸氯己定 3 遍，采用顺时针—逆时针—顺时针的方法。消毒范围：穿刺点上下 20cm，左右到臂缘，大于贴膜面积。完全自然待干	
11. 管道固定（根据管道类型分别固定）	（1）S 形无张力分离贴膜，放置无菌包布内	

续表

流　程	说　明	图　解
11. 管道固定（根据管道类型分别固定）	（2）U 形或 S 形将管道外露部分塑形并用皮肤保护剂擦拭固定处皮肤	
	（3）使用思乐扣固定管道（①如管道外漏部分过短，管道末端垂直固定；②箭头朝向穿刺点）	
	（4）以穿刺点为中心，单手放置贴膜，无张力粘贴	
	（5）管道塑形（患者屈肘，贴膜完全覆盖管道外露部分并固定贴膜边缘）	

流 程	说 明	图 解
11. 管道固定（根据管道类型分别固定）	（6）用无菌胶带先横向固定管道下方，再用一条交叉固定托起管道，最后再横向固定延长管	
12. 管道外漏部分固定	无菌纱布包裹接头，采用高举平台法固定管道外漏部分，避开穿刺点	
13. 再次核对	采用两种身份识别的方法进行患者身份确认（腕带、反问式或PDA）	
14. 用物处置	（1）整理床单位，保持整洁 （2）协助患者取舒适体位 （3）分类处置用物	

续表

流　程	说　明	图　解
15. 洗手	七步洗手法洗手	
16. 记录	准确填写 PICC 维护记录单	

【注意事项】

1. 禁止使用小于 10ml 注射器。

2. 冲封管手法正确。

3. 去除贴膜时避免污染穿刺点和防止管道脱出。

4. 管道摆放合理，无张力粘贴。

5. 使用消毒剂时注意，酒精避开穿刺点和管道，消毒后自然待干。

6. 操作过程严格无菌，保证敷料全部覆盖管道。

【健康教育】

1. 静脉管道应定期维护。

2. 观察穿刺点有无渗血渗液异常情况，周围皮肤有无发红、肿胀、疼痛。

3. 观察管道外露长度的变化，是否打折、破损。

4. 观察贴膜有无潮湿、脱落、卷边情况。

5. 置管侧手臂可适当进行运动，避免做肩关节大幅度甩手或向上伸展的动作，不应提举 5kg 以上重物。

6. 沐浴时避免置管部位潮湿，需用防水套或保护膜包裹。

7. 穿脱衣物时保护管道，防止脱出，衣服袖口不宜过紧。

九、输液港规范化穿刺标准流程

输液港（PORT，又称植入式中央静脉导管系统）：植入人体内的闭合输液装置。包括尖端位于上腔静脉的导管及埋植于皮下的注射座，是一种为长期输液治疗的病人提供的可靠静脉通道。

【目的】

1. 建立静脉通道，进行输液治疗。

2. 预防管道感染。

3. 冲洗管道，保持导管通畅，防止堵塞。

【适应证】

1. 需要长期或间断性给药的患者。

2. 输注刺激性药物（肠外营养、化疗药物等）。

3. 外周建立静脉困难者（儿童、老年人、肥胖者）。

4. 反复采血或输注血制品的患者。

【禁忌证】

1. 严重出血倾向者。

2. 术后放疗的患者。

3. 出现或者可疑相关感染、菌血症或脓毒血症者。

4. 患者体型或体质不适合所用植入设备。

【准备】

1. 护士准备　着装整洁，规范洗手、戴口罩。

2. 物品准备　标配治疗车一台、中心静脉维护包（0.5%葡萄糖酸氯己定乙酸溶液棉棒或0.5%碘伏棉棒、75%酒精棉棒、无菌手套、10cm×12cm透明敷料、无菌纱布、酒精棉片、免缝胶布6条）、无损伤针、一次性使用注射器≥10ml（2个）、无菌纱布一包、0.9%生理盐水一袋、输液接头一个、肝素盐水一袋（100U/ml）、无菌剪刀一把、胶布、手套一双、弯盘、输液港维护手册。

3. 患者准备

（1）告知患者及家属输液港的维护目的，征得其同意。

（2）输液港港体局部外皮肤使用肥皂水清洗。

（3）嘱患者排便排尿后取舒适卧位。

4. 环境准备 操作前半小时停止清扫，保持环境清洁安静，整理工作空间以便于操作，给予适当遮挡。

【操作流程】

流　　程	说　　明	图　　解
1. 素质准备	服装整洁	
2. 洗手、戴口罩	七步洗手法正确洗手，正确佩戴口罩	
3. 用物准备	（1）中心静脉维护包，建立无菌区，用无菌操作方式置入无损伤针、10ml/20ml注射器、正压接头、无菌纱布 （2）备好生理盐水、肝素 （3）按无菌原则戴好手套，用注射器抽吸生理盐水 10ml、注射器抽取肝素盐水 4～6ml 备用	

流　程	说　明	图　解
4. 消毒方法	（1）用酒精棉棒摩擦消毒皮肤三次（顺时针—逆时针—顺时针），去皮脂、皮屑及残胶，范围为 15cm×15cm，完全待干	
	（2）取 0.5% 葡萄糖酸氯己定（碘伏）棉棒，以穿刺点为中心摩擦彻底消毒皮肤三次（顺时针—逆时针—顺时针），范围同酒精，待干（至少保留 2 分钟）	
5. 预冲方法	连接无损伤针和正压接头，使用生理盐水排气、预冲	
6. 解释核对	采用两种身份识别的方法进行患者身份确认（腕带、反问式或 PDA）	

流　程	说　明	图　解
7. 穿刺	（1）以穿刺点为中心铺垫巾	
	（2）连接无损伤针和正压接头，使用生理盐水排气、预冲	
	（3）左手大拇指、食指、中指固定注射座	
	（4）右手持无损伤针由注射座中心垂直穿刺，直至注射底座部	
	（5）判断管道功能：用注射器轻抽回血	

流　程	说　明	图　解
7. 穿刺	（6）脉冲式冲洗管道	
8. 固定	（1）透明敷料以"S"形的方式打开	
	（2）以穿刺点为中心单手贴膜	
	（3）塑形，向四周无张力粘贴（垂直按压）	

流 程	说 明	图 解
8. 固定	（4）无菌胶布进行固定，胶布横向固定透明敷料下缘，蝶形交叉固定，再以胶布横向固定	
	（5）治疗结束，用纱布包裹输液接头，并用胶布妥善固定纱布，在胶布上记录留置输液港时间、无损伤针穿刺时间及操作者姓名，并贴于无菌敷料下缘处	
9. 再次核对	采用两种身份识别的方法进行患者身份确认（腕带、反问式或PDA）	
10. 用物处置	（1）整理床单位，保持整洁 （2）协助患者取舒适体位 （3）分类处置用物	

流　程	说　　　明	图　解
11. 洗手	七步洗手法洗手	
12. 记录	准确记录维护手册	

【注意事项】

1. 严格无菌操作。

2. 双人查对，解释目的及注意事项。

3. 检查输液港周围皮肤是否有压痛感、肿胀、分泌物，注射座有无翻转移位，管道是否扭曲、断裂。

4. 非耐高压输液港禁用于高压注射泵推注造影剂，不建议使用静脉抽血。

【健康教育】

1. 治疗期间每 7 天更换半透膜及专用针，若透明敷料松动、卷边应及时更换。

2. 治疗结束后及时拔除专用针，拔针后敷料保留 24~72 小时，72 小时后方可沐浴。

3. 治疗间歇期每 4 周维护一次，3~6 个月复查胸片一次，并携带维护手册。

4. 明确告知患者输液港的类型，非耐高压导管禁止高压注射。

5. 禁止强力冲洗管道。

6. 保持置港处皮肤清洁、完整。

7. 及时更换贴膜，使用导管时，或连续输液 7 天时，或穿刺部位渗血、渗液，敷料松动、污染时，应及时更换。

8. 及时冲封管，治疗间歇期，每 4 周冲封管一次；每次输液前、后，采血前、后，输注全血、红细胞等血制品后，输注脂肪乳、氨基酸等药物后，输肠外营养后，每 6~8 小时冲洗一次；液体间有配伍禁忌时，进行冲洗。

第二节　专科管道规范化固定的标准流程

一、脑室引流管规范化固定标准流程

脑室引流是指经颅骨钻孔/锥孔穿刺侧脑室，放置引流管将脑脊液、颅内出血引流至体外，以达到调节及控制颅内压力的方法。

【目的】

1. 缓解颅内高压。

2. 缓解术前高压。

3. 控制颅内感染。

4. 脑室术后引流，便于观察脑室引流液性状、颜色、量。

【适应证】

1. 监测脑室内压力，抽取脑脊液进行检验。

2. 需进行腰穿检查脑室系统有无梗阻的患者。

3. 梗阻性脑积水，颅内压增高，脑疝。

4. 脑室系统感染严重者，需进行持续引流及注入抗生素控制感染者。

5. 开颅术前反复性颅内压增高者。

6. 开颅术后，尤其是脑中线部位或后颅窝术后，在短时间内不能保证脑脊液循环通畅者。

【禁忌证】

1. 脑疝形成初期。

2. 穿刺部位畸形、脓肿。

3. 严重凝血功能障碍。

4. 蛛网膜下腔出血怀疑有动脉瘤者。

5. 弥漫性脑肿胀或脑水肿，脑室受压缩小。

【准备】

1. 用物准备　头套、引流架、皮尺、3M胶布、橡皮筋、小夹子、剪刀。

2. 环境准备　病室安静整洁，光线充足，适宜操作。

3. 护士准备　衣帽整洁，洗手、戴口罩。

4. 患者准备　患者处于安静状态，配合操作。

【操作流程】

流　程	说　明	图　解
1. 素质准备	服装整洁	
2. 洗手、戴口罩	七步洗手法正确洗手，正确佩戴口罩	
3. 用物准备	头套、剪刀、3M 胶布、皮尺、小夹子、橡皮筋、引流架	
4. 解释核对	采用两种身份识别的方法进行患者身份确认（腕带、反问式或 PDA）	

流　程	说　明		图　解
	方法（一）		
5. 固定	（1）用剪刀将头套上方剪开	注意开口以可通过引流管为宜，不可过大	
	（2）使引流袋及引流管穿过头套上方的开口	动作轻柔，避免牵拉引流管	
	（3）将引流管盘旋于头部	引流管及三通接头禁止固定于枕部，防止皮肤压伤	
	（4）用头套将盘旋于头部的引流管进行固定	头套污染时，随时更换	

流　程	说　明		图　解
	（5）用带有橡皮筋的小夹子将头套外的引流管固定于床单上	翻身前将固定的小夹子从床单上取下，防止牵拉	
	（6）将引流瓶及引流袋固定于引流架上	妥善固定，保持引流管通畅	
5. 固定	（7）用皮尺测量并调节引流架高度	患者平卧位：引流瓶开口高于侧脑室（即患者双侧外耳道连线） 成人：10～15cm 儿童：5～10cm	
		侧卧位：以正中矢状面为基线，高出穿刺部位15～18cm	

续表

流　程	说　明		图　解
	方法（二）		
5. 固定	（1）将固定贴剪成"回"字形	"回"字形口不可过大	
	（2）将裁剪好的固定贴贴在患者头部	与头部敷料粘贴紧密	
	（3）将固定胶布穿过"回"字形固定贴中间部分	"一"字形胶布与回字形穿插	
	（4）将引流管固定于"回"字形固定贴上	蝶形胶布缠绕于引流管进行二次固定	
	（5）头部多根引流管固定	引流管分别固定，管路明确，方便辨认，标识清晰	

续表

流　程	说　明		图　解
	方法（三）		
5. 固定	（1）将固定装置贴于敷料外	敷料干燥无血迹，连接紧密	
	（2）将引流管放于固定装置中间部	放置位置妥当	
	（3）将固定装置上下粘贴	连接牢固	
6. 再次核对	采用两种身份识别的方法进行患者身份确认（腕带、反问式或 PDA）		

续表

流　程	说　明	图　解
7. 用物处置	（1）整理床单位，保持整洁 （2）协助患者取舒适体位 （3）分类处置用物	
8. 洗手	七步洗手法洗手	
9. 记录	记录准确、客观	

【注意事项】

1. 固定前检查伤口敷料情况。

2. 头套污染时，随时更换。

3. 患者体位变化时，将固定的小夹子从床单上取下，防止牵拉。

4. 患者调整床头高度后，重新测量引流管固定高度并调节引流架。

5. 引流管固定松紧适度。

【健康教育】

1. 向患者及家属讲解引流管固定的重要性及必要性。

2. 告知患者及家属不可随意移动引流管固定位置。

3. 告知患者及家属翻身、头部转动时，注意防止引流管牵拉导致脱管。

二、胸腔闭式引流管规范化固定标准流程

胸腔闭式引流是指将引流管一端放入胸腔内，而另一端接入比其位置更低的水封瓶，使胸膜腔内的气体或液体引流到体外，使得肺组织重新张开而恢复功能。其主要特性是以引流作为原理，并运用半卧位起到顺位引流的效果。如患者因肺部组织出现不断扩张以及咳嗽现象时，可运用呼吸过程中的压力差，将患者胸腔内部的液体物质和气体排出体外，从而达到治疗的作用。

【目的】

1. 保持引流通畅，维持胸腔内压力。

2. 防止逆行感染。

3. 便于观察胸腔引流液的性状、颜色、量。

【适应证】

1. 交通性气胸。

2. 血气胸或液气胸，可同时排气和排液/血。

3. 血胸，引流血液，减少胸膜粘连、增厚的危险，并观察出血情况。

4. 恶性胸腔积液，排液以改善症状和提高生活质量。

5. 脓胸和支气管胸膜瘘，排出脓液，并观察病情变化。

6. 开胸术后。

【禁忌证】

1. 出血倾向、应用抗凝剂、出血时间延长或凝血机制障碍者。

2. 血小板计数 $< 50 \times 10^9/L$ 者。

3. 体质衰弱、病情危重，难以耐受操作的患者。

4. 皮肤感染患者，如脓皮病或带状疱疹，应在感染控制后再实施操作。

【准备】

1. 用物准备　无菌生理盐水（检查有效期、液体质量等）、卵圆钳 2 把、胶布、泡沫辅料、碘伏、弹力胶布、无菌手套。

2. 环境准备　病室安静整洁，光线充足，适宜操作。

3. 护士准备　衣帽整洁，洗手、戴口罩。

4. 患者准备　患者处于安静状态，配合操作。

【操作流程】

流　程	说　明	图　解
1. 素质准备	服装整洁	
2. 洗手、戴口罩	七步洗手法正确洗手，正确佩戴口罩	
3. 用物准备	无菌生理盐水、卵圆钳 2 把、胶布、泡沫敷料、碘伏、弹力胶布、无菌手套	
4. 解释核对	采用两种身份识别的方法进行患者身份确认（腕带、反问式或 PDA）	

流　程	说　明	图　解
5. 穿刺点消毒	（1）双重夹闭引流管，防止空气进入胸腔内 （2）取下穿刺点敷料，动作轻柔 （3）碘伏消毒穿刺点，自然晾干	
6. 裁剪敷料	（1）沿一边中点进行裁剪，裁剪长度为边长的1/2 （2）裁剪的敷料完全覆盖穿刺点	
7. 穿刺点固定	用胶布交叉固定敷料	
8. 引流管固定	采用高举平台法妥善固定引流管	

续表

流　程	说　明	图　解
9. 引流瓶固定	引流瓶固定于病床底部，严禁直接放置于地面上（离地面保持一定距离）	
10. 再次核对	采用两种身份识别的方法进行患者身份确认（腕带、反问式或 PDA）	
11. 用物处置	（1）整理床单位，保持整洁 （2）协助患者取舒适体位 （3）分类处置用物	
12. 洗手	七步洗手法洗手	

流　程	说　明	图　解
13. 记录	记录准确、客观	

【注意事项】

1. 胸腔闭式引流管应妥善固定，保持管道密闭。

2. 保持引流管通畅。勿折叠、勿扭曲、勿受压。引流液黏稠，管腔内有脓块、血凝块、异物时，应定时挤压，并告知医生，必要时更换引流管。

3. 观察引流液的颜色、性状及量。注意观察水封瓶内玻璃管中水柱的波动情况，一般波动范围为 4~6cm。

4. 更换引流管时严格执行无菌操作。

5. 病情观察。观察患者病情，拔管后 24 小时内，应注意观察病人是否有胸闷、呼吸困难、发绀、切口漏气、渗液、出血和皮下气肿等。若引流管脱落，应迅速用无菌敷料堵塞、包扎胸壁引流管处伤口。若引流瓶意外破碎，应立即将胸腔引流管反折。搬动患者时用两把止血钳交叉夹闭胸腔引流管。

【健康教育】

1. 向患者解释每日更换引流瓶内灭菌注射用水的目的及配合方法。

2. 鼓励患者多咳嗽、深呼吸。

三、腹腔引流管规范化固定标准流程

腹腔引流是利用导管将腹腔内液体引流出体外的一种方法，是腹部外科手术后的一种预防治疗手段。

【目的】

1. 预防血液、消化液、渗出液等在腹腔内或术野内聚积，以免组织损伤、继发感染等。

2. 消除残腔、死腔，防止感染，促进炎症消退，促进伤口愈合，减少并发症发生。

3. 用于鉴别诊断治疗。

【适应证】

1. 急性腹膜炎、腹腔脓肿或坏死组织脱落、病灶未能彻底清除、继发渗血者。

2. 肿物或脏器切除残腔未能消除，创面广泛剥离或未能有效止血，有积液、积血或渗液、渗血者。

3. 消化道吻合或修补术后，有渗漏或破裂的患者。

4. 开放性损伤，感染严重或高度怀疑感染者。

【并发症】

1. 感染 因引流管道选择不当，留置时间过久或在引流管护理时违反无菌操作所致。

2. 出血 多发生于术后、换药、换管和并发感染时。

3. 慢性窦道形成 由于引流不畅、反复感染、异物刺激、坏死组织或留有死腔、引流物放置时间过长而形成。

4. 引流管滑脱、阻塞和拔管困难 因引流管固定不牢固，患者自护不当，多在病人活动时脱出；管腔内有脓块、血凝块、异物等可引起引流管阻塞；若固定缝线过紧，引流管留置时间较长时，可引起拔管困难。

5. 引流管压迫肠管会引起肠梗阻、肠坏死、肠穿孔等严重并发症。

【操作流程】

流　程	说　明	图　解
1. 素质准备	服装整洁	

流　程	说　明	图　解
2. 洗手、戴口罩	七步洗手法正确洗手，正确佩戴口罩	
3. 用物准备	（1）剪刀、3M 透明敷贴、1 片弹性柔棉固定胶布（宽 3～4cm 、长 6～8cm）、2 条条形柔棉固定胶布、腹腔引流管标识	
	（2）必要时需备备皮包、治疗巾、湿巾、弯盘等物品	
4. 解释核对	采用两种身份识别的方法进行患者身份确认（腕带、反问式或 PDA）	

续表

流　程	说　明	图　解
5. 粘贴固定敷料	将固定敷料直接贴于预固定部位（距离引流管管口附近 3~5cm 处）	
6. 高举平台法固定引流管	（1）根据引流管的粗细大小裁剪胶布	
	（2）在固定敷料上方，弹性柔棉固定宽胶布表面的中央处放置引流管，并实施包绕（360°），使得引流管适当高出患者的皮肤，约 0.5cm，固定于敷料上	
	（3）逐渐将两边的胶布抹平	

流　程	说　明	图　解
7. 胶布蝶形 二次固定	（1）将第一张条形胶布蝶形粘贴于固定敷料近心端	
	（2）另一张条形胶带蝶形粘贴于固定敷料远心端	
	（3）将引流管标识粘贴于引流管远端	
8. 再次核对	采用两种身份识别的方法进行患者身份确认（腕带、反问式或PDA）	

续表

流　程	说　明	图　解
9. 用物处置	（1）整理床单位，保持整洁 （2）协助患者取舒适体位 （3）分类处置用物	
10. 洗手	七步洗手法洗手	
11. 记录	记录准确、客观	

【注意事项】

1. 固定贴如有污染、潮湿、卷边，及时更换。

2. 抗反流引流袋每 7 天更换一次，更换时严格遵守无菌操作原则。

3. 观察引流液的颜色、性状和量，若发现引流液突然减少，患者伴有腹胀、发热时，应及时检查引流管有无堵塞或吻合口瘘，如增多应做好记录，及时查明原因。若引流液为血性，且手术后 24h 引流量 > 100 ~ 200 ml/h 并伴脉速和血压下降，患者主诉头晕心悸，要考虑出血的可能，应迅速通知医生，并做好急诊手术术前准备。

【健康教育】

1. 向患者及家属讲解腹腔引流管固定的重要性，嘱不可随意撕掉固定贴。

2. 翻身、活动、更衣时避免牵拉腹腔引流管，以免引起疼痛和管道脱出。

3. 下床活动时引流管不能高于腹腔引流出口，避免引流液反流，引起逆行感染。

4. 保持引流管通畅，定时挤压引流管，防止血块或脓痂堵塞，防止引流管受压、扭曲、折叠，预防腹腔内残余感染。

四、连续性肾脏替代治疗用血管通路规范化固定标准流程

连续性肾脏替代治疗（continuous renal replacement therapy，CRRT）是指一组体外血液净化的治疗技术，是所有连续、缓慢清除水分和溶质治疗方式的总称。CRRT 的治疗目的已不仅仅局限于替代功能受损的肾脏，近年更扩展到常见危重疾病的急救，成为各种危重病救治中最重要的支持措施之一。血液净化用血管通路是保证治疗顺利进行和透析充分的关键，因而血管通路被称为血液透析患者的生命线。通常根据血管通路的使用时间和手术操作方式，大致将血液净化用血管通路分为两类，即临时性血管通路和长期性血管通路。改善全球肾脏病预后组织（KDIGO）指南建议使用临时导管作为 CRRT 的首选通路。

【目的】

1. 清除体内过多水分和有毒物质，减轻心脏负荷，使血压恢复正常。

2. 清除尿毒症毒素、纠正电解质紊乱及代谢性酸中毒。

3. 减少心血管并发症。

4. 维持内环境的相对稳定，改善患者生活质量。

【适应证】

1. 急、慢性肾衰竭患者。

2. 急性药物或毒物中毒及高钾血症患者。

3. 血浆置换、血液灌流患者。

4. 连续性肾脏替代治疗。

5. 紧急血液透析或临时血液透析。

6. 心功能较差而不能耐受的患者。

7. 对于老年患者（特别是女性和消瘦的老年患者）、糖尿病、系统性红斑狼疮，有慢性肝衰竭或其他慢性多脏器衰竭的患者。

8. 内瘘栓塞或感染需临时透析过渡。

9. 其他血液净化治疗。

【禁忌证】

1. 绝对禁忌证

（1）血管严重狭窄和（或）具有明显血栓。

（2）穿刺部位存在破损、感染、血肿、肿瘤等；拟穿刺的血管有明确新鲜血栓形成或明显狭窄。

（3）凝血功能障碍。

2. 相对禁忌证

（1）老年高危患者，不合作的婴幼儿或精神病患者。

（2）严重活动性出血，大手术后患者。

（3）低血压或休克患者。

（4）严重心脏病变或心律失常患者不能耐受体外循环。

（5）恶性肿瘤晚期并发肾功能衰竭。

（6）近端静脉过细或中心静脉狭窄。在预定插管血管有血栓形成史、外伤史或外科手术史；安装有起搏器者。

【准备】

1. 用物准备 3M胶布、无菌纱布、弹力绷带、藻酸盐敷料、中心静脉置管护理套件。

2. 环境准备 病室安静整洁，光线充足，适宜操作，关闭门窗（或窗帘），请无关人员回避，保护患者隐私。

3. 护士准备 衣帽整洁，洗手、戴口罩。

4. 患者准备 患者处于安静状态，配合操作；意识障碍不能配合患者遵医嘱合理镇静并行保护性约束；血管通路通畅。

【操作流程】

流　　程	说　　明	图　　解
1. 素质准备	服装整洁	
2. 洗手、戴口罩	（1）七步洗手法正确洗手	
	（2）正确佩戴口罩	
3. 用物准备	3M胶布、无菌纱布、弹力绷带、中心静脉置管护理套件、藻酸盐敷料（必要时）	

流　程	说　明	图　解
4. 解释核对	采用两种身份识别的方法进行患者身份确认（腕带、反问式或 PDA）	
5. 穿刺点固定	（1）穿刺点覆盖藻酸盐敷料或无菌纱布	
	（2）透明敷料以 S 形的方式打开	
	（3）以穿刺点为中心，单手无张力贴膜	

流　程	说　　明		图　解
	（4）塑形		
5. 穿刺点固定	（5）无菌胶布横向固定透明敷料下缘，蝶形交叉固定		
	（6）胶带上标注更换时间、签名并横向固定		
6. 管道固定	（1）治疗中	①无菌纱布包裹管道口与管道连接处，胶布环绕固定纱布	
		②胶布"高举平台法"粘贴固定	

流　程	说　明	图　解
6. 管道固定	（1）治疗中　③管道处垫无菌纱布，用弹力绷带固定管道远端	
	（1）治疗中　④用弹力绷带将管道固定于床栏	
	（2）治疗后　①治疗完毕封管，连接无菌肝素帽	
	（2）治疗后　②无菌纱布包裹导管，胶布环形缠绕	

流　程	说　明	图　解
6. 管道固定	③胶布"高举平台法"粘贴固定	
	④弹力绷带妥善固定，密切观察导管处皮肤情况	
7. 再次核对	采用两种身份识别的方法进行患者身份确认（腕带、反问式或 PDA）	
8. 用物处置	（1）协助患者取舒适体位。 （2）整理床单位，保持整洁。 （3）分类处置用物	

流　　程	说　　明	图　　解
9. 洗手	七步洗手法洗手	
10. 记录	记录准确、客观	

【注意事项】

1. 固定前做好解释工作，消除患者紧张情绪，取得患者信任与配合。

2. 保持血流通畅，固定时检查管道口有无裂痕、破损、过期等情况。

3. 定时观察，避免管道打折、挤压或扭曲。

4. 妥善固定，注意及时观察患者胶布处皮肤情况，固定时动作轻柔。

【健康教育】

1. 告知患者体位变化时避免管道受压。

2. 告知患者管道的重要性，引起患者重视。

3. 告知患者应避免牵拉拖拽等暴力行为导致管道脱出。

五、"T"型管规范化固定标准流程

胆总管探查或切开取石术后，在胆总管切开处放置"T"型管引流，"T"型管一端通向肝管，一端通向十二指肠，由腹壁戳口穿出体外连接引流袋。

【目的】

1. 引流残余结石，使胆道内残余结石尤其是泥沙样结石通过"T"型管排出体外。

2. 引流胆汁和减压，防止因胆汁排出受阻导致胆总管内压力升高、胆汁外漏而引起胆汁性腹膜炎。

3. 支撑胆道，防止胆总管切口瘢痕狭窄，管腔变小、粘连狭窄等。

4. 经"T"型管溶石或造影等。

【适应证】

1. 原发或继发性胆管结石、胆道蛔虫、肿瘤等行胆总管探查术后。

2. 肝外胆管扩张，胆管直径在 1.2~1.5cm 以上。

3. 胆总管内脓性胆汁或泥沙样结石。

4. 胆总管坏死、穿孔。

5. 肝外梗阻性黄疸。

【并发症】

1. 感染　因引流管选择不当，或在引流管护理时违反无菌原则所致。

2. 胆道出血　多发生于术后"T"型管压迫胆管壁所致。

3. 引流管滑脱、阻塞　术中引流管固定欠佳，或者患者自护不当，可导致引流管在活动时脱出。管腔被泥沙等沉淀物阻塞或者管道受压、扭曲时，可引起引流管阻塞。

4. 胆瘘　T管脱出或拔管过早，引起胆汁性腹膜炎。

【用物准备】

3M 透明敷料、弹性柔棉固定宽胶布（宽 3~4 cm、长 6~8 cm）、条形柔棉固定胶布 2 条、"T"型管标识，必要时需准备治疗巾、备皮包、湿巾、弯盘等物品。

【操作流程】

流 程	说 明	图 解
1. 素质准备	服装整洁	
2. 洗手、戴口罩	七步洗手法正确洗手，正确佩戴口罩	
3. 用物准备	3M 透明敷料、弹性柔棉固定宽胶布（宽 3~4cm、长 6~8cm）、条形柔棉固定胶布 2 条、腹腔引流管标识，必要时需准备治疗巾、备皮包、湿巾、弯盘等物品	
4. 解释核对	采用两种身份识别的方法进行患者身份确认（腕带、反问式或 PDA）	

流　程	说　明	图　解
5. 粘贴固定敷料	将固定敷料直接贴于预固定引流管下方	
6. 高举平台法固定引流管	（1）用弹性柔棉固定宽胶布，根据引流管的粗细大小裁剪胶布 （2）在固定敷料上方，在弹性柔棉固定的宽胶布表面的中央处放置引流管，并实施包绕（360°），使得引流管高出患者皮肤约0.4cm，将引流管固定于透明敷料上 （3）逐渐将两边的胶布抹平	
7. 胶布蝶形二次固定，粘贴标识	（1）将第一张条形胶布蝶形粘贴于固定敷料近心端 （2）将另一张条形胶布蝶形粘贴于固定敷料远心端 （3）粘贴标识于引流管远端	
8. 再次核对	采用两种身份识别的方法进行患者身份确认（腕带、反问式或PDA）	

续表

流　程	说　明	图　解
9. 用物处置	（1）整理床单位，保持整洁 （2）协助患者取舒适体位 （3）分类处置用物	
10. 洗手	七步洗手法洗手	
11. 记录	记录准确、客观	

【注意事项】

1. 患者携带"T"型管出院时的注意事项

（1）妥善固定引流管，保持管道通畅，避免折叠、牵拉，防止扭曲或受压。

（2）避免举重物或活动过度，以防管道脱出或胆汁反流。

（3）沐浴时应取淋浴方式，用保鲜膜覆盖引流伤口处，淋浴后消毒伤口并换药。

（4）引流管伤口每周换药一次，敷料污染时，应及时更换，以防感染，伤口周围以氧化锌软膏保护。

（5）每周更换抗反流引流袋，并记录引流液的颜色、量、性质。

（6）在"T"型管做好标记，以便观察是否脱出，如发现引流管脱出、引流液异常，应及时就医。

（7）需穿宽松柔软的衣服。

（8）低脂饮食，避免油腻食物及饱餐，多饮水。

2. 拔出 T 管时的注意事项

（1）拔管前必须行 T 管造影，如无异常，在持续开放"T"型管 24 小时充分引流造影剂后再次夹管 2~3 天，病人无不适即可拔管。

（2）拔管后残留窦道可用凡士林纱布填塞，1~2 天可自行闭合。

（3）若胆道造影发现有结石残留，则需要保留"T"型管 6 周以上，再做取石或其他处理。

（4）长期使用激素者、低蛋白血症者、营养不良者、老年人"T"型管周围窦道形成的患者，均应延迟拔管。

（5）拔管时禁忌暴力，防止撕裂胆管及窦道。

（6）拔管后需观察病人食欲、大便颜色，应警惕胆汁外漏，甚至发生腹膜炎，观察体温，观察有无黄疸与腹痛发作，发现异常应及时报告医生。

六、三腔二囊管规范化固定标准流程

三腔二囊管常用于门静脉高压引起的食管、胃底静脉曲张破裂大出血时的止血，主要是利用气囊压迫胃底和食管静脉出血处，达到压迫止血的目的。三腔二囊管采用硅橡胶材料或天然乳胶制成，主要由接头或锥形接口、球囊、管身、充气阀门、压力指示囊等组成。

三腔：指管内有三道彼此分隔的管腔。一通胃气囊，可向胃气囊内注气；二通食管气囊，可由此处向食管气囊注气；三通胃腔，可向胃内注入药物或抽吸胃液。

二囊：指前端有两个气囊。一个圆形的胃气囊，充气后压迫胃底；另一个圆柱形食管气囊，充气后压迫食管下段。

【目的】

1. 从患者胃内抽取液体或注入药物止血。

2. 利用气囊压力，压迫胃底和食管下段静脉达到止血目的。

【适应证】

肝硬化门脉高压，食管、胃底静脉破裂出血者。

【禁忌证】

严重的心脏病或高血压，胃穿孔，食道狭窄梗阻等。

【准备】

1. 用物准备　止血钳1把、牵引架、砝码（0.5kg，可用500ml软袋生理盐水代替）、胶布、线绳2~3米、急救用物、负压吸引器。

2. 环境准备　病室安静整洁，光线充足，适宜操作。

3. 护士准备　衣帽整洁，洗手、戴口罩。

4. 患者准备　患者处于安静状态，配合操作。

【操作流程】

流　程	说　明	图　解
1. 素质准备	服装整洁	
2. 洗手、戴口罩	七步洗手法正确洗手，正确佩戴口罩	

流　程	说　明	图　解
3. 用物准备	止血钳、牵引架、0.5kg 砝码（可用 500ml 生理盐水代替）、胶布、线绳 3～4 米、警示标识、急救用物、负压吸引器	
4. 核对解释	采用两种身份识别的方法进行患者身份确认（腕带、反问式或 PDA）	
5. 牵引	（1）用血管钳夹住胃管外口	

流　程	说　明	图　解
5. 牵引	（2）向外牵拉，感有阻力，确定胃气囊已压于胃底 – 贲门部	
6. 固定	（1）将牵引架置于床尾	
	（2）将线绳一端系于三腔管分叉处，通过滑轮牵引三腔管，另一端系砝码进行固定	

流　程	说　明	图　解
6. 固定	（接上页）	
7. 牵引角度及距离	（1）牵引角度呈 40°左右	
	（2）砝码距地面 30cm	
8. 记录	记录各囊压力、注气量与体外管的长度	

流　程	说　明	图　解
9. 放气与注气	（1）12～24 小时后，各气囊应放气 30 分钟，再注气加压 （2）气囊放气时，同时放松牵引并将三腔管向胃内送入 3～5cm，以暂时解除食管、贲门的压力 （3）再充气加压，以免局部黏膜受压过久致糜烂坏死	
10. 再次核对	采用两种身份识别的方法进行患者身份确认（腕带、反问式或 PDA）	
11. 用物处置	（1）整理床单位，保持整洁 （2）协助患者取舒适体位 （3）分类处置用物	

流　程	说　明	图　解
12. 洗手	七步洗手法洗手	

【注意事项】

1. 翻身及紧急转运时不能放松牵引。

2. 放松牵引时可将末端做适当固定，避免翻身时拖拽、牵拉管道。

【健康教育】

1. 解释留置三腔二囊管的重要性及必要性。

2. 指导患者勿将唾液、痰液咽下，以免误入气管引起吸入性肺炎。

3. 若感胸骨后不适，及时告知医护人员。

4. 指导患者正确的翻身方法（轴性翻身）。

5. 每日 2 次向鼻腔内滴入少量石蜡油，以防三腔管黏附于鼻黏膜。

七、有创血压监测技术规范与规范化固定标准流程

有创血压监测（invasive blood pressure monitoring，IBPM），是将穿刺管直接插入动脉内，通过测压管连接换能器，利用监护仪等工具进行直接测压的监测方法。该监测能连续、准确地提供动脉收缩压、舒张压以及平均动脉压的数据，是监测危重患者的重要方法。

【目的】

1. 实时监测血压变化。

2. 有创动脉压力监测为持续的动态变化过程，不受人工加压、袖带宽度及

松紧度影响，准确可靠，可以精确调整血管活性药物剂量。

3. 通过动脉压力波形的变化评估心肌收缩力、预测液体反应性等。

4. 用于采集动脉血标本，避免反复动脉穿刺，减少患者痛苦。

【适应证】

1. 存在或者潜在血流动力学不稳定患者。

2. 重症患者、复杂大手术的术中和术后监测。

3. 需低温治疗或控制性降压时。

4. 需反复取动脉血样的患者。

5. 需用血管活性药进行调控的患者。

6. 特殊治疗需要开放动脉管路。

【禁忌证】

1. 严重凝血功能障碍和穿刺部位血管病变。

2. 动脉炎或动脉血栓形成者。

3. 穿刺局部有感染的患者。

4. 桡动脉穿刺前应进行 Allen 实验，阳性者不应做穿刺。

【准备】

1. 用物准备　3M 透明敷料、剪刀、三通输液接头、纱布、3M 胶布、加压袋、生理盐水 500ml + 肝素钠 1 支、输液器。

2. 环境准备　病室安静整洁，光线充足，适宜操作。

3. 护士准备　衣帽整洁，洗手、戴口罩。

4. 患者准备　对清醒患者在操作前需向其解释监测动脉血压的必要性、体位及操作过程，以取得患者配合，消除恐惧，同时协助患者平卧位。

【操作流程】

流　程	说　明	图　解
1. 素质准备	服装整洁	
2. 洗手、戴口罩	七步洗手法正确洗手，正确佩戴口罩	
3. 核对	采用两种身份识别的方法进行患者身份确认（腕带、反问式或 PDA）	

流 程	说 明	图 解
4. 评估	（1）评估患者的病情，心理状态及合作程度 （2）评估穿刺途径：首选桡动脉，其次为足背动脉、股动脉、肱动脉及腋动脉 （3）桡动脉时评估掌弓侧支循环（Allen试验） 嘱患者握拳，观察两手指尖，同时压迫桡、尺动脉，然后在放松压迫尺动脉的同时，让患者松拳，观察手指的颜色。如5秒后手掌颜色仍不变红，提示动脉侧支循环不佳，Allen实验阳性	
5. 用物准备	穿刺针、无菌治疗巾、安尔碘、棉签、动脉冲管液（500ml生理盐水＋0.4ml肝素）、加压装置、压力套件、压力监测模块及导线、医嘱本	
6. 洗手	七步洗手法正确洗手	
7. 二次核对	采用两种身份识别的方法进行患者身份确认（腕带、反问式或PDA）	

流　程	说　明	图　解
8. 管道连接	将肝素盐水装入加压装置（加压装置充气 300mmHg）挂于输液架上。将压力套件与肝素盐水连接，压力套件排气。将压力套件与压力模块相连	
9. 体位准备	仰面平卧位，将治疗巾平铺于操作肢体下方位置，上肢伸直略外展，腕部背曲 30°	
10. 消毒	以动脉搏动最强点为中心，消毒范围大于 10cm×10cm 消毒 2 遍	
11. 拆开穿刺针外包装	打开穿刺针包装备用	

流 程	说 明	图 解
12. 戴手套	严格按照戴无菌手套方法进行操作	
13. 穿刺	操作者左手食指中指触及桡动脉搏动，食指在其远端固定穿刺点波动最明显处距外缘 0.5~1cm，穿刺针与皮肤呈 30°进针，见回血后将套管针放低，与皮肤呈 10°，再将其向前推进 2mm，用手固定针芯将外套管送至桡动脉内，拔除针芯	
14. 连接管道与外套管	将压力套件与套管针相连	
15. 冲管	按压快速冲洗阀，用肝素盐水冲洗动脉管道，保持管道通畅	

流　程	说　明	图　解
16. 固定	（1）3M 胶带固定针座 （2）3M 胶带蝶形固定针座 （3）透明敷料固定	
17. 脱手套	脱手套、洗手	
18. 固定传感器位置	使压力传感器与右心房保持同一水平（患者腋中线水平），随体位变化而改变	
19. 调节	调节压力模块，调节压力套件三通，关闭患者端，改与大气相通（三通 off 指向压力传感器相反方向）	

流　程	说　明	图　解
20. 校零	选择模块传感器校零，监护仪上 ABP 检测波形为直线，数值为 "0"	
21. 调节	旋转三通至起始位置	
22. 测量	（1）正常 ABP 波形 （2）呼气末读数	
23. 设定	设定报警线	
24. 整理	（1）整理床单位 （2）协助患者取舒适体位 （3）处理用物	

流　　程	说　　明	图　　解
25. 记录	洗手、记录	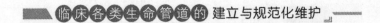

【注意事项】

1. 保持管道连接正确、紧密、通畅，妥善固定管道与穿刺侧肢体，避免受压、打折、扭曲。

2. 监测时注意压力及波形变化，发现异常及时排查干扰因素，正确判断患者病情变化，及时报告医生进行处理并记录。

3. 管道系统长度适宜，管腔内无气泡，避免增加不必要的三通开关，以最大限度减少管道对测量的影响。

4. 传感器位置与有创血压测量的准确度密切相关，因此，应随测量需要和体位变换而调整。测量外周动脉血压时，仰卧位时传感器固定于第四肋腋中线水平或胸骨角垂直向下 5cm 平面处；侧卧位时应固定于胸骨中段水平。

5. 当怀疑管道通畅出现问题时，采用方波实验进行判断。

6. 传感器位置改变、管道连续性断开、重新连接监护导线等情况，或任何情况下质疑测量的准确性时，均应将传感器重新调零。

7. 拔管护理。拔除动脉导管后，应按压穿刺点 5～10 分钟。有出血倾向的患者适当延长按压时间，仍出血应继续按压或加压包扎。

【并发症监测】

1. 观察肢端供血情况。建议将血氧饱和度探头置于穿刺侧肢体，密切注意置管侧肢体末梢感觉及皮温。当发现有缺血征象如肤色苍白、发凉及有疼痛感等异常变化时，应及时拔管。

2. 预防动脉内血栓形成。保持加压袋 300mmHg 的压力，使压力传感器的液面以 3~6ml/h 的速度持续冲洗管道；观察动脉波形变化，及时发现管道是否通畅，避免回血和空气栓塞；操作过程中正确旋转三通开关，避免回血；冲洗管道时严防气体进入体内造成空气栓塞。

3. 穿刺处并发症。观察穿刺点有无渗血，轻微渗血可使用无菌纱布加压固定，严重者应拔除管道，并更换部位重新置管。穿刺针与测压管均应妥善固定，必要时进行肢体约束，或对置管侧肢体、关节进行适当固定，尤其是躁动患者，避免自行拔管或因躁动导致导管滑脱。

【健康教育】

1. 向患者及家属讲解动脉管道固定的重要性及必要性。

2. 告知患者及家属不可随意移动测压管固定位置。

3. 告知患者及家属翻身及头部转动时防止测压管脱出。

八、气管插管规范化固定标准流程

气管插管是将一特制的气管内导管通过口腔或鼻腔，经声门置入气管或支气管内的方法，能够为呼吸道通畅、通气供氧、呼吸道吸引等提供最佳条件，是抢救呼吸功能障碍患者的重要措施。

【目的】

1. 预防和解除呼吸道梗阻，保证呼吸道畅通。

2. 防止意识不清，尤其是昏迷患者的呕吐物和口鼻腔分泌物引起的误吸。

3. 便于清除呼吸道分泌物。

4. 为机械通气提供一封闭的通道。

【适应证】

1. 自主呼吸突然停止的患者。

2. 不能满足机体的通气和氧气供应需要，而需机械通气者。

3. 不能自主清除上呼吸道分泌物；胃内容物反流或出血随时有误吸者。

4. 存在上呼吸道损伤、狭窄、阻塞等影响正常通气者。

5. 中枢性或周围性呼吸衰竭者。

【禁忌证】

1. 喉头水肿、喉头黏膜下血肿、气道急性炎症、插管创伤引起的严重出血者，除非急救，否则禁忌气管内插管。

2. 咽喉部灼烧伤、肿瘤或异物存留者。

3. 主动脉瘤压迫气管者。插管易造成动脉瘤损伤出血，为相对禁忌证。

4. 下呼吸道分泌物潴留难以从插管内清除者，应行气管切开置管术。

5. 呼吸道不全梗阻者有插管适应证，但禁忌快速诱导插管。

6. 有出血性血液病患者（如血友病，血小板减少性紫癜等）。插管损伤易诱发喉头声门、气管黏膜下出血或血肿、继发呼吸道急性梗阻，为相对禁忌证。

【准备】

1. 用物准备　固定器、自粘性泡沫敷料、手套、丝绸胶布、3M 胶布、牙垫、寸带、液体敷料、水胶体（必要时）。

2. 环境准备　病室安静整洁，光线充足，适宜操作。

3. 护士准备　衣帽整洁，洗手、戴口罩。

4. 患者准备　患者处于安静状态，配合操作。

【操作流程】

流　程	说　明	图　解
1. 素质准备	服装整洁	
2. 洗手、戴口罩	七步洗手法正确洗手，正确佩戴口罩	
3. 用物准备	固定器、自粘性泡沫敷料、手套	

流　　程	说　　明		图　　解
4. 核对解释	（1）双人核对，解释操作目的及方法 （2）采用两种身份识别的方法进行患者身份确认（腕带、反问式或 PDA）		
5. 洗手	七步洗手法正确洗手		
6. 固定步骤	方法（一）：固定器固定		
	（1）保持气囊压力为正常范围的 2 倍	监测气囊压力为 50 ~ 60cmH$_2$O	
	（2）清洁口腔皮肤卫生，裁剪大小合适的唇部敷料	根据患者鼻翼、嘴唇大小进行裁剪	

· 163 ·

流　程	说　明		图　解
6. 固定步骤	（3）妥善固定气管插管	一手固定气管插管 一手固定患者头部	
	（4）放置减压敷料	覆盖于唇部及其周围皮肤	
	（5）操作护士安装固定器	正确读取插管距门齿的刻度并妥善固定	
	（6）固定带处进行敷料减压	双侧脸颊及颈后	

续表

流　程	说　明	图　解
	（7）松紧适宜 以容纳一指为宜	
	（8）成果展示 敷料完全覆盖唇部及周围皮肤	
6. 固定步骤	方法（二）：Y形敷料固定	
	（1）用物准备 剪刀、丝绸胶带 2 条（20cm）、尺子、皮肤保护剂（液体敷料）	
	（2）清洁患者口腔及脸颊皮肤 保持皮肤干燥，给予液体敷料涂抹	

流　程	说　明	图　解
6. 固定步骤	（3）将气管插管置于口腔正中位，插管旁置一牙垫	必要时可用 5ml 注射器空筒（去除空针乳头）代替牙垫	
	（4）记录插管距门齿刻度	采用减压敷料覆盖于唇部及其周围皮肤，记录插管距门齿刻度，女性为 20～22 cm，男性为 22～24 cm	
	（5）两条胶布分别撕成两等份	末端保留 3cm	
	（6）将胶布的分叉处粘贴于口角	①必要时进行皮肤保护 ②距右侧口角 1cm 处	

流　程	说　明	图　解
	（7）将撕开的上侧胶布固定于上嘴唇	胶布充分与皮肤粘合	
6. 固定步骤	（8）撕开的另一侧胶布，由下而上固定导管	①固定管道时螺旋缠绕，增加粘贴面积，防止脱管 ②固定管道的胶带末端反折 0.5cm，便于取下	
	（9）另一条同规格胶带分叉处固定于距左侧口角 1cm 处	①对口角两侧皮肤进行保护 ②避免皮肤出现过敏、红肿等情况	
	（10）将撕开的上侧胶布固定于上嘴唇	将胶布充分与皮肤粘合	

流　程	说　明	图　解
（11）撕开的另一侧胶布，由下而上固定导管	①固定管道时螺旋缠绕，增加粘贴面积，防止脱管 ②固定管道的胶布末端反折 0.5cm，便于取下	
方法（三）：H形敷料固定		
6. 固定步骤 （1）用物准备	剪刀、3M 胶布	
（2）裁剪胶布	长 14cm，宽 3cm	
（3）第一条胶布固定唇部上方	从中间向嘴唇两侧粘贴	

流 程	说 明	图 解
6. 固定步骤	（4）固定插管、牙垫	一侧由上而下缠绕牙垫，另一侧由上而下缠绕插管和牙垫	
	（5）第二条胶布固定唇部下方	与第一条胶布中心点对应	
	（6）固定插管、牙垫	一侧由下而上缠绕牙垫，另一侧由下而上缠绕插管和牙垫	
	（7）寸带二次固定	根据患者活动情况妥善固定，由颈后缠绕于气管插管上方打结	

续表

流　程	说　明	图　解
7. 再次核对	采用两种身份识别的方法进行患者身份确认（腕带、反问式或 PDA）	
8. 整理床单位	分类处置用物	
9. 洗手	七步洗手法洗手	
10. 记录	记录准确、客观	

【注意事项】

1. 去除气管插管固定装置前，须保持气囊压力 50～60cmH$_2$O（正常气囊压力的 2 倍）。

2. 胶布具有弹性，固定皮肤时注意无张力粘贴，固定气管插管和牙垫时须拉紧，防止插管上下浮动，避免脱管。

3. 此操作须两人合作进行，固定前检查气管插管位置。

4. 胶布与管道间不留空隙，固定牢固，上下牵拉无移动。

5. 每班检查固定效果，对烦躁患者需在其保持镇静状态下进行以上操作，有潮湿、污染或松动时随时更换。

【健康教育】

1. 向患者及家属讲解气管插管固定的重要性及必要性。

2. 观察固定处皮肤，若出现发痒，发红等不适，及时通知护士。

3. 固定带松紧适宜，进行无张力粘贴。

4. 告知患者家属固定带不可自行更换、牵拉，使用呼吸机患者注意防止脱管。

九、气管切开套管规范化固定标准流程

经皮气管切开技术是利用特殊的引导丝和扩张钳撑开颈段气管前壁，将气管切开套管插入气道内，为气道的通畅、有效引流及机械通气提供条件。

【目的】

1. 解除各种原因引起的气管切开口上段的呼吸道阻塞。

2. 减少或避免咽部分泌物及呕吐物随呼吸进入下呼吸道。

3. 保持呼吸道通畅、防止窒息及肺部感染。

【适应证】

1. 喉阻塞　喉部炎症、肿瘤、外伤、异物等引起的严重喉阻塞。

2. 下呼吸道分泌物潴留　各种原因（颅脑外伤，胸腹外伤及脊髓灰质炎等）所致下呼吸道分泌物潴留，为了吸痰和保持气道通畅，可考虑气管切开。

3. 预防性气管切开　咽部肿瘤、脓肿伴呼吸困难；对某些口腔、鼻咽、颌面、咽、喉部大手术，为了进行全麻，防止术中及术后血液流入下呼吸道，保持术后呼吸道通畅；防止术后术区出血或局部组织肿胀阻碍呼吸，可施行气管切开。

4. 取气管异物　经内镜下钳取未成功，有窒息危险时可经气管切开途径取出异物。

【禁忌证】

1. 张力性气胸者（插管闭式引流后可上机）。

2. 低血容量休克、心力衰竭尤其是右心衰竭者。

3. 肺大疱、气胸及纵隔气肿未引流前的患者。

4. 大咯血患者。

5. 心肌梗死者（心源性肺水肿）。

【准备】

1. 用物准备　气管切开护理盘（消毒瓶 3 个，持物桶 3 个）、泡沫敷料、固定带、剪刀、棉签、生理盐水、听诊器、气囊压力表、吸痰管、胶布等。

2. 环境准备　病室安静整洁，光线充足，适宜操作。

3. 护士准备　衣帽整洁，洗手、戴口罩。

4. 患者准备　患者处于安静状态，配合操作。

【操作流程】

流　程	说　明	图　解
1. 素质准备	服装整洁	
2. 洗手、戴口罩	七步洗手法正确洗手，正确佩戴口罩	

续表

流　程	说　明	图　解
3. 用物准备	泡沫敷料、固定带、剪刀、棉签、生理盐水、颈部减压贴、止血钳、镊子	
4. 核对解释操作目的、方法	（1）采用两种身份识别的方法进行患者身份确认（腕带、反问式或 PDA） （2）取得患者配合	
5. 戴手套，取下污染敷料	按医疗垃圾处理敷料	
6. 脱手套、洗手	按医疗垃圾处理手套	

流　程	说　明	图　解
7. 消毒	消毒顺序：双氧水 – 酒精 – 生理盐水	
8. 自然待干后更换无菌泡沫敷料	防止潮湿导致皮肤过敏、红肿等反应	
9. 胶布固定敷料开口处	（1）胶布松动、脱落随时更换 （2）敷料污染、渗出及时更换	
10. 裁剪合适长度的固定带	根据患者颈围长度进行裁剪	

流　程	说　明	图　解
11. 裁剪颈部减压贴	宽度适宜，不可过窄，以免影响减压效果	
12. 清洁颈部皮肤、粘贴减压帖	（1）用生理盐水或湿巾清洁颈部皮肤 （2）纱布或纸巾擦拭颈部两侧、颈后皮肤，保持干燥	
13. 固定气管切开套管	（1）固定带固定于套管两侧孔处 （2）保持固定带平整，无打折、扭曲	
14. 松紧适宜	以一指为宜	

流　程	说　明	图　解
15. 再次核对	采用两种身份识别的方法进行患者身份确认（腕带、反问式或 PDA）	
16. 用物处置	（1）整理床单位，保持整洁 （2）协助患者取舒适体位 （3）分类处置用物	
17. 洗手	七步洗手法洗手	
18. 记录	记录准确、客观	

【注意事项】

1. 严密观察病情，观察患者意识、呼吸及血氧饱和度变化。

2. 动作轻柔，敷料平整，患者无不适感。

【健康教育】

1. 向患者及家属讲解气管套管固定的重要性及必要性。

2. 观察固定处皮肤，出现发痒，发红等不适时通知护士。

3. 固定带松紧适宜，以容纳一指为宜。

4. 告知患者家属固定带不可自行更换、牵拉，使用呼吸机患者注意防止脱管。

5. 定时监测气囊压力在 $25 \sim 30cmH_2O$。

十、口咽通气管规范化固定标准流程

口咽通气管属于非气管导管性的通气管道，是最简单有效的一次性气道辅助物。口咽通气管从口腔置入后使舌根与咽后壁分隔开，撑起后坠的舌根，从而起到开放梗阻的上呼吸道而保持气道通畅的作用。

【目的】

1. 解除上呼吸道梗阻，防止舌后坠，保持呼吸道通畅。

2. 清除呼吸道分泌物，进行口咽部吸引，改善氧合指数。

3. 促进呼吸功能，预防肺不张、坠积性肺炎等。

【适应证】

1. 舌后坠引起的不完全呼吸道梗阻者。

2. 气道分泌物增多时需行吸引的昏迷患者。

3. 癫痫发作或抽搐时保护舌、齿免受损伤。

4. 头后仰、抬下颌法等其他方式开放气道无效时。

【禁忌证】

1. 口腔及上、下颌骨创伤者。

2. 上呼吸道占位性病变者。

3. 喉头水肿、气道内异物、哮喘、咽反射亢进患者。

4. 牙齿（尤其是门齿）具有折断或脱落的高度危险患者。

5. 恶心呕吐或有恶心呕吐倾向者。

6. 凝血功能异常者。

【准备】

1. 用物准备　口咽通气管、酒精棉签、棉签、3M胶布、水胶体透明贴、剪刀。

2. 环境准备　病室安静整洁，光线充足，适宜操作。

3. 护士准备　衣帽整洁，洗手、戴口罩。

4. 患者准备　患者处于安静状态，配合操作。

【操作流程】

流　程	说　明	图　解
1. 素质准备	服装整洁	
2. 洗手、戴口罩	七步洗手法正确洗手，正确佩戴口罩	
3. 用物准备	（1）口咽通气管 （2）剪刀 （3）3M 胶布 （4）酒精棉签 （5）棉签 （6）水胶体透明敷料	

流　程	说　明	图　解
4. 解释核对	采用两种身份识别的方法进行患者身份确认（腕带、反问式或 PDA）	
5. 清洁皮肤	（1）用酒精棉对粘贴部位进行脱脂 （2）用蘸有温水的棉签对粘贴部位进行擦拭 （3）用干棉签对粘贴部位皮肤进行擦拭	
6. 皮肤保护	（1）将液体敷料喷涂欲粘贴部位，进行局部皮肤保护，待干	
	（2）将减压敷料贴于患者两侧皮肤	

流　程	说　明	图　解
7. 裁剪丝质胶布	（1）取长 12cm、宽 2.5cm 的丝绸胶布 （2）将丝绸胶布裁剪成"裤形"。"裤腰"长 5cm、宽 2.5cm，"裤腿"长 7cm、宽为 1cm	
8. 固定面部皮肤	将"裤腰部"贴于患者左侧面部，距嘴角 1cm 处	
9. 固定口咽通气管	（1）固定贴"裤腿"上端逆时针缠绕固定	
	（2）"裤腿"下端顺时针缠绕固定	

流　程	说　明	图　解
9. 固定口咽通气管	（3）右侧面部粘贴方法同左侧面部	
10. 正面展示图	妥善固定，防止脱落，堵塞、污染时随时更换	
11. 再次核对	采用两种身份识别的方法进行患者身份确认（腕带、反问式或 PDA）	

流　程	说　明	图　解
12. 用物处置	（1）整理床单位，保持整洁 （2）协助患者取舒适体位 （3）分类处置用物	
13. 洗手	七步洗手法洗手	
14. 记录	记录准确、客观	

【注意事项】

1. 严格掌握口咽通气管使用的适应证和禁忌证。

2. 保持呼吸道通畅，及时清理呼吸道分泌物，防止误吸，妥善固定。

3. 每日更换口咽通气管，需持续留置时，2~3 小时重新更换位置。

4. 牙齿松动者留置或更换口咽通气管时观察牙齿有无脱落，防止阻塞气道。

5. 加强口腔护理、雾化吸入湿化气道。

6. 严密监测生命体征，必要时行气管插管术或气管切开术。

7. 固定敷料潮湿、卷边、松动及时更换，防止管道脱出阻塞气道。

8. 因疼痛等原因可引起患者烦躁时，可适度给予镇痛药物，防止管道脱出。

【健康教育】

1. 向患者及家属讲解口咽通气管固定的重要性及必要性。

2. 告知患者及家属不可随意移动、拔除口咽通气管。

3. 告知患者及家属体位变化时防止口咽通气管脱出。

4. 若口咽通气管脱出，立即告知医护人员，必要时需再次放置。

十一、鼻咽通气管规范化固定标准流程

鼻咽通气管是一种简易方便的两端相通的中空性导管，是临床一次性医用耗材。鼻咽通气管由硅胶制成，柔软，可在数秒获得有效通气，刺激小，附壁痰栓形成少，不刺激咽喉三角，经前鼻孔插入至舌根部，可解除鼻咽部呼吸道梗阻，改善患者氧和指数。

【目的】

1. 解除上呼吸道梗阻，增加通气量。

2. 限制舌根后坠，保持呼吸道通畅。

3. 清除呼吸道分泌物，改善肺通气。

4. 预防肺不张、坠积性肺炎等肺部感染。

【适应证】

1. 不完全上呼吸道梗阻者。

2. 因张口困难而不宜留置口咽通气管者。

3. 口咽部有肿瘤者。

4. 经鼻留置胃管困难，需经鼻咽通气管进行引导者。

5. 牙关紧闭，不能经口吸痰者。

6. 反复经鼻腔吸引，引起鼻黏膜损伤者。

【禁忌证】

1. 颅底骨折，脑脊液耳、鼻漏者。

2. 鼻腔出血或有出血倾向者。

3. 鼻腔各种疾患，如鼻息肉、鼻腔畸形、鼻外伤或鼻腔炎症者。

4. 使用口咽通气管效果不佳者。

【准备】

1. 用物准备　剪刀、3M 胶布、酒精棉签、棉签、温水、一次性纸杯。

2. 环境准备　病室安静整洁，光线充足，适宜操作。

3. 护士准备　衣帽整洁，洗手、戴口罩。

4. 患者准备　患者处于安静状态，配合操作。

【操作流程】

流　程	说　明	图　解
1. 素质准备	服装整洁	
2. 洗手、戴口罩	七步洗手法正确洗手，正确佩戴口罩	
3. 用物准备	（1）酒精棉签 （2）剪刀 （3）3M 胶布 （4）温水 （5）棉签 （6）一次性纸杯	

流 程	说 明	图 解
4. 解释核对	采用两种身份识别的方法进行患者身份确认（腕带、反问式或 PDA）	
5. 裁剪敷料	将固定贴裁剪成"裤形"	
6. 清洁皮肤	（1）用酒精擦拭鼻翼部皮肤脱脂 （2）用蘸有温水的棉签擦拭鼻翼部皮肤 （3）用干棉签擦拭鼻翼部皮肤	
7. 保护皮肤	将液体敷料喷于患者鼻翼两侧	

流　程	说　明	图　解
8. 鼻翼部 固定	将固定贴上端固定于鼻翼处	
9. 鼻咽通气 管固定	（1）将一侧"裤腿"缠绕在鼻咽通气 管上	
	（2）将另一侧"裤腿"缠绕在鼻咽通气 管上，尾端反折 0.5cm，便于更换固 定贴	
10. 再次核对	采用两种身份识别的方法进行患者身份 确认（腕带、反问式或 PDA）	

续表

流　程	说　明	图　解
11. 用物处置	（1）整理床单位，保持整洁 （2）协助患者取舒适体位 （3）分类处置用物	
12. 洗手	七步洗手法洗手	
13. 记录	记录准确、客观	

【注意事项】

1. 保持鼻咽通气管通畅，及时清除鼻腔分泌物。

2. 保持鼻腔湿润，防止鼻黏膜出血。

3. 保持吸氧管有效吸氧，无阻塞。

4. 每天更换鼻咽通气管，更换时于另一侧鼻孔插入，严密观察有无皮肤压伤。

5. 注意观察痰液性质及量。

6. 使用过程中密切观察生命体征，必要时通知医生行气管插管或气管切开术。

7. 固定贴潮湿、卷边，随时更换，避免影响患者通气效果。

8. 因疼痛等原因引起患者烦躁时，可给予适度镇痛药物，防止导管脱出或移位。

【健康教育】

1. 向患者及家属讲解鼻咽通气管固定的重要性及必要性。

2. 告知患者及家属不可随意移动、拔除鼻咽通气管。

3. 告知患者及家属体位变化时动作要轻柔，防止脱出。

4. 若鼻咽通气管脱出，密切观察患者生命体征，必要时再次插入。

十二、无创正压通气面罩规范化固定标准流程

无创正压通气（NPPV）是指患者通过鼻罩、口鼻面罩或者全面罩等无创方式将患者与呼吸机相连接进行正压辅助通气，与气管插管和气管切开等有创方式存在显著区别。临床研究证明，对于急性加重期的慢性阻塞性肺部疾病、急性心源性肺水肿和免疫功能低下患者并发急性呼吸衰竭，无创正压通气可以减少急性呼吸衰竭的气管插管或气管切开及相应的并发症，同时可在一定程度上减少慢性呼吸衰竭对呼吸机的依赖，减少患者的痛苦和医疗费用，提高生活质量。

【目的】

1. 纠正急性呼吸性酸中毒。

2. 纠正低氧血症。

3. 降低呼吸功耗，缓解呼吸肌疲劳。

4. 防止肺不张。

5. 减少气管插管或气管切开的并发症，降低病死率。

【适应证】

1. COPD 急性加重期。

2. 适用于轻中度呼吸衰竭的早期干预。

3. 分离有创机械通气过程中。

4. 心源性肺水肿、支气管炎哮喘发作等。

【禁忌证】

1. 心跳或呼吸停止的患者。

2. 窒息性低氧血症，自主呼吸微弱、昏迷的患者。

3. 误吸危险性高及不能清除口咽及上呼吸道分泌物、呼吸道保护性能力差

的患者。

4. 合并其他器官功能衰竭（血流动力学不稳定、消化道大出血、穿孔、严重脑部疾病等）的患者。

5. 颈部和面部创伤、烧伤及畸形患者。

6. 上呼吸道损伤、阻塞等患者。

【准备】

1. 用物准备　无创呼吸机、无创呼吸机管路、头套、口/鼻面罩、纱布、灭菌用水。

2. 环境准备　病室安静整洁，光线充足，适宜操作。

3. 护士准备　衣帽整洁、洗手、戴口罩，评估、了解患者病情。

4. 患者准备　协助患者摆放合适体位，最常用的是半卧位。

【操作流程】

流　程	说　明	图　解
1. 素质准备	服装整洁	
2. 洗手、戴口罩	七步洗手法正确洗手，正确佩戴口罩	

流　程	说　明	图　解
3. 用物准备	无创呼吸机、无创呼吸机管路、头套、面罩、纱布、灭菌用水	
4. 解释核对	采用两种身份识别的方法进行患者身份确认（腕带、反问式或 PDA）	
5. 选择面罩	根据患者的脸型、口腔支撑能力及配合程度选择大小及形状适合的面罩	

续表

流　程	说　明	图　解
6. 清洁、保护皮肤	（1）进行面部皮肤清洁	
	（2）对面部可能受压的皮肤进行保护，给予面罩轮廓贴膜以起到减压作用，面罩有移位及时调整	
7. 固定面罩	（1）将适合患者的面罩置于患者面部	
	（2）用头带将面罩固定	
	（3）正面展示图	

流　程	说　明	图　解
8. 调节固定带	调节好面罩的位置和固定带的松紧度，要求头带下可容纳 1～2 根手指，以使患者配戴舒适	
9. 连接呼吸机	（1）调节呼吸机参数，将呼吸机管道与患者面罩相连接 （2）观察呼吸机监测参数和患者舒适度，调整头带松紧以保证漏气量最小	
	（3）密切监测患者生命体征及呼吸机监测参数，评估患者耐受及配合程度，随时调整头带松紧度	

续表

流　程	说　明	图　解
10. 再次核对	采用两种身份识别的方法进行患者身份确认（腕带、反问式 PDA）	
11. 用物处置	（1）协助患者取舒适体位，整理床单位，保持整洁 （2）分类处置用物	
12. 洗手	七步洗手法洗手	
13. 记录	记录准确、客观	

【注意事项】

1. 操作前对患者进行宣教可以消除患者的恐惧心理，提高患者的依从性和应急能力。

2. 使用无创呼吸机前充分评估患者病情、面部皮肤、脸型、口腔情况、咳嗽排痰能力以及用药情况和反应。

3. 保持面罩与患者脸部紧贴密闭，受压处垫压疮贴保护，松紧适宜。

4. 密切监测患者的腹部体征变化，告知患者尽量不要讲话，避免胃胀气，必要时留置胃管持续或者间歇性负压引流以减轻胃胀气。

【健康教育】

1. 指导患者用鼻子进行深而慢的呼吸，避免张口呼吸造成肠腹胀气。

2. 保持呼吸道通畅，有效咳嗽、咳痰，有痰时可将面罩取开，排出痰液，不可吐在管道里。

3. 带机期间减少取脱口鼻罩的次数，尽量做到集中进食水；防止管道脱落；注意人机协调及呼吸机湿化安全。

十三、呼吸机管道规范化固定标准流程

机械通气是指当呼吸中枢或呼吸器官自身异常，导致不能维持正常的气体交换，甚至发生呼吸衰竭时，以机械装置完全代替或辅助患者自主呼吸的一种治疗措施，分为有创机械通气和无创机械通气两种。临床常应用有创的方法建立有创人工气道，主要包括气管插管及气管切开套管，通过呼吸机进行辅助呼吸治疗。

【目的】

1. 生理目标

（1）改善或维持动脉氧合，使动脉血氧饱和度 > 90%，动脉血氧分压 > 60mmHg。

（2）支持肺泡通气，使肺泡通气量达到正常水平，将动脉二氧化碳分压水平维持在正常的范围内（35 ~ 45mmHg）。

（3）维持或增加肺容积，预防和治疗肺不张及其相关的氧合、顺应性，防御机制异常。

（4）减少呼吸肌的做功，降低呼吸肌氧耗，改善其他重要器官或组织的氧供。

2. 临床目标

（1）纠正低氧血症。

（2）纠正急性呼吸性酸中毒。

3. 缓解呼吸窘迫。

4. 防止或改善肺不张。

5. 防止或改善呼吸肌疲劳。

6. 减少全身和心肌耗氧量。

7. 通过控制过度通气，降低颅内压。

8. 促进胸壁的稳定。

【适应证】

1. 通气异常。严重通气不良、严重换气障碍、呼吸肌功能障碍或衰竭、通气驱动降低、气道阻力增加或阻塞。

2. 氧合异常。顽固性低氧血症、需要呼气末气道正压、呼吸肌的做功明显增加。

3. 需要使用镇静剂或肌松剂。

4. 需要降低全身或心肌耗氧。

5. 需要适当过度通气降低颅内压。

6. 需要肺复张，防止肺不张。

7. 神经肌肉麻痹。

8. 新生儿破伤风使用大剂量镇静剂需呼吸支持。

9. 窒息、心肺复苏。

10. 任何原因引起的呼吸停止或将要停止。

【禁忌证】

通常没有绝对禁忌证，相对禁忌证包括：气胸、纵隔气肿未引流、肺大疱和肺囊肿，低血容量性休克未补充血容量、严重肺出血、心肌梗死等疾病应用时应减少通气压力而增加频率等。

【准备】

1. 用物准备 呼吸机、呼吸机管道或一次性呼吸回路、湿化罐、灭菌注射用水、一次性吸痰管、流量传感器、模拟肺、听诊器、简易呼吸器、气囊压力表、护理记录单。

2. 环境准备 病室安静整洁，光线充足，适宜操作，有电源、氧源及插座。

3. 护士准备 衣帽整洁，洗手、戴口罩。

4. 患者准备 患者已经建立人工气道（维持气囊内压力 $25 \sim 30cmH_2O$）。

【操作流程】

流　　程	说　　明	图　解
1. 素质准备	服装整洁	
2. 洗手、戴口罩	七步洗手法正确洗手，正确佩戴口罩	
3. 评估	（1）评估患者病情、生命体征、意识、合作程度及呼吸机性能 （2）人工气道类型、气道畅通程度、肺部情况、痰液性质及量、气囊压力 （3）中心供氧和中心压缩空气正常	

流　程	说　明	图　解
4. 用物准备	呼吸机、呼吸机管道或一次性呼吸回路、湿化罐、灭菌注射用水、一次性吸痰管、流量传感器、模拟肺、听诊器、简易呼吸器、气囊压力监测表、护理记录单	
5. 解释核对	采用两种身份识别的方法进行身份核对（腕带、反问式 PDA）	
6. 戴手套	操作者佩戴一次性 PE 手套或橡胶手套	

流　程	说　明	图　解
7. 连接呼吸机管路	（1）正确安装呼吸机管道及模拟肺	
	（2）在湿化罐中加入灭菌注射用水（使用一次性湿化器时，宜挂灭菌注射用水并注明外用标识及患者床号、姓名、开启失效时间），水位不超过指示线	
8. 设置呼吸机参数并试运行	（1）打开呼吸机并自检；根据病情调节呼吸机模式及参数	
	（2）连接模拟肺试运行	

流　　程	说　　明	图　　解
9. 连接人工气道	（1）确认呼吸机正常工作后分离模拟肺	
	（2）将呼吸机管道与人工气道连接	
	（3）用呼吸机管道固定架妥善固定管道，防止牵拉，管道低于人工气道水平	
10. 听诊呼吸音	（1）听诊双肺呼吸音，观察胸廓起伏，监测呼吸机运行参数 （2）观察患者生命体征及血氧饱和度变化 （3）调节报警参数	

流　程	说　明	图　解
11. 标注效期	（1）注明呼吸机管道开启及失效时间；呼吸机管道有污染时及时更换	
	（2）及时倾倒呼吸机冷凝水并记录	
12. 再次核对	再次核对患者身份信息	
13. 用物处置	（1）整理床单位，保持整洁 （2）协助患者取舒适体位 （3）分类处置用物	
14. 洗手、记录	（1）七步洗手法洗手 （2）准确记录机械通气原因、呼吸机参数及使用时间	

续表

流　程	说　明	图　解
15. 评价	机械通气 30 分钟后行血气分析，医生根据血气分析结果调整呼吸机参数	

【注意事项】

1. 使用呼吸机期间，床边简易呼吸器、吸引器、吸氧装置始终处于备用状态。

2. 颈部舒展，头颈与躯干呈一直线，管道避免牵拉受压。

3. 如无禁忌，抬高床头，保证有效半卧位 30°~45°。

4. 注意患者有无义齿或牙齿松动。

5. 加强气道护理。定时翻身、叩背、吸痰、气道湿化。

6. 使用呼吸机期间，严密观察生命体征的变化，保持呼吸道通畅，遵医嘱定时做血气分析，防止机械通气并发症的发生。

7. 及时正确处理呼吸机报警。

8. 使用呼吸机的患者，翻身时妥善固定人工气道，防止因管道牵拉造成人工气道脱出，导致患者窒息。湿化液每 24 小时更换，呼吸机管道每周更换一次，如有污染及时更换，及时倾倒冷凝水。

【健康教育】

1. 给予患者心理护理，必要时使用镇静药，减少人机对抗。

2. 保持呼吸道通畅，及时清除呼吸道分泌物，加强翻身、叩背，预防呼吸机相关性肺炎的发生。

3. 告知患者及家属不能随意挪动呼吸机，避免管道牵拉，不要随意调节呼吸机参数。

十四、肛管排气规范化固定标准流程

肛管排气是指将肛管从肛门插入直肠，以排出肠腔内积气，缓解腹胀的技术。

【目的】

1. 排出肠内积气。

2. 减轻腹胀。

3. 刺激肠黏膜，促进肠蠕动。

【适应证】

1. 腹部、肠内积气患者。

2. 低位直肠梗阻患者。

【禁忌证】

1. 妊娠者禁用。

2. 直肠内病变者。

【准备】

1. 用物准备　治疗盘内放弯盘、肛管（24～26号）、一次性负压引流器、润滑剂、纱布、丝绸胶布、别针、屏风、橡皮筋、小夹子。

2. 环境准备　病室安静整洁，温湿度适宜，必要时给予屏风遮挡。

3. 护士准备　衣帽整洁，洗手、戴口罩。

4. 患者准备　患者取左侧卧位，可配合操作。

【操作流程】

流　程	说　明	图　解
1. 素质准备	服装整洁	

续表

流 程	说 明	图 解
2. 洗手、戴口罩	七步洗手法正确洗手，正确佩戴口罩	
3. 用物准备	肛管（24～26 号）、一次性负压引流器、润滑剂、纱布、丝绸胶布（裁剪成"U"形）、别针、回形针、卫生纸、屏风、橡皮筋、小夹子、弯盘	
4. 环境准备	病室安静整洁，温湿度适宜，必要时给予屏风遮挡	
5. 解释核对	（1）双人核对医嘱	
	（2）核对病人：用两种身份识别的方法进行患者身份确认（腕带、反问式或PDA）	

流　程	说　明	图　解
6. 取合适体位	（1）协助患者取左侧卧位，注意保护患者隐私 （2）注意防止患者坠床	
7. 物品摆放	（1）铺治疗巾于患者臀下，放置弯盘、纱布 （2）动作轻柔，摆放位置合理	
8. 连接肛管	（1）正确连接肛管和一次性引流袋或负压引流器 （2）操作轻柔，动作连贯且连接紧密	

流　程	说　明	图　解
9. 润滑肛管	（1）将润滑剂涂抹在纱布上	
	（2）润滑肛管前端	
10. 排气治疗	（1）插管前进行解释以取得配合	
	（2）插入深度为 15～18cm；动作要轻柔	

流　程	说　明	图　解
	（1）取 2 条丝绸胶布，长度为 20～30cm 裁剪成"U"形	
11. 肛管固定	（2）采用双"U"形交叉固定法将肛管固定于臀部	
12. 引流管固定	（1）用橡皮筋和小夹子将引流管固定于床单上 （2）妥善固定，防止管道脱出。保持一次性负压引流器始终处于负压状态	

续表

流 程	说 明	图 解
13. 严密监测	（1）一次性负压引流器应低于肛门水平，必要时使用别针固定于床单上 （2）排气时间不超过 20 分钟，严密观察患者病情变化	
14. 分离肛管	治疗结束后迅速拔出肛管，协助患者清洁皮肤	
15. 再次核对	采用两种身份识别的方法进行患者身份确认（腕带、反问式或 PDA）	
16. 用物处置	（1）整理床单位，保持整洁 （2）协助患者取舒适体位 （3）分类处置用物	

流　程	说　明	图　解
17. 洗手	七步洗手法洗手	
18. 记录	记录准确、客观	

【注意事项】

1. 防止空气进入直肠内。

2. 肛管保留时间不宜超过 20 分钟，避免造成肛管括约肌反应性降低。必要时可间隔 2～3 小时后再次进行肛管排气。

【健康教育】

1. 向患者及家属讲解引流管固定的重要性及必要性。

2. 告知患者及家属不可随意移动或者拔出肛管。

十五、颅内压监测规范化固定标准流程

颅内压（ICP）指颅腔内的脑组织、脑脊液、血液对颅腔壁所产生的压力，正常颅内压保持在 5～15mmHg（1mmHg = 0.133kPa）。若颅内压持续 >15mmHg 时为颅内压增高。颅内压增高是神经外科常见的综合病症，主要表现为脑膨出、脑移位、脑血流量减少，严重时可以导致库欣反应综合征、脑疝等，影响治疗和护理质量，危及患者的生命安全。

颅内压监测是诊断颅内高压最迅速、客观和准确的方法，也是观察患者病情变化、早期诊断、判断手术时间、指导临床药物治疗，判断和改善预后的重要手段。颅内压监测是指将导管或微型压力传感探头安置于颅腔内，另一端与颅内压监护仪连接，将颅内压力变化动态转变为电信号，显示于屏幕或数字仪上，并用记录器连续描记压力曲线。脑室压测定因操作较简便、测压准确，被称为 ICP 测量的"金标准"。目前置入导管通过光导纤维进行脑室内 ICP 监测在临床应用较为广泛。

【适应证】

1. 中重型颅脑外伤、脑出血患者、GCS 评分 8 分以下的患者。

2. 头颅 CT 检查阳性者，如脑挫裂伤、颅内出血等。

3. 多脏器损伤伴意识障碍者。

4. 颅内占位性病灶清除术后者。

5. 头颅 CT 检查阴性，但年龄 >40 岁、收缩压 <90mmHg、GCS <12 分，有去皮质或去大脑强直状态。降颅内压治疗结束后 48～72 小时，颅内压保持正常者可以停止监测。

【禁忌证】

1. 清醒患者，GCS 评分 >12 分，一般不需要 ICP 监护而直接观察神经系统体征。

2. 凝血功能异常者。

【目的】

监测颅内压力情况，为判断颅内伤情、脑水肿情况和指导脱水药物应用等提供依据。

【准备】

1. 用物准备　纱布、头套、透明敷贴、3M 胶布、标识贴、缝合包（必要时使用）。

2. 环境准备　病室安静整洁，光线充足，适宜操作。

3. 护士准备　衣帽整洁，洗手、戴口罩。

4. 患者准备　患者处于安静状态，配合操作。

【操作流程】

流　程	说　明	图　解
1. 素质准备	服装整洁	
2. 洗手、戴口罩	七步洗手法洗手，正确佩戴口罩	
3. 用物准备	（1）纱布 （2）头套 （3）透明敷贴 （4）标识贴 （5）3M 胶布	
4. 解释核对	（1）双人核对医嘱	
	（2）核对患者：用两种身份识别的方法进行患者身份确认（腕带、反问式或 PDA），向患者解释操作的目的及配合方法	

续表

流　程	说　明	图　解
	类型（一）	
5.固定颅内压导线	（1）飞机翼导管鞘固定，顺时针旋转，固定牢固	
	（2）将白色螺母与飞机翼导管鞘相连接，连接紧密	
	（3）用纱布交叉覆盖穿刺点	
	（4）用缝合线将白色螺母与飞机翼管道鞘打结固定	
	（5）将纱布开口处用胶布固定	
	（6）采用固定夹将导线固定于床单上，体位变化前取下固定夹，防止牵拉，防止管道脱出	

流　程	说　明	图　解
	类型（二）	
5. 固定颅内压导线	（1）头皮穿刺点用缝线固定	
	（2）采用无菌敷料完全覆盖缝合伤口，并用胶布或透明贴进行固定	
	（3）用头套将导线再次进行固定，头套污染时，随时更换	
6. 再次核对	采用两种身份识别的方法进行患者身份确认（腕带、反问式或 PDA）	

续表

流　程	说　明	图　解
7. 用物处置	（1）整理床单位，保持整洁 （2）协助患者取舒适体位 （3）分类处置用物	
8. 洗手	七步洗手法洗手	
9. 记录	记录客观、准确	

【注意事项】

1. 固定前检查伤口敷料情况。

2. 头套污染或伤口渗出时，及时查找原因并更换。

3. 患者翻身时，将固定的小夹子从床单上取下，防止牵拉。

4. 传感器及导线不可打折，避免影响监测结果。

5. 管道固定松紧适宜。

【健康教育】

1. 向患者及家属讲解管道固定的重要性及必要性。

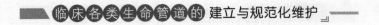

2. 告知患者及家属不可随意移动管道的固定位置。

3. 告知患者及家属翻身、转动头部时注意保护管道，防止管道脱落。

第三节　管道固定的考核标准

一、氧气吸入技术操作考核标准

（一）氧气筒给氧法技术操作考核标准

项目	考核标准	标准分	扣分
准备 （10分）	护士准备：衣帽整洁、修剪指甲、洗手、戴口罩	2	
	用物准备：治疗盘、鼻导管、灭菌用水、棉签、生理盐水、无菌镊子、纱布、弯盘、治疗碗、湿化瓶、氧气表、扳手、记录单及笔、洗手液、医嘱卡、生活/医用垃圾桶	8	
评估 （10分）	1. 患者的病情及治疗情况 2. 患者的缺氧状况、血气分析结果 3. 患者鼻腔无分泌物堵塞、息肉、肿胀，鼻中隔无弯曲	10	
操作 步骤 （70分）	1. 洗手、戴口罩	1	
	2. 核对医嘱，准备用物，检查物品有效期	2	
	3. 除尘后安装氧气表，氧气表与地面垂直	2	
	4. 加入灭菌用水，安装湿化瓶，水位合适	2	
	5. 连接导管，关流量表，开总阀门	5	
	6. 洗手	1	
	7. 携用物至床旁	2	
	8. 核对患者，告知目的，评估并指导患者	12	
	9. 打开污物桶盖，洗手	2	
	10. 协助患者取舒适体位	2	
	11. 清洁鼻腔	1	
	12. 连接吸氧管，开流量表，检查是否通畅、有无漏气，调节氧流量	10	
	13. 湿润鼻导管前端，轻轻插入鼻腔，固定鼻导管	4	
	14. 整理床单位，整理用物	2	

续表

项目	考核标准	标准分	扣分
操作步骤（70分）	15. 盖垃圾桶，洗手	2	
	16. 交代注意事项并记录	5	
	17. 观察缺氧症状有无改善和血气分析结果	2	
	停止用氧		
	18. 停氧前核对床号姓名，向患者解释	2	
	19. 取下鼻导管，关流量表，擦净鼻部，安置患者取舒适体位	3	
	20. 停氧后再次核对床号、姓名、关闭总开关；打开流量表，放余气，关闭流量表（如为中心供氧装置，取下鼻导管，关闭流量表）	5	
	21. 记录停止用氧的时间及用氧的效果	1	
	22. 整理用物	1	
	23. 洗手	1	
提问（10分）	1. 目的 2. 评估内容 3. 指导内容 4. 注意事项 5. 相关知识	10	
得分		100	
整体评价	A. 沟通流畅、操作规范、熟练、患者舒适 B. 沟通稍欠流畅或操作欠规范、欠熟练、患者舒适 C. 沟通不流畅、操作欠规范、欠熟练、患者欠舒适 D. 无沟通、操作不规范、不熟练、患者不舒适	A. 1. 0 B. 0. 9 C. 0. 8 D. 0. 7	
总分	（准备＋评估＋操作步骤＋提问）得分×整体评价系数		

（二）中心供氧给氧法技术操作考核标准（鼻氧管）

项目	考核标准	标准分	扣分
准备（10分）	护士准备：衣帽整洁、修剪指甲、洗手、戴口罩	2	
	用物准备：治疗单、氧气表、湿化瓶、鼻氧管、小药杯盛凉开水、一次性换药碗、棉签、吸氧记录单、洗手液、检查用物的有效期，物品处于备用状态	6	
	环境准备：病室安静整洁、光线充足，适宜操作	1	
	患者准备：患者处于安静状态，配合操作	1	

项目	考核标准	标准分	扣分
评估 （10分）	1. 评估患者的病情及治疗情况 2. 评估患者鼻腔情况 3. 评估中心供氧装置是否完好及用氧安全 4. 解释操作目的，取得患者配合	10	
操作 步骤 （70分）	1. 双人核对医嘱、治疗单	3	
	2. 洗手、戴口罩	5	
	3. 携用物至床旁	2	
	4. 核对、向患者解释目的及方法，以取得配合	2	
	5. 协助患者取舒适或操作体位	5	
	6. 用湿棉签清洁患者鼻腔	3	
	7. 安装氧气表并检查有无漏气	2	
	8. 安装湿化瓶（手不可触及装置内侧）	2	
	9. 连接吸氧管，调节氧流量，检查有无漏气	3	
	10. 再次核对患者床号、姓名、年龄、住院号	2	
	11. 将一次性鼻导管前段放于小水杯中浸润，在弯盘停留片刻后轻轻置于患者鼻孔	5	
	12. 将鼻导管妥善固定	3	
	13. 再次核对，记录给氧时间及流量，签名，悬挂吸氧单	5	
	14. 向患者交代用氧注意事项	4	
	15. 整理床单位，询问患者需要，取舒适体位	2	
	16. 处理用物，洗手，记录护理记录单	4	
	17. 观察缺氧症状有无改善和血气分析结果	2	
	停止用氧		
	18. 停氧前核对床号、姓名，向患者解释	2	
	19. 取下鼻导管，关流量表，擦净鼻部，协助患者取舒适体位	3	
	20. 停氧后再次核对床号、姓名	5	
	21. 记录停止用氧的时间及用氧的效果	2	
	22. 整理用物，健康教育	2	
	23. 洗手	2	

项目	考核标准	标准分	扣分
提问 (10分)	1. 目的 2. 评估内容 3. 指导内容 4. 注意事项 5. 相关知识	10	
得分		100	
整体 评价	A. 沟通流畅、操作规范、熟练、患者舒适 B. 沟通稍欠流畅或操作欠规范、欠熟练、患者舒适 C. 沟通不流畅、操作欠规范、欠熟练、患者欠舒适 D. 无沟通、操作不规范、不熟练、患者不舒适	A. 1. 0 B. 0. 9 C. 0. 8 D. 0. 7	
总分	(准备＋评估＋操作步骤＋提问) 得分×整体评价系数		

(三) 面罩吸氧技术操作考核标准 (中心供氧给氧法)

项目	考核标准	标准分	扣分
准备 (10分)	护士准备：衣帽整洁、修剪指甲、洗手、戴口罩	2	
	用物准备：治疗单、氧气表、湿化瓶、一次性面罩吸氧管、棉签、吸氧记录单、洗手液、检查用物的有效期，物品处于备用状态	6	
	环境准备：病室安静整洁、光线充足，适宜操作	1	
	患者准备：患者处于安静状态，配合操作	1	
评估 (10分)	1. 评估患者病情及治疗状况 2. 评估患者口鼻腔情况 3. 评估中心供氧装置是否完好及用氧安全 4. 解释操作目的，取得患者配合	10	
操作 步骤 (70分)	1. 双人核对医嘱、治疗单	3	
	2. 洗手、戴口罩	5	
	3. 携用物至床旁	2	
	4. 核对、向患者解释目的及方法，以取得配合	2	
	5. 协助患者取舒适或操作体位	5	
	6. 用湿棉签清洁患者鼻腔及口腔	3	
	7. 安装氧气表并检查有无漏气	2	
	8. 安装湿化瓶 (手不可触及装置内侧)	2	
	9. 连接面罩氧气管，遵医嘱调节氧流量，并检查有无漏气	3	

项目	考核标准	标准分	扣分
操作步骤（70分）	10. 再次核对患者床号、姓名、年龄、住院号	2	
	11. 将面罩覆盖于口鼻，并调节好松紧度	5	
	12. 将面罩妥善固定	3	
	13. 再次核对，记录给氧时间及流量，签名，悬挂吸氧单	5	
	14. 向患者交代用氧注意事项	4	
	15. 整理床单位，询问患者需要，取舒适体位	2	
	16. 处理用物，洗手，护理记录单记录	4	
	17. 观察缺氧症状有无改善和血气分析结果	2	
	停止用氧		
	18. 停氧前核对床号、姓名，向患者解释	2	
	19. 取下氧气面罩，关流量表，擦净口鼻部，协助患者取舒适体位	3	
	20. 停氧后再次核对床号、姓名，关闭总开关	5	
	21. 记录停止用氧的时间及用氧的效果	2	
	22. 整理用物，健康教育	2	
	23. 洗手	2	
提问（10分）	1. 目的　　2. 评估内容 3. 指导内容　4. 注意事项　5. 相关知识	10	
得分		100	
整体评价	A. 沟通流畅、操作规范、熟练、患者舒适 B. 沟通稍欠流畅或操作欠规范、欠熟练、患者舒适 C. 沟通不流畅、操作欠规范、欠熟练、患者欠舒适 D. 沟通、操作不规范、不熟练、患者不舒适	A. 1.0 B. 0.9 C. 0.8 D. 0.7	
总分	（准备＋评估＋操作步骤＋提问）得分×整体评价系数		

（四）人工鼻吸氧技术操作考核标准（中心供氧给氧法）

项目	考核标准	标准分	扣分
准备 （10分）	护士准备：衣帽整洁、修剪指甲、洗手、戴口罩	2	
	用物准备：治疗单、氧气表、湿化瓶、人工鼻（热湿交换器）、吸痰管、吸氧记录单、洗手液、检查用物的有效期，物品处于备用状态	6	
	环境准备：病室安静整洁、光线充足，适宜操作，请无关人员回避	1	
	患者准备：患者处于安静状态，配合操作	1	
评估 （10分）	1. 评估患者病情及治疗状况 2. 评估患者气道情况 3. 评估中心供氧装置是否完好及用氧安全 4. 解释操作目的，取得患者合作	10	
操作 步骤 （70分）	1. 双人核对医嘱、治疗单	3	
	2. 洗手、戴口罩	5	
	3. 携用物至床旁	2	
	4. 核对、向患者解释目的及方法，以取得配合	2	
	5. 协助患者取舒适或操作体位	5	
	6. 吸痰，清理患者呼吸道分泌物	3	
	7. 安装氧气表并检查有无漏气	2	
	8. 安装湿化瓶（手不可触及装置内侧）	2	
	9. 连接人工鼻，调节氧流量，检查有无漏气	5	
	10. 再次核对患者床号、姓名、年龄、住院号	3	
	11. 将人工鼻连接气管切开套管	2	
	12. 将人工鼻妥善固定	3	
	13. 再次核对，记录给氧时间及流量，签名，悬挂吸氧单	5	
	14. 向患者交代用氧注意事项	4	
	15. 整理床单位，询问患者需要，协助患者取舒适体位	2	
	16. 处理用物，洗手，护理记录单记录	4	
	17. 观察缺氧症状有无改善和血气分析结果	2	

项目	考核标准	标准分	扣分
操作步骤（70分）	停止用氧		
	18. 停氧前核对床号、姓名，向患者解释	2	
	19. 取下人工鼻，关流量表，清洁气道口，协助患者取舒适体位	3	
	20. 停氧后再次核对床号、姓名	5	
	21. 记录停止用氧的时间及用氧的效果	2	
	22. 整理用物，健康教育	2	
	23. 洗手	2	
提问（10分）	1. 目的　　2. 评估内容 3. 指导内容　4. 注意事项　5. 相关知识	10	
得分		100	
整体评价	A. 沟通流畅、操作规范、熟练、患者舒适 B. 沟通稍欠流畅或操作欠规范、欠熟练、患者舒适 C. 沟通不流畅、操作欠规范、欠熟练、患者欠舒适 D. 无沟通、操作不规范、不熟练、患者不舒适	A. 1.0 B. 0.9 C. 0.8 D. 0.7	
总分	（准备＋评估＋操作步骤＋提问）得分×整体评价系数		

二、留置胃管技术操作考核标准

项目	考核标准	标准分	扣分
评估（10分）	1. 评估患者的病情、治疗及合作程度 2. 解释操作目的及配合方法 3. 鼻腔情况：鼻黏膜有无肿胀、炎症，有无鼻息肉及鼻中隔弯曲等	缺一项扣2分	
准备（15分）	1. 患者取坐位或半卧位，指导患者插管时的配合动作，以保证插管顺利进行 2. 护士洗手、戴口罩，必要时戴手套，查对确认患者 3. 用物治疗盘内放胃肠减压包、一次性胃管、20ml注射器、棉签、胶布、夹子、听诊器、温开水	缺一项扣2分	

项目	考核标准	标准分	扣分
操作步骤（50分）	1. 清洁鼻腔 2. 用石蜡油润滑胃管前端，左手持纱布托住胃管，右手持镊子夹住胃管前端，沿一侧鼻孔缓慢插入到咽喉部（14～16cm），嘱咐患者做吞咽动作，同时将胃管送下，插入深度为45～55cm（相当于患者发际到剑突的长度）。然后用胶布将胃管固定于鼻翼处 3. 检查胃管是否在胃内 （1）抽：胃管末端接注射器抽吸，如有胃液抽出，且经 pH 试纸检测≤4（服用胃酸抑制剂者 pH 值≤6），表示已插入胃内 （2）听：用注射器给胃管内注入少量空气，同时置听诊器于胃部听诊，如有气过水声，表示胃管已插入胃内 （3）看：将胃管末端置于盛水碗内看有无气体逸出，若有气泡连续逸出且与呼吸相一致，表示误入气管内 4. 证实胃管在胃内后，将胃管末端折叠并用纱布包好，用夹子夹住，置患者枕旁备用	一处不合要求扣5分	
提问（25分）	1. 插胃管的指征有哪些？（5分） （1）诊断：抽取胃液进行分析检查 （2）治疗：清除胃内毒物或刺激物；对绝对不能或拒绝进食者可经胃管灌注流质食物、药物、水分；胃肠减压 （3）术前准备 2. 如何提高昏迷患者插胃管的成功率？（5分） 昏迷患者吞咽和咳嗽反射消失，不能配合，插管前使患者头后仰，胃管插入 15cm 至咽部时，以左手托起头部，使下颌靠近胸骨柄，以增大咽喉部通道的弧度，继续插管，胃管即可沿咽后壁滑行至胃内。 3. 胃管插入后抽不出胃液有哪些可能？（5分） 误入气管；盘曲在口腔；胃管阻塞 4. 插胃管的禁忌证有哪些？（10分） 严重的食管静脉曲张、腐蚀性胃炎、鼻腔阻塞、食管或幽门狭窄或梗阻、严重呼吸困难	答不全扣2～5分	
总分		100	

三、留置导尿技术操作考核标准

项目	考核标准	标准分	扣分
准备 (10分)	护士准备：衣帽整洁、洗手、戴口罩	5	
	用物准备：治疗盘、一次性镊子2把、弯盘、别针、无菌导尿包（弯盘2个、导尿管一根、集尿袋、镊子2把、卵圆钳1把、洞巾、纱布、消毒棉球数个、液体石蜡棉球、标本试管、无菌橡胶手套、一次性手套）、治疗卡片、记录本、橡胶单及中单、医用垃圾桶、生活垃圾桶、标本架	5	
操作 步骤 (70分)	1. 携用物至患者床旁，核对床号、姓名（昏迷病人核对腕带）	3	
	2. 自我介绍，说明目的；评估患者病情，了解患者膀胱充盈度及会阴部皮肤黏膜情况，根据患者的自理能力，嘱其清洁外阴	6	
	3. 关闭门窗，拉帘遮挡，松开床尾盖被，将橡胶单、中单垫于患者臀下（由近侧向远侧）	4	
	4. 协助患者脱去对侧裤腿，盖在近侧腿上，对侧腿和上身用盖被遮盖，协助患者取仰卧屈膝及双腿略外展位，暴露外阴，弯盘置外阴处	4	
	5. 洗手，戴口罩	3	
	6. 在处置车上打开无菌导尿包，用无菌镊子取出手套，戴在左手上，左手取出无菌棉球袋，双手撕开倒于无菌弯盘内	5	
	7. 左手拿无菌弯盘交于右手放置于患者两腿之间（注：男女导尿技术操作选择一项，得相应分值）		
	女性消毒： (1) 左手拿无菌镊子交于右手夹取消毒棉球依次消毒，阴阜→对侧大阴唇→近侧大阴唇，取纱布分开大阴唇，消毒对侧小阴唇→近侧小阴唇→尿道口至肛门（由外向内，由上向下擦洗），污棉球置弯盘内，消毒完毕脱去手套，将弯盘移至床尾	6	
	(2) 取无菌导尿包，放置于患者两腿之间，按无菌技术操作原则打开导尿包，先对侧后近侧，用无菌镊子取出无菌手套，戴手套，铺洞巾	6	
	(3) 弯盘置于患者两腿之间，消毒棉球、石蜡油棉球倒入弯盘内，检查气囊，润滑导尿管前端	6	

项目	考核标准	标准分	扣分
操作 步骤 （70分）	（4）一手取纱布，分开并固定小阴唇，另一手持镊子夹取消毒棉球，分别消毒尿道口、对侧小阴唇、近侧小阴唇、尿道口，污棉球放于床尾弯盘内	6	
	（5）嘱患者放松，张口呼吸，右手持卵圆钳夹取导尿管对准尿道口轻轻插入4～6厘米，见尿后再插入1厘米，松开固定小阴唇的手，固定导尿管	6	
	男性消毒： （1）一手持无菌镊子夹取消毒棉球依次消毒阴阜、阴茎、阴囊。另一手用无菌纱布包裹阴茎将包皮向后推暴露尿道口，自尿道口向外向后旋转擦拭尿道口、龟头及冠状沟，污棉球、纱布置弯盘内，消毒完毕将弯盘移至床尾处	6	
	（2）取无菌导尿包放置于患者两腿之间，按无菌技术操作打开包布，用无菌镊子取出无菌手套，戴手套，铺洞巾	6	
	（3）弯盘置于患者两腿之间，撕开石蜡油棉球、消毒棉球袋倒入弯盘内，检查气囊，润滑导尿管前端	6	
	（4）一手用纱布包住阴茎，将包皮向后推暴露尿道口，另一手持镊子夹取消毒棉球，再次消毒尿道口、龟头及冠状沟，污棉球置于床尾弯盘内	6	
	（5）嘱患者放松，张口呼吸，右手持卵圆钳夹取导尿管对准尿道口，轻轻插入20～22厘米，见尿后再插入1～2厘米，固定导尿管	6	
	8. 如需做尿培养，用无菌标本瓶接取中段尿，盖好瓶盖	2	
	9. 如需留置导尿，连接集尿袋，将尿管再插入7～10厘米，向气囊内注入适量的生理盐水/灭菌用水，轻拉导尿管有阻力感，即证实导尿管固定于膀胱内，撤洞巾，集尿袋从洞巾穿过再从腿下移至床边用别针固定在床单上，开放导尿管	5	
	10. 将留置的中段尿液置于车下以备送检，整理用物，协助患者取舒适卧位，开窗通风，撤屏风	4	
	11. 洗手，摘口罩，记录，宣教	4	

项目	考核标准	标准分	扣分
评价 (10分)	1. 操作过程中注意遮挡，关心患者，患者舒适	3	
	2. 用物安全，操作流程正确、熟练	2	
	3. 操作过程注意无菌操作原则	3	
	4. 患者床单位的清洁	2	
提问 (10分)	相关注意事项 并发症的预防和处理	10	
总分		100	

四、留置针技术操作考核标准

项目	考核标准	分值	评分标准
准备 (20分)	1. 护士准备：着装整洁，洗手，戴口罩、帽子	5	一项未做到扣2分，未洗手扣3分
	2. 评估患者：了解病情、年龄、意识；了解药物性质及患者过敏史；评估穿刺部位皮肤及血管情况、心肺功能、自理能力及合作程度；是否排尿或排便	5	未评估扣5分，评估不全每缺一项扣1分
	3. 物品准备：输液盘（内有消毒液、无菌棉签、胶布、止血带、静脉留置针、敷贴、输液器、弯盘、抢救药、5ml注射器、利器盒）；遵医嘱备药液及巡视单	8	用物每缺一项扣1分
	4. 环境准备：清洁、安静、光线充足	2	环境不符合要求扣2分
操作 步骤 (60分)	1. 核对医嘱、药液、输液卡和巡视单	5	未核对扣3分，一项未查出扣2分
	2. 检查药液（药物性质、量、配制时间、配制人等）；逐项检查无菌物品，将输液器插入瓶塞至根部	5	未检查扣全值，漏查一项扣2分，药品不合格未检出扣3分，不合格物品一项未检出扣2分未核对扣2分
	3. 携用物至床旁，核对床号、姓名、腕带，解释取得患者配合，协助患者取舒适体位，输液器排尽空气	5	未解释扣2分，体位不适扣1分，一次排气不成功扣2分

项目	考核标准	标准分	扣分
操作步骤（60分）	4. 连接留置针与输液接头，排尽空气（刺激性药物用生理盐水建立静脉通路）	3	连接方式不正确扣1分，未排尽空气或排气方式不当扣1分，污染扣3分
	5. 选择静脉，在穿刺点上方6cm处扎止血带，以穿刺点为中心消毒皮肤2遍，直径大于8cm，待干	3	静脉选择不当扣2分，扎止血带位置不正确扣2分，消毒方法不当或范围不够扣2分
	6. 再次核对	2	未再次核对扣2分
	7. 静脉穿刺 （1）根据情况嘱患者握拳，去除留置针针套，旋转松动外套管，调节针头斜面	6	未松动外套管或松动方式不当各扣1分
	（2）进针（绷紧皮肤，与皮肤成15°～30°角），见回血后压低角度，顺静脉走向再继续进针2mm，左手固定针翼，右手退出针芯约2mm	3	手法不正确扣2分，穿刺失败扣3分
	（3）持针座将导管全部送入血管	2	未推送软管扣2分，软管未全部送入血管扣1分
	（4）嘱患者松拳，松止血带，抽出金属针芯，打开调节器试滴通畅	2	未松止血带、未试通畅各扣2分
	8. 无菌敷贴作密闭式无张力固定，注明穿刺日期、时间、穿刺者，高举平台法妥善固定，防止皮肤受压	2	固定手法不当、敷贴不平整、未注明时间及穿刺者各扣2分
	9. 必要时连接延长管、三通输液接头等	2	连接方式不当或污染扣2分
	10. 根据患者病情和药物性质调节滴速	2	滴速调节不当扣2分
	11. 再次核对，在巡视单上签名	2	未核对扣2分，未签名扣2分
	12. 协助患者取舒适卧位，将呼叫器放置于患者易取处，告知输液、用药及使用留置针的注意事项	3	卧位不适扣2分，未将呼叫器放置于患者可及位置扣1分，未告知扣3分，告知不全扣1～2分

续表

项目	考核标准	标准分	扣分
操作步骤（60分）	13. 清理用物，洗手，根据需要记录	3	污物处理一处不当扣2分，未洗手扣2分，未根据需要记录扣1分
	14. 使用期间观察留置针通畅情况及患者主诉	2	未观察或巡视不够扣2分
	15. 输液完毕，缓慢推注相当于导管容积2倍的生理盐水作正压封管或拔针	5	封管方法不正确扣3分，封管液量不正确扣2分，拔针手法不当扣2分
	16. 清理用物，洗手，根据需要记录	3	处置不符合要求一处扣2分，未洗手扣2分，未根据需要记录扣1分
整体评价（20分）	1. 严格无菌技术操作和查对制度	5	违反无菌操作原则，查对不严扣5分
	2. 操作熟练、规范，穿刺一次成功，个人防护得当	5	穿刺一次不成功扣5分，发生职业暴露扣5分，操作不熟练扣1~3分
	3. 关爱患者，沟通有效，患者掌握注意要点	5	爱伤观念不够、沟通欠缺扣2~3分
	4. 理论知识提问	5	回答不全酌情扣分
总分		100	

五、中心静脉导管维护技术操作考核标准

项目	考核标准		标准分	扣分
准备（28分）	1. 素质准备	服装整洁	5	
	2. 评估	核对患者，评估患者病情、意识、活动度及配合程度；检查CVC导管插入深度，穿刺点是否有红、肿、热、痛，局部有无渗血渗液、分泌物等。查看管道是否通畅，查看贴膜的日期及置管的日期	8	

续表

项目		考核标准	标准分	扣分
准备 (28分)	3. 洗手，戴口罩	七步洗手法正确洗手，戴口罩	5	
	4. 物品准备	治疗车，洗手液、换药包、治疗盘（消毒用具）、无菌手套、无菌贴膜、垫巾、胶布、医用垃圾桶、生活垃圾桶	10	
操作 步骤 (60分)	1. 解释核对	采用两种身份识别方法进行患者身份确认（腕带、PDA 或反问式询问）	6	
	2. 体位准备	仰面平卧位，头偏向对侧，充分暴露换药部位，换药部位下铺垫巾	8	
	3. 暴露穿刺点	一手固定管道，另一手以 0°角平行牵拉，松动透明敷料边缘，逆管道方向180°反折，去除透明贴膜，暴露穿刺点	10	
	4. 消毒	洗手，戴无菌手套，对局部进行消毒；消毒范围直径大于 15 cm；顺时针由内向外消毒，消毒后充分待干	10	
	5. 贴膜	操作者充分展平患者皮肤褶皱处，以穿刺点为中心无张力粘贴并塑形，使之与皮肤充分粘贴，避免有气泡及缝隙，塑形时注意贴膜与管路充分黏合，避免污染物沿隧道潜行；注意管道外露较长时，应塑形为 U 形或 S 形	20	
	6. 核对	再次核对患者，查看导管外露刻度及膜的贴合情况	6	
用物 整理 (12分)	1. 整理床单位	恢复患者体位或调整舒适卧位，整理患者衣物、床单位，整理用物	6	
	2. 记录	摘手套，洗手，标记置管日期、换膜时间，正确填写 CVC 维护记录单	6	
总分			100	

六、经外周置入中心静脉导管维护技术操作考核标准

项目	考核标准	标准分	扣分
准备 (7分)	护士准备：着装整洁规范，仪表端庄大方	2	
	①治疗盘：弯盘、皮尺。②PICC维护包：PICC维护包（治疗巾2块、无菌手套1副、纱布4块、75%乙醇棉球10个、0.5%碘棉球10个、换药盘2个、镊子两把）、10ml预充式导管冲洗器1个、导管固定装置、无菌输液接头、透明贴膜1张、胶布。③其他：维护手册、医嘱单、执行单、快速手消毒剂、医用垃圾桶、生活垃圾桶、锐器盒	5	
操作步骤 (93分)	1. 双人核对医嘱，准备用物	3	
	2. 核对患者床号、姓名，评估患者	5	
	3. 洗手，戴口罩	2	
	4. 携用物至患者床边，再次核对	5	
	5. 协助患者将身体移向床对侧	2	
	6. 观察导管刻度，测量上臂臂围并记录	5	
	7. 由导管尾端向穿刺点拆除原有贴膜和胶布，避免牵拉管道	5	
	8. 观察穿刺点及周围皮肤有无发红、肿胀、渗出物等异常情况；洗手	4	
	9. 检查并打开PICC维护包	2	
	10. 备预充式导管冲洗器、无菌输液接头、固定装置、透明贴膜；戴无菌手套	6	
	11. 铺无菌治疗巾备好无菌区，备消毒棉球，预冲输液接头	6	
	12. 用75%乙醇棉球湿润固定装置的基座、分离基座和皮肤。打开锁扣，取无菌纱布包裹输液接头部分，将管道外露部分轻轻从基座上分离，弃去固定装置	5	
	13. 用75%乙醇棉球在距离穿刺点0.5cm处由中心向外螺旋式消毒皮肤，消毒范围上下直径达20cm、左右达臂缘，消毒3遍	6	
	14. 用0.5%碘棉球在穿刺点稍作停留后，由中心向外螺旋式消毒皮肤，消毒范围上下直径达20cm、左右达臂缘，消毒3遍	6	
	15. 用0.5%碘棉球稍用力擦拭管道体外部分至管道末端，消毒3遍	6	

续表

项目	考核标准	标准分	扣分
操作步骤（93分）	16. 取下原有输液接头，用75%乙醇棉球螺旋消毒连接器的螺旋头3遍	3	
	17. 连接新无菌输液接头，用生理盐水脉冲冲管并正压封管	5	
	18. 涂擦皮肤黏膜保护剂，安装思乐扣；贴透明贴膜	5	
	19. 脱手套，胶布固定连接器，在固定胶布上记录管道名称、置管日期、置管长度、臂围、外露长度、维护日期及维护人	4	
	20. 再次核对，询问需要，整理床单位	3	
	21. 处理用物，洗手脱口罩，记录护理维护单及病人手册	3	
	22. 完成时间：20min	2	
综合评分标准	（1）按操作步骤各项实际分值评分 （2）操作步骤颠倒一处扣1分 （3）污染无菌物品或跨越无菌区一次扣2分，无菌物品污染后未予更换扣10分 （4）操作过程中拔出导管扣10分 （5）关心、体贴患者不够，态度不亲切扣2分 （6）超过规定时间终止考试		
总分		100	

七、植入式静脉输液港维护技术操作考核标准

项目	考核标准	评分等级			
		A	B	C	D
评估（11分）	1. 核对床号、姓名、ID号、维护记录本	3	2	1	0
	2. 患者评估：向患者解释操作的目的、意义，评估患者意识、病情、过敏史、穿刺部位皮肤、自理能力和配合度等	5	3	1	0
	3. 环境评估：环境清洁、温度适宜、光线良好	3	2	1	0
准备（6分）	1. 物品准备：物品准备齐全、放置合理、质量及有效期符合要求	3	2	1	0
	2. 护士准备：着装整齐、规范，洗手，戴口罩	3	2	1	0

项目	考核标准	评分等级			
		A	B	C	D
操作步骤 (78分)	1. 操作前核对床号、姓名、ID号，PDA扫描腕带	5	3	1	0
	2. 协助患者取舒适仰卧位，暴露穿刺部位，并请患者面朝非注射部位	3	2	1	0
	3. 规范手消毒；打开换药包，酒精、醋酸氯己定棉棒各消毒三遍	5	3	1	0
	4. 戴无菌手套，铺洞巾，建立无菌区	5	3	1	0
	5. 10ml以上预充注射器连接头备用；预充注射器连接无损伤针，排气夹管	5	3	1	0
	6. 操作中核对患者信息	5	3	1	0
	7. 插针：一手三指固定注射座，另一手两指持针，针尖斜面背向导管方向，垂直插入，针头触及储液槽基座底部	8	5	2	0
	8. 抽回血（每次连接必须抽回血，勿抽到接头内），脉冲式冲管确定通畅，若不通畅或无回血则查明原因	6	4	2	0
	9. 根据无损伤针类型，蝶翼下方垫纱布；透明敷料无张力粘贴	5	3	1	0
	10. 撤洞巾，固定延长管；注明日期，签名	5	3	1	0
	11. 拔针：10ml生理盐水脉冲式冲管，肝素盐水（10～100U/ml）正压封管	5	3	1	0
	12. 0°或180°手法撕除原贴膜，酒精和醋酸氯己定棉签各消毒三遍	5	3	1	0
	13. 戴无菌手套，一手固定注射座，同时另一只手将针头垂直拔出，检查是否完整；无菌纱布按压穿刺点3～5分钟，0.5%碘伏消毒后，无菌敷贴覆盖	8	5	2	0
	14. 其他用物分类处理，脱手套，手消毒	3	2	1	0
	15. 协助患者取舒适体位，整理衣被；告知患者注意事项，做好健康教育	5	3	1	0
评价 (5分)	1. 无菌观念强，严格执行查对制度 2. 动作轻柔规范、操作娴熟、流程正确 3. 态度和蔼、关心患者	5	3	1	0
总　分					

八、脑室引流管护理技术操作考核标准

项目	考核标准	评分等级			
		A	B	C	D
仪表 （4分）	1. 护士仪表端庄，着装整齐 2. 操作前、后洗手、戴口罩	4	2	1	0
准备 （6分）	3. 备齐用物，放置合理，认真三查八对 4. 环境安静、整洁，光线充足 5. 嘱患者排空大小便后取舒适体位，注意保暖	6	3	1	0
解释 （4分）	6. 向患者解释脑室引流的目的及意义 7. 操作完交待注意事项	4	2	0	0
操作过程 （68分）	8. 物品准备齐全	2	1	0	0
	9. 检查物品有效期	2	1	0	0
	10. 检查伤口敷料渗血、渗液	4	2	1	0
	11. 检查引流是否通畅、引流速度	8	6	4	0
	12. 检查引流管有无受压、扭曲、折叠、脱出，引流袋高度	13	7	3	0
	13. 再次核对，洗手，戴手套	4	2	1	0
	14. 夹闭引流管	10	6	4	0
	15. 倾倒引流液方法准确	10	6	4	0
	16. 脱手套、洗手	4	2	1	0
	17. 固定高度合理	6	3	2	0
	18. 再次观察患者瞳孔并进行核对	5	2	1	0
整理 （6分）	19. 整理床单位并保持患者体位舒适，交待注意事项 20. 分类处置用物，脱手套，洗手 21. 填写管道维护单	6	3	1	0
评价 （6分）	22. 操作熟练，程序流畅 23. 动作轻柔，轻拿轻放 24. 健康教育全面	6	3	1	0

项目	考核标准	评分等级			
		A	B	C	D
提问 （6分）	1. 正常脑室引流量 2. 脑室引流管高度 3. 倾倒脑室引流前关闭引流管的意义	6	3	1	0
总分					

九、胸腔闭式引流管护理技术操作考核标准

项目	考核标准	标准分	扣分
评估 （15分）	1. 仪表端庄，服装整齐	5	
	2. 了解患者的病情、心理、环境、配合程度	5	
	3. 协助患者取合适体位，以患者舒适为宜	5	
准备 （25分）	1. 环境清洁、舒适	4	
	2. 备齐并检查用物：无菌生理盐水（检查有效期及液体质量等）、卵圆钳2把、量杯、标尺、胶布	6	
	3. 洗手、戴口罩	5	
	4. 携用物至床旁，核对床头卡、腕带	5	
	5. 向患者解释操作目的	5	
操作步骤 （40分）	1. 用两把卵圆钳双重加闭引流管	6	
	2. 撕开胸引瓶上的胶布，挤压卵圆钳下端引流管，将引流管内胸液全部挤出	4	
	3. 左手持胸引管上端，右手用用标尺量取标识胶布以上的胸液量	3	
	4. 倾倒干净胸引瓶，更换无菌生理盐水至标识胶布上缘	4	
	用胶布妥善固定胸引瓶及胸引管	3	
	5. 将引流瓶放于安全处，保证水封瓶长管没入无菌生理盐水中3～4cm，并保持直立，保持引流瓶低于胸壁引流口平面60～100cm	10	
	6. 整理患者和床单位	5	
	7. 记录引流液颜色、性质及量	5	

续表

项目	考核标准	标准分	扣分
整理 用物 （10分）	1. 协助患者取舒适体位，整理床单位	2	
	2. 整理用物，用消毒液消毒双手	3	
	3. 及时记录胸液量	5	
评价 （10分）	1. 操作熟练，动作轻柔，患者舒适	5	
	2. 用物准备齐全	2	
	3. 无菌观念强	3	
总分		100	

十、腹腔引流管规范化固定技术操作考核标准

项目	考核标准	标准分	扣分
评估 （10分）	1. 向患者解释留置腹腔引流管的目的	5	
	2. 评估患者固定局部皮肤有无汗液、污渍及毛发	5	
准备 （13分）	1. 护士：洗手、戴口罩	3	
	2. 病人：置患者于舒适体位（低半卧或平卧），关闭门窗、使用隔帘，保护患者隐私	5	
	3. 用物：剪刀，3M 透明敷料、1 片弹性柔棉固定宽胶布（宽3～4 cm 和长 6～8 cm），2 条条形柔棉固定胶布，腹腔引流管标识，根据评估情况备备皮包、治疗巾、湿巾、弯盘等物品	5	
操作 步骤 （67分）	1. 将准备用物携至患者床旁，暴露引流管，注意保暖	5	
	2. 固定部位汗毛长者给予剔除，有污渍、汗液者及时清洁，皮肤待干	5	
	3. 操作者再次洗手	5	
	4. 将 3M 透明敷料直接贴于预固定引流管下方（距离引流管管口附近 3～5cm 处），卧床患者也可固定于髂前上棘下方大腿外上方	10	
	5. 将弹性柔棉固定宽胶布，根据引流管的型号裁剪合适的尺寸，在 3M 透明敷料上方，将引流管放置在胶布表面的中央处，并实施包绕（360°），使得引流管适当高出患者的皮肤约0.5 cm，再固定于透明敷料上。逐渐将两边的胶布抹平	15	

项目	考核标准	标准分	扣分
操作 步骤 (67分)	6. 第一张条型胶带蝶形固定于透明敷料近心端，另一张条形胶带蝶形固定于透明敷料远心端	10	
	7. 将引流管标识粘贴于引流管远端	4	
	8. 卧床患者使用别针将引流袋固定于床单上，活动患者使用别针将引流袋固定于病员服上（引流袋位置必须低于切口平面）	8	
	9. 做好健康教育	5	
整理 用物 (10分)	1. 整理床单位，协助患者取舒适体位	3	
	2. 按医疗垃圾废物分类处理用物	4	
	3. 洗手	3	
总分		100	

十一、"T"型管规范化固定技术操作考核标准

项目	考核标准	标准分	扣分
评估 (10分)	1. 向患者解释留置"T"型管的目的	5	
	2. 评估患者固定局部皮肤有无汗液、污渍及毛发	5	
准备 (13分)	1. 护士：洗手、戴口罩、衣帽整洁	3	
	2. 病人：置病人于舒适体位（低半卧或平卧），关闭门窗、使用隔帘，保护患者隐私	5	
	3. 用物：剪刀、3M透明敷料、1片弹性柔棉固定宽胶布（宽3~4 cm，长6~8 cm）、2条条形柔棉固定胶布、"T"型管标识、根据评估情况备备皮包、治疗巾、湿巾、弯盘等物品	5	
操作 步骤 (67分)	1. 将准备用物携至患者床旁，暴露引流管，注意保暖	5	
	2. 固定部位有毛发者给予剔除，有污渍、汗液者及时清洁，皮肤待干	5	
	3. 洗手	5	
	4. 将3M透明敷料直接贴于预固定引流管下方（距离引流管管口附近3~5cm处），卧床患者也可固定于髂前上棘下方大腿外上方	10	

续表

项目	考核标准	标准分	扣分
操作步骤（67分）	5. 在3M透明敷料上方，在弹性柔棉固定宽胶布表面的中央处放置引流管，并实施包绕（360°），使得引流管适当高出患者的皮肤约0.5 cm，固定于透明敷料上。逐渐将两边的胶布抹平	15	
	6. 第一张条型胶带蝶形固定于透明敷料近心端，另一张条形胶带蝶形固定于透明敷料远心端	5	
	7. 将引流管标识粘贴于引流管远端	4	
	8. 卧床患者使用别针将引流袋固定于床单上，活动患者使用别针将引流袋固定于病员服上（引流袋位置必须低于切口平面）	8	
	9. 健康教育	5	
整理用物（10分）	1. 整理床单位，协助患者取舒适体位	3	
	2. 按医疗垃圾废物分类处理用物	4	
	3. 洗手	3	
（总分）		100	

十二、三腔二囊管规范化固定技术操作考核标准

项目	考核标准	分值	评分标准	扣分
准备（18分）	1. 护士准备：仪表端庄、服装整洁、无长指甲、不佩戴首饰	4	一项不符扣1分	
	2. 七步洗手法洗手、戴口罩	4	未执行或执行不规范各扣2分	
	3. 用物准备：管钳1把、牵引架、砝码（0.5kg，可用500ml软袋生理盐水代替）、胶布、线绳2~3米、急救用物、负压吸引器	5	用物缺一项扣1分	
	4. 患者准备：核对，向患者及家属讲解留置三腔二囊管的目的及原理，说明病情的需要，取得其配合	5	未核对扣2分 未讲解目的原理扣3分	

项目	考核标准	分值	评分标准	扣分
评估 (10分)	1. 评估患者生命体征、了解患者心理状况及合作程度 2. 清理陪人，协助患者排空大小便，取仰卧位 3. 保持环境安静，消除干扰，调节工作空间以便于操作	10	（1）未评估生命体征扣3分；未评估心理状况及合作程度各扣1分 （2）未评估环境扣2分	
操作 步骤 (40分)	1. 用血管钳夹住胃气囊管外口，向外牵拉，感有阻力，确定胃气囊已压于胃底-贲门部 2. 牵引架置入床尾，将线绳一端系于三腔管分叉处，另一端系砝码（打死结），通过滑轮牵引三腔管 3. 牵引角度呈45度左右，砝码距离地面30cm左右 4. 将各囊压力、注气量与体外管的长度记录于护理记录单上 5. 12～24小时后，各气囊应放气30分钟，再注气加压；气囊放气时，同时放松牵引并将三腔管向胃内送入少许，以暂时解除食管、贲门-胃底压力，然后再充气加压，以免局部黏膜受压过久致糜烂坏死	40	（1）未夹毕胃气囊管外口/未夹紧（漏气）扣5分，未做向外牵拉动作扣5分 （2）牵引架位置不合理扣3分，系线绳位置与方法错误每次各扣2分，线绳通过滑轮方法不正确扣4分 （3）牵引角度与砝码距离地面高度错误各扣2.5分；未记录扣2分，压力、注气量与体外管长度漏记一项扣1分 （4）未定时放气扣3分，放气时未放松牵引扣2分	
评价 (6分)	协助患者取舒适卧位，收拾用物，洗手	3	一项不符扣1分	
	动作轻柔，操作熟练，有爱伤观念	3	一项不符扣1分	

项目	考核标准	分值	评分标准	扣分
健康教育（26分）	1. 解释留置三腔二囊管的目的及原理，讲解留置三腔二囊管的意义 2. 指导患者勿将唾液、痰液咽下，以免误入气管引起吸入性肺炎 3. 嘱患者如感胸骨后不适时及时告知医护人员 4. 指导患者正确的翻身方法（轴线翻身） 5. 每日2次向鼻腔内滴入少量石蜡油，以防三腔管黏附于鼻黏膜 6. 留置三腔管期间患者如需转运，需在病情平稳、放松牵引的状态下转运，转运过程中三腔管的固定方法同胃管，同时注意观察三腔管有无脱出	26	1~5项一项未交待扣4分，一项交代不全扣2分；转运的条件、转运过程中固定方法及注意事项未交待各扣2分	
总分		100		

十三、有创动脉压监测技术操作考核标准

项目	考核标准	评分等级			
		A	B	C	D
准备（15分）	1. 工作衣、帽、鞋穿戴整齐，符合规范	5	4	3	2
	2. 环境清洁	3	2	1	0
	3. 规范洗手和手卫生，戴好口罩	3	2	1	0
	4. 备齐用物，放置合理	4	3	2	1
操作步骤（71分）	1. 核对医嘱、治疗单	4	3	2	1
	2. 核对患者信息，向患者解释，选择合适的穿刺部位	3	2	1	0
	3. 安装好动脉压监测装置，并排尽管道内的气体	5	4	3	2

项目	考核标准	评分等级			
		A	B	C	D
操作步骤 （71分）	4. 评估：桡动脉（Allen 实验） 　　嘱患者握拳，观察两手指尖，同时压迫桡、尺动脉，然后在放松压迫尺动脉的同时，让患者松拳，观察手指的颜色。如 5 秒内手掌由苍白变红，则表明桡动脉侧支循环良好，Allen 试验阴性；如长于 5 秒手掌颜色仍不变红，动脉侧支循环不佳，Allen 试验阳性	10	8	6	3
	5. 将测压管道系统与穿刺针相连	5	4	3	2
	6. 妥善固定，保持测压管路通畅	4	3	2	1
	7. 将压力传感器置于与心房同一水平（腋中线第 4 肋间）	5	4	3	2
	8. 三通 Off 指向压力传感器相反方向	5	4	3	2
	9. 拧开三通上的三通帽，使得三通与大气相同	4	3	2	1
	10. 校准压力零点	5	4	3	2
	11. 旋转三通至起始位置	4	3	2	1
	12. 设置血压报警范围	5	4	3	2
	13. 记录呼气末读数	4	3	2	1
	14. 告知相关注意事项	5	4	3	2
	15. 协助患者取舒适体位	3	2	1	0
评价 （14分）	1. 整理床单位，妥善安置患者，分类处置用物	5	4	3	2
	2. 与患者沟通亲和，操作熟练	4	3	2	1
	3. 严格执行无菌技术操作	5	4	3	2
总分					

十四、气管插管套管维护（口腔护理）技术操作考核标准

项目	考核标准	标准分	扣分
评估 （15分）	1. 仪表端庄，服装整洁	5	
	2. 了解病情、口腔情况及有无假牙	4	
	3. 向患者介绍口腔护理操作方法、目的	3	
	4. 与患者交谈时语言文明、态度和蔼	3	
准备 （10分）	1. 无长指甲，洗手，戴口罩	2	
	2. 根据病情备药液及用物	6	
	3. 用物放置于床旁桌或治疗车上	2	
操作 步骤 （57分）	1. 环境舒适，适宜操作	2	
	2. 患者取舒适体位（侧卧或头偏向一侧）	4	
	3. 检查气管插管及气囊压力是否正常，进行肺部听诊	9	
	4. 七步洗手法洗手，清除口鼻腔及气道分泌物	4	
	5. 用气囊压力表监测气囊在正常范围，向气囊内注气至正常压力的2倍	5	
	6. 取治疗巾围于颈下，置弯盘于患者口角旁	2	
	7. 取下气管插管固定器，固定气管插管并记录距门齿的距离	5	
	8. 持手电筒、压舌板，观察口腔情况	3	
	9. 采用口腔护理液浸湿的组合吸痰管进行擦洗	6	
	10. 擦洗完毕，用纱布擦净口唇，涂石蜡油或唇膏	3	
	11. 再次评估口腔情况	3	
	12. 更换气管插管固定器，连接氧气，撤去弯盘及治疗巾	5	
	13. 再次进行肺部听诊，用气囊压力表将气囊恢复至合适的压力	6	
整理 用物 （8分）	1. 协助患者恢复舒适的卧位，整理床单位	3	
	2. 物品正确分类处理	3	
	3. 操作后护士服装整洁，洗手	2	
评价 （10分）	1. 动作轻柔，操作准确	4	
	2. 患者口腔清洁，无异味，使患者舒适	6	
总分		100	

十五、气管切开套管护理技术操作考核标准

项目	考核标准	标准分	扣分
准备 (20分)	1. 评估患者：了解病情，观察局部伤口情况及两肺呼吸音	4	
	2. 解释并取得合作	2	
	3. 护士准备：着装整齐，洗手，戴口罩	2	
	4. 环境准备：环境宽敞、明亮，便于操作	2	
	5. 用物准备：气管切开护理盘（消毒瓶3个、持物桶3个）、泡沫敷料（2个）、固定带、棉签数个、剪刀、听诊器、气囊压力检测表、吸痰管、胶布等	10	
操作 步骤 (70分)	1. 携用物至床旁，核对患者姓名（腕带、床尾牌）	5	
	2. 解释，取得合作	2	
	3. 协助病人去枕，使头尽量后仰	2	
	4. 听诊，按需吸痰，监测气囊压力（肺尖：左右锁骨中线的第二肋之间；肺门：左右胸骨旁第四肋之间；肺底：左右腋中线第六和第七肋之间）	15	
	5. 洗手，戴手套，取下污染敷料，脱手套后洗手	5	
	6. 换药：视情况先使用双氧水棉签消毒，再用酒精棉签、生理盐水棉签消毒，自然待干后更换无菌的泡沫敷料	20	
	7. 胶布固定	2	
	8. 评估颈部敷料	10	
	9. 检查固定带松紧度，以容纳一指为宜，系死结	2	
	10. 协助患者取舒适体位，整理床单位	2	
	11. 整理用物，洗手，记录	5	
评价 (10分)	1. 观察病情仔细：随时观察患者面色、呼吸及血氧饱和度变化	5	
	2. 动作轻巧，敷料平整，患者无不适感	5	
总分		100	

十六、无创呼吸机护理技术操作考核标准

项目		考核标准	标准分	扣分
准备 (25分)	1. 素质准备	服装整洁	5	
	2. 核对、解释、评估患者	护士携带医嘱单核对患者，评估患者意识状态、生命体征、血气分析、睡眠、心理状况等，做好解释工作，取得患者的配合	5	
	3. 洗手、戴口罩	七步洗手法正确洗手	5	
	4. 物品准备	无创呼吸机（自配湿化装置）、呼吸机管道、口/鼻面罩、吸氧管、氧气表、灭菌注射用水、安尔碘消毒液、棉签、洗手液、检查用物的有效期，物品处于备用状态	10	
操作步骤 (65分)	1. 再次核对	采用两种身份识别的方法进行患者身份确认（腕带、反问式PDA）	5	
	2. 体位准备	协助患者取舒适体位，一般取半坐卧位，必要时协助排痰	5	
	3. 打开呼吸机	呼吸机自检通过	5	
	4. 注入湿化液	湿化液为灭菌注射用水，湿化液注入量最少不超过下限，最多不超过上限	5	
	5. 连接氧源	吸氧管一头连接氧气表头，另一头连接呼吸机湿化罐	5	
	6. 连接呼吸机管道	呼吸机管道连接紧密，无漏气	10	
	7. 佩戴口/鼻面罩	根据患者的面部情况选择合适的口/鼻面罩	5	
	8. 将呼吸机管路与口/鼻面罩相连	调节口/鼻面罩固定带的松紧度	5	
	9. 调整参数	遵医嘱选择合适的呼吸机模式和工作参数	10	

项目		考核标准	标准分	扣分
操作步骤（65分）	10. 观察病情	观察患者意识、生命体征、呼吸频率变化、皮肤黏膜发绀情况、自主呼吸与呼吸机是否同步、血气报告等，做好无创呼吸机使用的宣教工作	10	
整理（10分）	1. 整理床单位	取舒适体位，妥善安放呼叫器	5	
	2. 洗手，记录	准确记录开始时间、呼吸机各参数、患者意识和生命体征等	5	
总分			100	

十七、有创呼吸机护理技术操作考核标准

项目		考核标准	标准分	扣分
准备（24分）	1. 素质准备	服装整洁	5	
	2. 评估	（1）患者病情及一般情况，包括年龄、身高、体重、治疗情况、心肺情况、生命体征、血气分析报告、神志及合作程度 （2）人工气道类型、气道畅通程度、气囊压力（25~30cmH$_2$O）、肺部情况、痰液性质及量 （3）呼吸机的性能 （4）有无中心供氧和中心压缩空气，氧气及空气管道的接头是否配套。电源及电源插座是否与呼吸机上的电源接头吻合	4	
	3. 洗手、戴口罩	七步洗手法洗手，戴口罩	5	
	4. 物品准备	（1）呼吸机、消毒好的管道或一次性呼吸回路、湿化罐、湿化罐温度表、灭菌注射用水、一次性可吸痰延长管、流量传感器、模拟肺、一次性针筒、听诊器、简易呼吸器、气囊测压表、负压吸引器、护理记录单、约束带（必要时） （2）检查物品有效期、包装有无破损、有无潮湿	10	

续表

项目	考核标准		标准分	扣分
操作步骤（61分）	1. 解释核对	采用两种身份识别的方法进行患者身份确认（腕带、反问式或 PDA），对清醒患者核对解释，取得配合	5	
	2. 戴手套	严格按照戴无菌手套方法进行操作	5	
	3. 安装呼吸机管路	（1）正确安装呼吸机管道及湿化罐，并连接模拟肺 （2）在湿化罐中加入灭菌用水至刻度线	8	
	4. 开机自检	（1）连接电源、气源，打开开关，启动呼吸机，自检完毕 （2）测试与校准：包括管道密闭性、流量传感器、氧电池等	5	
	5. 设置呼吸机参数，并试运行	（1）主管医生/呼吸机治疗师根据病情调节呼吸机模式及参数 （2）连接模拟肺试运行	5	
	6. 患者准备	（1）对清醒患者核对解释，取得配合 （2）再次评估气囊压力 （3）再次检查患者的人工气道情况（气囊压力、深度、固定、通畅），必要时吸痰	8	
	7. 连接患者	确认呼吸机正常工作后，脱开模拟肺，将呼吸机管道与人工气道相连，并妥善固定管道	5	
	8. 观察呼吸机运行情况	（1）听诊两肺呼吸音，检查通气效果，监测呼吸机运行参数，病情允许给予半卧位 （2）观察神志、血压、心率、呼吸频率、血氧饱和度、胸廓起伏、双肺呼吸音、有无人机对抗 （3）调节报警范围	10	
	9. 标记	在呼吸机管道上注明管道使用的开始时间，建议呼吸机管道有可见污染时及时更换呼吸机管路；遵照医院感染管理科要求定期更换呼吸机管道	10	
评价（15分）	1. 记录	记录呼吸机模式、潮气量、呼吸频率、呼气末气道正压、吸氧浓度、气道支持/控制压力等	10	
	2. 评价	机械通气30分钟，行血气分析	5	
总分			100	

第五章

管道监测及维护要点

第一节　管道维护的基本原则

管道护理原则：通畅、在位、有效、安全。

一、医护人员对临床管道护理的安全告知

患者对自身置管有知情同意的权利，置管后，对患者进行健康宣教是医护人员的义务。临床对置管患者常规告知如下：

（一）告知内容

留置管道的名称、目的、有效期、重要性、注意事项。

（二）告知形式

分为口头告知和书面告知两种形式。对于危及生命的高危管道建议书面告知，并签订相应管道知情同意书。重点告知患者脱管会引起的不良后果、重新置管的风险、具体配合方法，同时让患者及家属可复述，注意保护管道安全。

（三）告知时间

置管前后，将置管相关事项告知患者及家属。

（四）注意事项

针对患者烦躁、疼痛等自身危险因素，应及时告知医生，给予相应处理。

二、医护人员对临床管道的安全管理

随着医学技术的进步，越来越多的管道技术被发明并应用于临床。管道技术

从发明至今，为人类的健康做出了巨大贡献。然而，伴随管道技术的发展，管道护理安全问题也不断出现，常见的有非计划性拔管、管道堵塞、引流不畅、感染等并发症。管道安全出现问题，会延误患者病情，再次处理时，会增加医疗成本，造成医疗资源的浪费。

此外，在患者维权意识和法律观念日益增强的今天，管道安全问题增加了医疗纠纷隐患，给医护人员工作造成巨大压力。因此，医护人员要加强临床管道安全管理意识。

1. 严格执行管道管理制度。

2. 合理应用管道风险评估。

3. 根据管道分类给予相应的双标识，标识明确。管道标识污染脱落时及时更换。

4. 改良固定方法，将固定小技巧、新思路应用其中。

第二节　管道维护应用指南

一、循证医学对证据水平的评价标准及推荐级别

近年来在医学领域十分强调要按照循证医学的标准进行研究和筛选信息，其获得的证据水平按下列标准评价：

1. Ⅰ类水平证据：指大型、随机化、结果明确，且出现假阳性（A 型错误）和假阴性（B 型错误）可能性低的研究。

2. Ⅱ类水平证据：指小型、随机化，结果不确定，并且存在中度至高度假阳性或假阴性的研究。

3. Ⅲ类水平证据：指非随机化的同期对照研究。

4. Ⅳ类水平证据：指非随机化的、回顾性的对照研究及专家观点。

5. Ⅴ类水平：指仅有病例报告，非对照研究的专家观点。然后根据获得证据水平来确定治疗推荐的级别，标准如下：

（1）A 级：至少得到 2 个Ⅰ类水平证据的支持

（2）B 级：至少得到 1 个Ⅰ类水平证据的支持

（3）C 级：仅得到数个Ⅰ类证据水平的支持

（4）D 级：至少得到 1 个Ⅱ类水平证据的支持

（5）E 级：仅得到Ⅳ或Ⅴ类水平证据的支持

文献类型五级标准：

1a：同质随机对照试验（RCT）的系统评价

1b：单个 RCT（可信区间窄）

1c：全或无病案系列

2a：同质队列研究的系统评价

2b：单个队列研究（包括低质量 RCT，如随访率 <80%）

2c：结果研究，生态学研究

3a：同质病例对照研究的系统评价

3b：单个病例对照

4：病例系列研究（包括低质量队列和病例对照研究）

5：基于经验未经严格论证的专家意见

二、输液导管维护相关指南

输液导管包括外周静脉导管、PICC 导管、深静脉导管、输液港等。血管通路的通畅性和有效性直接影响治疗方案的实施及临床效果，严格执行静脉导管维护的护理技术操作规范能有效减少导管并发症的发生，延长导管使用寿命，为临床护理实践提供重要依据。

（一）冲管与封管

1. 护理评估　在使用/维护管道之前，进行认真、全面的护理评估，包括患者全身及穿刺局部状况、导管功能、治疗方案等，以保证患者导管留置期间的治疗需求及安全。护理人员可依照静脉导管维护评估清单（表 5 - 1）进行评估。

（1）整体评估

①评估患者身体状况：患者一般人口学资料、疾病种类、病情严重程度、意识、出凝血功能、自我护理能力等。（Ⅱ，A）

②评估患者管道情况：导管留置时间、维护间隔，穿刺局部是否存在静脉炎、堵管、导管相关性血栓等并发症（Ⅰ，A）

③评估患者的治疗方案：是否实施输液、输血治疗；输入药物的种类、性质、用药量、用药频率、用药途径等，输血的种类、量、频率等。（Ⅰ，A）

（2）局部评估

①评估导管穿刺血管局部情况：评估穿刺局部皮肤完整性，上肢有无红、

肿、热、痛等炎症表现，臂围有无变化，以判断是否存在感染、血栓、外渗/渗出等并发症。（Ⅰ，A）

②评估管道功能：评估管道管腔内有无血液残留；评估管道是否存在脱出、移位、打折、折断等情况；经 PVC 输注药物前应通过输入生理盐水确定导管在静脉内；回抽 PICC、CVC、PORT 有无回血，确定管道是否通畅。（Ⅰ，A）

表 5-1　静脉导管维护评估清单

在详细的病史和体格检查之外，导管维护的评估还应包括以下条目：

整体评估

□是否有皮肤黏膜出血、皮下瘀斑等出凝血功能障碍的表现？

□是否有药物、消毒剂过敏史？

□是否存在嗜睡、意识模糊、昏睡、昏迷、谵妄等意识障碍？

□是否存在不当的留置时间或维护间隔？

□是否实施输液治疗？

□是否实施输血治疗？

□输入液体的种类、性质、用药量、用药频率、输入方式等是否影响导管维护？

□是否存在置管侧肢体、肩部、颈部及胸部肿胀、疼痛、麻木等不适感？

□是否每日评估敷料/固定装置的完整性？

□患者是否认识到导管维护的重要性？

□患者是否具有导管自我管理的能力？

□患者是否有主动向医护人员报告穿刺处异常的意愿？

局部评估

□穿刺局部皮肤是否完整？

□穿刺局部皮肤是否瘙痒、有皮疹？

□穿刺局部是否有渗液或渗血？

□穿刺局部是否有红、肿、热、痛等并发症的表现？

□穿刺侧臂围有无变化？

导管功能评估

□回抽导管是否有回血？

□导管推注是否通畅？

□导管输注是否通畅？

□导管管腔内是否有血液残留？

□导管是否有移位（脱出或缩进）？

□导管是否有打折（体外或体内）？

□导管是否有破损出现漏液现象（体外或体内）？

□导管是否有断裂（体外或体内）？

2. 时机与目的

（1）间断输液和每次输液（血）前，及治疗结束后，应回抽并冲洗导管，以评估导管功能，并将附着在管腔内的药液、血液冲入体内，降低堵管风险。采用正压封管方式进行封管，以减少血液反流管腔，降低堵管、导管相关感染等风险。（Ⅰ，A）

（2）输液（血）治疗过程中，输注黏稠、高渗、中药制剂、抗生素等对血管刺激较大的液体后，宜进行冲管；连续输注的药液不相容时，应在两种药物输注之间进行冲管，以免产生沉淀堵塞导管。（Ⅰ，A）

3. 溶液与浓度

（1）应使用不含防腐剂的生理盐水冲封管。（Ⅰ，A）不应使用无菌注射用水冲洗导管。（Ⅴ，A）

（2）冲管液宜使用一次性单剂量的生理盐水。特殊情况下需使用袋装生理盐水，并使用一次性注射器抽取溶液，防止交叉感染，严格一人一用一弃。（Ⅰ，A）

（3）输注药物与生理盐水不相容时，应先使用5%葡萄糖注射液冲洗，再使用生理盐水。（Ⅲ，A）

（4）外周静脉导管：宜使用生理盐水封管，尤其是对于凝血功能异常、血液系统疾病及肝功能异常的患者。（Ⅰ，A）

（5）中心静脉导管：PICC/CVC可用 0~10 U/ml 的肝素溶液封管。根据 PORT 导管的结构选择封管液的种类，可用 100 U/ml 的肝素溶液封管。（法规，A）

4. 工具与操作

（1）一般选择 10ml 注射器或 10ml 管径的预充式导管冲洗器。一次性预充式导管冲洗器可减少导管相关感染和回血率，但不应使用其稀释药物。（Ⅰ，A）

（2）应采用脉冲式冲管，即"推－停－推"方法冲洗导管。（Ⅰ，A）

（3）无损伤针针尖斜面宜与输液港港座出口反方向，以使其冲管效果最佳。（Ⅳ，B）

（4）采取正压封管方法，防止导管内血液反流。（Ⅱ，A）

5. 量与频次

（1）导管冲管液量应以冲净导管及附加装置腔内药物为目的，原则上应为导管及附加装置内腔容积总和的2倍以上。（Ⅰ，A）

（2）封管液量应为导管及附加装置管腔容积的 1.2 倍。（Ⅴ，B）

（3）暂不使用的外周静脉导管，应间隔 24 h 冲封管 1 次。（Ⅱ，B）

治疗间歇期的 PICC，至少 1 周冲封管 1 次，治疗间歇期的 PORT，一般 4 周冲封管 1 次。（法规，A）

（4）双腔及多腔导管宜单手同时冲封管。（Ⅲ，A）

6. 抗菌性封管液

（1）当出现导管相关血流感染时，可使用抗生素封管液，不宜常规预防使用。（Ⅳ，A）

（2）联合使用抗生素可延长导管留置时间，减少封管液更换次数。（Ⅳ，B）

（3）对长期使用中心静脉通路、多次 CLABSI（中心导管相关血流感染）致中性粒细胞减少的革兰氏阳性菌感染等 CLABSI 高危患者及采取预防措施后 CLABSI 发生率仍较高的者，可预防性使用抗生素封管。（Ⅰ，B）

（4）封管期结束后应将中心血管通路装置内腔中的所有抗生素封管液抽出，不可将抗生素冲入血管内。（Ⅱ，A）

（二）敷料更换与导管固定

1. 评估

（1）评估患者病情、局部情况和过敏史。（Ⅳ，B）

（2）评估患者自我管理管道的能力和向医护人员报告穿刺处异常的意愿。（Ⅴ，B）

（3）每日评估敷料/固定装置的完整性，患者的皮肤情况、舒适度及皮肤损伤的潜在风险。（Ⅳ，A）

2. 更换指征/时机

（1）应根据敷料的种类确定敷料及固定装置更换的频率。纱布敷料至少每 2 天更换 1 次，透明敷料至少每 5～7 天更换 1 次。若穿刺部位发生渗液、渗血及敷料出现卷边、松动、潮湿、污染、完整性受损时应及时更换。（Ⅰ，A）

（2）辅助外固定装置一人一用一更换。（Ⅳ，B）

3. 皮肤消毒

（1）选用浓度 >0.5% 的葡萄糖酸氯己定（CHG）乙醇溶液（年龄 <2 个月应慎用）、有效碘浓度不低于 0.5% 的碘伏或 2% 的碘酊溶液和 75% 酒精溶液，以穿刺点为中心擦拭消毒皮肤，并自然待干。（Ⅰ，A）

（2）对于皮肤完整性受损的患者，先用无菌生理盐水清洗，再用0.5%碘伏消毒，自然干燥。（Ⅱ，B）

（3）皮肤消毒面积应大于敷料面积。（法规，A）

4. 敷料选择

（1）应使用无菌纱布或无菌透明敷料覆盖穿刺点，注明敷料的使用日期或更换日期。（Ⅰ，A）

（2）患者出汗较多、穿刺点出血或渗液时可用纱布覆盖。待出汗、出血和（或）渗液问题解决后再使用其他类型敷料。（Ⅰ，A）

（3）对粘胶过敏、皮肤病变及皮肤完整性受损的患者，可选用纱布敷料，必要时可选择水胶体等治疗性敷料。（Ⅱ，B）

5. 固定方法

（1）管道固定应不影响观察穿刺点和输液速度，且不会造成血液循环障碍、压力性损伤及神经压迫，并应遵循产品使用说明。（Ⅰ，A）

（2）敷料或固定装置应与皮肤紧密贴合。透明敷料采用以穿刺点为中心无张力放置、塑形、抚压的方法固定。（Ⅰ，A）

（3）外周静脉导管和输液港无损伤针使用透明敷料固定；中心静脉导管使用粘胶类敷料或缝线固定，透明敷料覆盖；经外周穿刺的中心静脉导管（PICC）可使用具有粘胶剂的固定装置固定，透明敷料覆盖。（Ⅰ，A）

（4）皮肤病变、过敏或禁忌使用医用胶粘剂的患者，可使用纱布敷料保护穿刺点，管状纱网固定管道。（Ⅱ，B）

6. 穿刺部位保护

（1）必要时可使用辅助固定装置（部位保护用具或物理固定装置）来增加管道固定的牢固度，但不建议常规使用。（Ⅱ，B）

（2）应明确辅助固定装置的使用指征，定期评估并记录，使用时应不影响观察和输液速度，且不会造成血液循环障碍、压力性损伤及神经压迫，一旦情况允许，尽早移除。（Ⅱ，B）

（3）向患者及家属解释物理固定装置的必要性、方法和注意事项，必要时签署知情同意书。（Ⅱ，B）

（4）应对携带静脉导管的患者做好健康教育。（Ⅴ，B）

（三）输液接头

1. 种类

输液接头包括无针接头、肝素帽和三通接头。无针接头按内部机制可分为分隔膜接头和机械阀接头；按功能可分为正压接头、恒压接头和负压接头。另外还有新型抗菌涂层接头，如：带有纳米银涂层的无针接头。

2. 应用

（1）应以螺口设计以保证血管通路装置与输液接头紧密连接。（Ⅰ，A）

（2）外周静脉导管末端宜使用无针接头。（Ⅱ，B）

（3）宜选择结构简单、外观透明的无针接头连接导管。（Ⅱ，B）

（4）CLABSI 高危患者可使用新型抗菌涂层接头。（Ⅴ，B）

（5）加压输注液体时（3~5 ml/s），应评估输液接头能承受的压力范围（参照产品说明书）。（Ⅴ，B）

（6）应根据输液接头功能类型决定冲管、夹闭以及断开注射器的顺序（参照产品说明书）。（Ⅳ，A）

（7）需要快速输液时，不宜使用无针接头，因其可以降低输注速度（包括晶体液及红细胞悬液等）。（Ⅳ，B）

（8）为降低感染风险，应减少三通接头的使用。（Ⅳ，B）

（9）可用预连接无针接头的三通接头或用带无针输液接头的多通路连接管，代替三通接头。（Ⅳ，C）

3. 消毒

（1）合适的消毒剂包括：75% 乙醇、浓度 >0.5% 的葡萄糖酸氯己定乙醇溶液、有效碘浓度不低于 0.5% 碘伏溶液。（Ⅰ，A）

（2）每次连接前应用机械法用力擦拭消毒输液接头的横截面和外围。（Ⅰ，A）

①无针接头应选用消毒棉片多方位用力擦拭 5~15s 并待干，消毒和待干时间根据无针接头的设计和消毒剂的性质决定（可参照产品说明书）。（Ⅱ，A）

②抗菌性的无针接头应同样采用机械法用力擦拭。（Ⅳ，B）

（3）使用含有酒精或异丙醇的消毒帽可以降低 CLABSI 的风险。（Ⅱ，B）

4. 更换

（1）外周静脉留置针附加的肝素帽或无针接头宜随静脉留置针一同更换；PICC、CVC、PORT 附加的肝素帽或无针接头应至少 7 天更换 1 次。（Ⅴ，A）

（2）更换无针输液接头的频率不应过于频繁，一般 5~7 天更换一次（具体

产品请参照产品说明书）。（Ⅳ，B）

（3）以下情况应立即更换输液接头：输液接头内有血液残留或有残留物；完整性受损或被取下；在血管通路装置血液培养取样之前；明确被污染时。（Ⅳ，A）

（4）三通接头应与输液装置一起更换。（Ⅴ，B）

（四）静脉导管拔除

1. 拔除的时机

（1）临床治疗不需要使用静脉导管时，应及时拔除。（Ⅰ，A）

（2）不宜仅以留置时间长短作为静脉导管拔除依据。（Ⅳ，B）

（3）中心静脉导管出现不能解决的并发症，应拔除。（Ⅰ，A）

（4）外周静脉导管出现并发症时应拔除。（Ⅰ，A）

2. 拔除人员的资质

（1）外周静脉导管应由具有执业资质的医护人员拔除。（Ⅴ，C）

（2）中心静脉导管（PICC、CVC、PORT）应由接受过专业培训的医护人员拔除。（Ⅰ，A）

3. 中心静脉导管拔除时的体位

（1）拔管时应将导管出口部位（如颈部、手臂）置于低于患者心脏水平。（Ⅴ，B）

（2）拔管时宜将病人置于头低仰卧位或仰卧位。（Ⅴ，B）

（3）拔管时指导患者屏住呼吸，在拔除导管的最后部分时进行 Valsalva 操作（深吸气后屏气，再用力做呼气动作），或在患者呼气末屏气状态下拔除。（Ⅴ，B）

4. 中心静脉导管拔除后的处置

（1）应用无菌敷料密闭穿刺点至少 24 小时，24 小时后评估穿刺点愈合情况。（Ⅴ，B）

（2）应评估拔除导管的完整性，必要时与置管记录的导管长度比较。（Ⅴ，B）

（3）患者拔管后保持平卧 30 分钟。（Ⅴ，B）

（五）教育培训

护理人员应在维护管道的同时对留置静脉导管的患者及其家属进行健康教育，交代留置管道期间的注意事项、相关护理措施及存在的风险等，提高患者的依从性。护理人员可依照静脉导管维护健康教育清单（表 5 - 2）指导患者。

表 5 - 2　静脉导管维护健康教育清单

导管维护时间

□PICC 导管至少每周维护 1 次

□PORT 导管至少每 4 周维护 1 次

局部观察

□穿刺点周围皮肤有无发红？

□穿刺点周围皮肤有无瘙痒？

□穿刺点周围有无肿胀？

□穿刺点周围有无疼痛？

□穿刺点有无出血？

□穿刺点有无分泌物？

□穿刺侧手臂或肩部或颈部或锁骨下区域有无肿胀？

□穿刺侧手臂或肩部或颈部或锁骨下区域有无疼痛？

导管观察/导管接头观察

□导管置入长度为多少？

□导管外露长度为多少？

□导管有无脱出？

□导管有无进入体内？

□外露导管是否打折？

□外露导管是否破损？

□导管接头是否松动？

□导管接头是否破损？

□导管接头内是否有血液或异物？

敷料观察

□贴膜有无破损？

□贴膜有无潮湿？

□贴膜有无松动？

□贴膜有无卷边？

禁止做的活动

□置管侧肢体肩关节禁止大幅度甩手或向上伸展的动作

□置管侧肢体不应提举超过 5kg 的重物

□置管侧肢体不应盆浴及游泳

□置管侧肢体不应测血压

□不应长期压迫置管侧肢体（如压着置管侧手臂睡觉）

1. 健康教育

（1）健康教育对象包括患者、家属及照护者。（Ⅰ，A）

（2）为留置管道的患者提供持续的健康教育。（Ⅰ，A）

（3）根据患者年龄、病情、治疗方案、导管类型、文化程度、经济水平等情况给予个性化的健康教育。（Ⅱ，A）

（4）采用多种途径（如口头解释、示教和回复、书面说明、视频包括网络平台）传播和提供静脉导管的健康教育内容，方便患者及家属获取健康教育知识。（Ⅱ，A）

（5）为留置管道患者提供导管维护的相关知识。（Ⅳ，A）

具体内容包括但不限于：

①静脉导管应定期进行维护。

②观察穿刺点有无渗血渗液等异常情况，周围皮肤有无发红、肿胀、疼痛、有无分泌物。观察全身不适状况，有无发热等不适。

③观察管道外露长度的变化，以及是否有打折、破损。

④观察贴膜有无出现潮湿、脱落、卷边情况。

⑤置管侧手臂可以进行适宜运动，如握拳松拳，避免做肩关节大幅度甩手或向上伸展的动作，不应提举重物。

⑥沐浴时避免置管部位潮湿，可以使用防水套或保护膜包裹。

⑦穿脱衣服时应注意保护管道，防止脱出，衣服的袖口不宜过紧。

（6）对患者及家属或照护者进行阶段性健康教育效果的评估。（Ⅲ，A）

2. 维护人员的培训

（1）导管维护人员应经过专业理论知识与技能培训。（Ⅲ，B）

具体内容包括但不限于：

①管道装置的评估、护理；

②敷料的更换与管道的固定；

③冲管和封管；

④附加装置的更换与消毒；

⑤穿刺部位的保护；

⑥感染的预防与控制；

⑦管道拔除；

⑧患者健康教育；

⑨护理记录。

（2）管道维护人员应具备识别管道相关并发症的症状和体征的能力。（Ⅳ，B）

（六）感染预防与控制

1. 管理要求

（1）建立健全规章制度、工作规范和操作标准，明确职责。（Ⅴ，A）

（2）操作人员须经过专业培训且考核合格，熟练掌握导管置入技术、维护方法和导管相关性感染的预防与控制。（Ⅳ，A）

（3）有条件的医疗机构应建立静脉置管及管道维护的专业医疗团队。（Ⅳ，B）

（4）操作环境清洁、宽敞、明亮；落实物表、空气消毒规范。（Ⅴ，A）

（5）最大程度建立操作的无菌区域。（Ⅳ，B）

（6）医疗机构及相关部门应逐步开展导管相关性感染的目标性监测。（Ⅳ，B）

（7）医务人员根据监测结果采取感染预防与质量改进措施。（Ⅱ，A）

2. 手卫生

（1）设施种类、数量、安放位置及手消毒剂应符合规范要求。（法规，A）

（2）在管道置入、使用与维护操作前、后，须执行手卫生。（Ⅴ，A）

（3）存在血液或其他体液等肉眼可见污染时，应使用肥皂（皂液）和流动水洗手；无肉眼可见污染时，宜使用速干手消毒剂代替洗手。（Ⅴ，A）

（4）高度怀疑或已证实暴露于孢子形式的致病菌中，包括难辨梭状芽孢杆菌，首选肥皂和流动水洗手。（Ⅴ，A）

（5）肥皂和速干手消毒剂不应同时使用。（Ⅰ，B）

3. 预防与控制

（1）执行无菌技术操作，需遵守最大限度无菌屏障原则。（Ⅴ，A）

（2）妥善固定管道，避免因敷料及管道松动或移位而引发的导管相关性感染。（Ⅲ，B）

（3）紧急状态下置管，若不能保证有效的无菌原则，管道应在48h内尽快拔除。（Ⅳ，B）

（4）定期进行管道维护，当敷料受潮、松动、渗血、渗液或污染明显时，应立即更换。（Ⅴ，B）

（5）保持管道连接端口清洁，在输血和输入血制品4h或停止输液后，应及时更换输液管道，特殊药物输注时应根据产品说明书要求更换（如丙泊酚、脂肪乳等）。（Ⅴ，B）

（6）感染高风险患者应采取预防措施，必要时可考虑使用抗菌封管液，需在医生指导下完成。（Ⅰ，A）

（7）每日进行感染风险与预防措施效果评估。（Ⅳ，A）

（8）对疑似 CLABSI 患者，在使用抗菌药物治疗前，对从管道和外周静脉中抽取的血样进行培养，然后依据结果采取治疗措施及确定管道是否拔除。（Ⅳ，B）

（9）无针输液接头内腔存在微生物污染风险，需执行预防感染操作。（Ⅳ，A）

（10）患者及家属应接受并落实预防导管相关血流感染的宣教与指导。（Ⅴ，A）

三、肠内营养导管维护相关指南

营养是治疗疾病和健康长寿的保证，合理、平衡、及时的临床营养治疗对患者有极为重要的作用。营养支持又称营养治疗，合理的营养治疗胜过强力的抗生素，对加快患者康复，缩短住院时间有重要意义。规范的临床营养治疗程序，能显著提高临床营养治疗效果。严格执行肠内营养导管维护的护理技术操作规范能有效减少管道并发症的发生，延长管道使用寿命，为临床护理实践提供重要依据。

（一）鼻饲的目标

鼻饲的目标是为患者提供足够的能量、蛋白质和微量元素，维持或促进营养状态、功能和活动的康复，提高生活质量，降低病死率。（5，B）

（二）鼻饲的适应证和禁忌证

1. 严重吞咽功能障碍，抑郁早中期痴呆患者以及营养不良或者有营养不良风险的老年患者、失能老人等推荐采用鼻饲喂养。（1b，A）

2. 连续三天及三天以上不能经口进食的患者，考虑给予鼻饲。（5，B）

3. 鼻饲管适合接受肠内营养时间小于四周的患者；肠内营养时间大于四周的患者，建议采用鼻肠管喂养或经皮内镜下胃造瘘术。（1a，A）

4. 食管静脉曲张出血的患者，三天内禁止鼻饲。（4，B）

（三）鼻饲开始的时间

对于危重患者，只要胃肠解剖与功能允许，建议发病后，早期（24～48h内）开始鼻饲。（1a，A）

1. 建议组成多学科的营养支持小组，对营养支持途径、喂养方式及管理方案进行决策。（1b，A）

2. 建议对所有参与鼻饲护理的工作人员进行教育和培训。（1b，A）

3. 插管前要评估患者是否适合鼻饲喂养，且评估内容及结果要记录在患者的病历中。（5b，A）

（四）鼻胃管的选择

1. 根据患者的具体情况，选择材质、管径合适的胃管。（5b，B）

2. 长期鼻饲患者使用聚氨酯或者硅胶胃管。（2c，A）

3. 成人可选择 Fr14 号胃管。（3c，B）

（五）鼻胃管置管

1. 鼻胃管应该由经验丰富的医生或护士置管。（5b，A）

2. 鼻胃管置管长度为鼻尖－耳垂－剑突的距离。（5b，A）

3. 有误吸、反流的患者推荐延长鼻胃管置入长度，保证胃管末端到达幽门后。（1a，A）

（六）确认鼻胃肠管位置的方法

1. X 线检查

（1）盲插的任何型号胃肠管在首次喂养或首次给药前均要行 X 线检查，确保位置正确。（1a，A）

（2）不能抽出胃内容物，或者 pH 试纸判断鼻胃管位置失败时，X 线是首选的重要检测手段。（1a，A）

2. 回抽胃液

（1）肉眼观察胃管内抽出物的外观特点，并测量 pH 值，有助于准确判断胃管是否在胃内。（2b，B）

（2）检测胃管内抽出物 pH 值，可以作为临床一线的检查手段。未服用胃酸抑制剂的患者可将 pH 值≤4 作为判断胃管在胃内的标准，服用胃酸抑制剂的患者可将 pH 值≤6 作为标准。（1a，A）

（3）不宜单独采取听诊气过水声、石蕊试纸检测酸碱度或者肉眼观察胃内抽出物等方法。（4b，A）

3. 监测外露长度

标记外露胃管长度，每次喂养前观察有无长度改变。长度发生明显改变时，立即床旁检测胃管位置。（3e，A）

4. 其他方法

（1）对于机械通气的成人患者，推荐利用二氧化碳分析仪或比色式二氧化碳测定二氧化碳浓度，以判断胃管是否误入气管内。（1a，A）

（2）对于非机械通气患者，可采用弹簧压力测量仪判断胃管是否误入气道。（3b，B）

（3）超声波检查可以判断有金属重力头的胃管的位置。（2b，B）

5. 检查胃管位置的时机

持续鼻饲患者，每4h评估1次胃管的位置；分次鼻饲患者，每次喂养前评估胃管位置。（3e，b）

（七）鼻胃管固定

1. 建议采用黏着性棉布伸缩包带固定鼻胃管。（1c，A）

2. 对胶布过敏的患者，建议采用棉质系带双套结固定鼻胃管，并在受压部位使用减压装置。（2a，B）

（八）鼻胃管效期

1. 乳胶胃管至少每周更换一次。（2c，B）

2. 硅胶胃管每月更换1次。（5b，B）

（九）鼻饲体位

1. 鼻饲时，保持床头抬高角度为30°～45°，禁忌证除外。（2a，A）

2. 鼻饲结束后保持半卧位30～60min。（5b，A）

3. 如果必须降低床头进行其他操作，操作结束后尽快恢复床头高度。（5b，A）

（十）鼻饲液配方

1. 胃肠道功能正常患者，首选整蛋白标准配方。（5b，B）

2. 膳食纤维可以减少管饲老年患者腹泻，促进正常肠道蠕动。（1a，A）

3. 外伤或者选择性上消化道手术的患者可选择含免疫调节剂（精氨酸、核苷酸、$\omega-3$脂肪酸）的鼻饲营养液。（1a，A）

4. 烧伤患者可采用添加谷氨酸的鼻饲营养液。（1a，A）

（十一）鼻饲喂养

1. 营养泵的使用

（1）对于长期（2～3周或更长）鼻饲患者推荐使用营养泵持续输注。（2a，A）

（2）不能耐受间歇喂养的患者，建议采取营养泵持续喂养。（2a，A）

（3）对老年卧床患者进行鼻饲时推荐使用营养泵。（2a，A）

（4）对血糖波动较大的患者（高渗性非酮症性糖尿病昏迷或低血糖反应及其他严重的代谢性并发症）推荐使用营养泵。（3c，A）

（5）危重症、重大手术后患者刚开始鼻饲时推荐使用营养泵。（5b，A）

（6）鼻饲营养液黏稠度较高，需要严格控制输注速度时，或输注大剂量、高渗透压的营养液时，推荐使用营养泵。（5b，A）

2. 营养泵持续喂养的速度

使用营养泵持续喂养时建议速度从慢到快，即首日速度为 20～50ml/h，在患者耐受的情况下，次日起每隔 8～12h 可增加速度 10～20ml/h，逐渐加至 80～100ml/h，每日约 12～24h 内输注完毕。营养不良或代谢不稳定的患者减慢速度。（5b，B）

3. 营养泵的管理

（1）建议营养泵采用专科专人负责的集中管理模式。（3e，B）

（2）建议定期校准、维护营养泵，以保证营养泵的精确度。（5b，A）

4. 分次喂养

（1）分次推注喂养可能会增加患者误吸的危险，不宜采用这种方式。（2a，A）

（2）分次喂养时，建议单次喂养量不超过 400ml。（5b，B）

5. 鼻饲液温度　持续输注鼻饲营养液时，可使用加温器，使营养液温度维持在 38℃～40℃，但加温器必须谨慎使用。（2c，B）

6. 冲管

（1）持续鼻饲时，每 4h 用 20～30ml 温水，脉冲式冲管 1 次；间歇或分次喂养时，每次喂养前后用 20～30ml 温水脉冲式冲管。（2c，A）

每次给药前后用 10～30ml 温水脉冲式冲洗胃管，以减少堵管和药物腐蚀管壁的危险。（2c，A）

（2）成人每次检测胃残留量后，用 30ml 温水冲管。（2c，A）

（3）免疫功能受损或危重症患者，建议用无菌水冲管。（3d，B）

（4）对于长期鼻饲的老年患者，可采用米曲菌胰酶片 2 片碾碎后加 15ml 水脉冲式封管预防堵管。（2c，B）

（5）一旦发现堵管，建议及时用 20ml 的注射器抽温开水反复冲吸，有条件时可用胰酶或碳酸氢钠溶液冲管。（4c，B）

（十二）鼻饲给药

1. 胃管给药前，应先由药剂师评估每个患者的用药情况。（5b，B）

2. 给药前，停止喂养，并用≥15ml 温水冲管。（2c，A）

3. 建议每种药物分开给药，尽可能使用液体制剂，速释片要换成其他剂型。其他药物研磨成细粉状，胶囊制剂打开胶囊，无菌水溶解。（5b，A）

4. 不宜将肠溶药和控释片碾碎。（5b，A）

5. 胃管内不宜给予舌下含服片和口颊片。（5b，A）

6. 药物不应直接添加在营养液或营养袋中。（5c，A）

7. 鼻饲给药，应使用清洁的注射器（注射器型号≥30ml）。（5b，A）

（十三）并发症监测与管理

1. 胃潴留和胃残留量

（1）鼻饲患者在开始喂养的第 1 个 48h 内每隔 4h 检测胃残留量；达到喂养目标速度后，每隔 6～8h 检查胃残流量。（5b，A）

（2）持续鼻饲，每隔 4～8h 检查胃残留量；间歇鼻饲每次喂养前检查胃残留量。（5b，A）

（3）胃残留量＞200ml 时，应立即进行仔细的床旁评估，结合腹部体格检查，观察有无恶心呕吐、腹胀，肠鸣音是否正常等调整鼻饲量，选择合适的喂养方法。（5b，A）

（4）胃残留量＞200ml 时，可使用促胃肠动力药物。（1a，A）

（5）胃残留量持续＞200ml 时，考虑空肠管喂养。（5b，B）

（6）建议使用≥50ml 的清洁注射器检查胃残留量。（5b，A）

（7）丢弃或回输胃残留液对患者的影响无差异。（2a，B）

2. 腹泻

（1）推荐使用含纤维素的鼻饲营养液以降低腹泻的发生率。（1a，A）

（2）推荐使用含益生菌的鼻饲营养液制剂。（1a，A）

（3）推荐对于乳糖不耐受的患者给予无乳糖配方的鼻饲营养制剂。（5b，A）

（4）临床应用时，不宜稀释已经配置好的鼻饲营养液。（5b，A）

（5）鼻饲营养袋、营养管和营养液容器应每 24h 更换。（5b，A）

（6）腹泻发生时应减慢鼻饲喂养速度和（或）减少营养液总量，予以等渗营养配方，严格执行无菌操作。（5b，B）

（7）腹泻发生时，尽早查找腹泻原因，尽早治疗，并加强皮肤护理。（5b，A）

（8）患者在鼻饲期间，同时服用其他药物尤其是抗生素，可能是导致腹泻的原因。（3d，A）

3. 便秘

（1）建议加强水分的补充，选用含有膳食纤维的营养配方。（1a，A）

（2）必要时给予通便药物、低压灌肠或者其他促进排便措施。（5b，B）

4. 上消化道出血

（1）抽出咖啡色胃残留液，疑为消化道出血时，即刻留取标本送检。（5b，A）

（2）血性胃内容物＜100ml，继续全量全速或全量减速（20～50ml/h）喂养，每天检测胃内容物隐血试验1次，直至2次均正常；血性胃内容物＞100ml，暂停喂养，必要时改为肠外营养。（5b，B）

（3）对于有再喂养综合征风险的患者，建议监测其水、电解质及其他代谢参数的变化，并且在给予鼻饲开始前纠正过低的生化指标。（4c，A）

5. 反流、误吸

（1）建议评估鼻饲患者误吸的风险，并采取相关措施降低误吸的风险。（5b，A）

（2）建议常规评估患者有无腹胀、反流等误吸危险因素，每4小时听诊胃肠蠕动一次。（2c，B）

（3）危重症患者不宜使用蓝色食用色素作为误吸标记物，或通过葡萄糖氧化酶试纸测定支气管分泌物含糖量来判断有无误吸。（5b，A）

（4）意识障碍患者或格拉斯哥评分＜9分以及老年患者，在鼻饲前翻身叩背、彻底清除呼吸道分泌物，可降低误吸发生率。（5b，A）

（5）建议人工气道患者接受鼻饲时，每4小时行声门下吸引一次。（2c，B）

（6）对于误吸风险较高的患者，推荐延长鼻胃管插入长度，保证胃管末端达到幽门后。（1a，A）

6. 吸入性肺炎

（1）推荐监测鼻饲患者有无吸入性肺炎的症状和体征，包括不明原因的发热，痰的颜色、性状的变化，呼吸音的变化，有无血氧饱和度下降和呼吸机撤机失败。（5b，A）

（2）对于接受机械通气的鼻饲患者，推荐采用间歇鼻饲以预防吸入性肺炎。（1b，A）

7. 口腔护理

（1）对于长期鼻饲患者，建议每日进行口腔护理 2 次。（5b，A）

（2）建议机械通气的鼻饲患者使用洗必泰口腔护理 2/日，以降低肺炎发生率。（2d，B）

（十四）鼻饲操作的无菌原则

1. 鼻饲营养的配制、喂养都应严格遵循无菌操作原则。（5b，A）

2. 建议操作者在鼻饲前有效洗手。（5b，A）

3. 建议使用有密封包装的液体行鼻饲营养。（5b，A）

4. 建议将配置好的营养液冷藏，24h 内未用完应丢弃。（5b，A）

5. 开放性喂养管道至少 24h 更换 1 次。（5b，A）

（十五）鼻饲喂养的伦理问题

1. 肠内喂养必须兼顾伦理问题，尊重患者的意愿；若患者不能表达自己的意愿，医生必须与其照顾者或者家属商量，考虑患者的最大利益。（5b，A）

2. 对于终末期患者，宜在审慎评估的基础上，尊重患者本人（清醒且有行为能力者）或家属、法定监护人（无行为能力者）的意见，然后决定是否实施或终止人工营养支持。（5b，A）

（十六）上报原则

所有置管失败，均应通过医院内部的风险管理系统上报。（5b，B）

第三节 基础管道的监测及维护要点

一、吸氧管的监测及维护要点

（一）目的

1. 保持吸氧管妥善固定、通畅及氧气的正常使用。

2. 观察使用吸氧管局部皮肤黏膜情况，避免皮肤黏膜机械性损伤。

3. 保证吸氧管与湿化瓶连接的紧密性，保障气道湿化效果。

4. 及时发现并更换污染及失效的吸氧导管及湿化液，减少相关感染。

（二）监测项目

1. 吸氧管的有效期。

2. 吸氧管的通畅性。

3. 根据患者情况选择合适的吸氧管规格及型号。

4. 使用吸氧管的方法是否正确。

5. 使用吸氧管时是否有明确标识。

6. 长期吸氧患者是否定期更换吸氧管。

（三）维护要点

1. 按吸氧管标准固定流程进行妥善固定。

2. 气管切开患者使用吸氧管时，将吸氧管连接于人工鼻的氧气入口，勿将吸氧管直接置于气道内，注意手卫生，避免感染。

3. 持续鼻导管吸氧者，每日更换鼻导管部位 2 次以上，双侧鼻孔交替插管，并及时清除鼻腔分泌物，防止鼻导管堵塞。

4. 长期使用鼻塞式及面罩式吸氧管患者，加强局部皮肤黏膜保护。

5. 吸氧管、湿化瓶每 3 天更换 1 次。

6. 加强健康教育，告知患者及家属勿自行拔除吸氧管，翻身时注意吸氧管长度，防止扭曲、打折。

二、鼻胃肠管的监测及维护要点

（一）目的

1. 妥善固定鼻胃肠管，避免脱出、移位。

2. 保持管道通畅，满足患者鼻饲需要。

3. 及时更换污染及失效的鼻胃肠管，减少相关并发症。

4. 保证胃残余量监测，为患者营养评估提供依据。

（二）监测项目

1. 鼻胃肠管的有效期。

2. 鼻胃肠管的通畅性。

3. 鼻胃肠管的在位情况。

4. 根据患者情况选择合适的鼻胃肠管的规格及型号。

5. 使用鼻胃肠管的方法是否正确。

6. 鼻胃肠管是否有明确标识。

7. 长期鼻饲患者是否定期更换鼻胃肠管。

（三）维护要点

1. 按鼻胃肠管标准固定流程进行妥善固定。

2. 定时冲洗，防止堵管

（1）鼻胃管每 4 小时冲洗一次，冲洗时应根据胃管型号选择合适的注射器抽取 10~20ml 温水以脉冲式的方法进行冲管。

（2）鼻肠管每 2 小时冲洗一次，冲洗时应根据胃管型号选择合适的注射器抽取 30~40ml 温水以脉冲式的方法进行冲管。

（3）鼻饲前后必须进行冲管。

（4）冲管时不可用力过猛。若遇阻力，不可强行冲管，可先回抽胃液；若抽出胃液，表示鼻胃管通畅，继续冲管，否则评估后更换新的鼻胃管。

（5）鼻肠管若发生堵管，处理方法为：一冲：用 50ml 注射器抽吸温开水进行冲洗；二抽：用空注射器尽量将管道中残余物抽出；三推注：用碳酸氢钠或胰酶以脉冲式的方法向管道内推注；四等待：等待 30~60 分钟；五重复：如不通，重复之前的措施。若超过 24 小时管道仍未通畅，经评估后更换新的鼻肠管。

3. 定时回抽，判断残余量及胃肠内容物性质及颜色

（1）鼻胃管每 4 小时回抽胃液一次。

（2）鼻肠管每 2 小时回抽肠液一次。

（3）回抽时避免用力过猛，造成黏膜损伤、出血。

4. 在鼻饲前先进行听诊和冲管，判断鼻胃管在胃内情况。

5. 鼻胃管应有明确标识，注明长度及留置时间，班班交接。

6. 鼻胃管固定贴污染、卷边、潮湿时及时更换。

7. 长期留置鼻胃肠管的患者，加强置管及固定贴处皮肤黏膜保护，减少皮肤黏膜损伤。

8. 鼻胃肠管因材质不同，可留置的时间长短不同（以产品说明书为准）。硅胶材质可留置 1 个月，聚氨酯材质可留置 42 天。定期更换，必要时可随时更换，避免超期留置，减少相关并发症。

9. 烦躁患者应使用保护性约束，必要时根据患者病情适当使用镇静剂。

10. 加强健康教育，告知患者及家属勿自行拔除鼻胃肠管，翻身及搬动时应注意防止管道扭曲、打折。

三、尿管的监测及维护要点

（一）目的

1. 妥善固定尿管，避免尿管脱出、移位。

2. 减少尿管堵塞，保持尿管通畅。

3. 及时更换污染及失效的尿管，减少相关并发症。

4. 预防泌尿系统感染，帮助患者尽早拔除尿管。

（二）监测项目

1. 尿管的有效期。

2. 尿管的通畅性。

3. 集尿袋固定位置是否正确。

4. 根据患者情况选择合适的尿管规格及型号。

5. 每日是否进行会阴擦洗。

6. 尿管是否有明确标识。

7. 长期留置尿管患者是否定期更换尿管。

8. 是否发生泌尿系统感染。

（三）维护要点

1. 按尿管标准固定流程进行妥善固定。

2. 保持引流通畅，引流管长度适中，翻身时防止尿管受到牵拉，勿使管道扭曲、受压。

3. 防止泌尿系统逆行感染

（1）保持尿道口清洁：女性患者用消毒棉球擦拭外阴及尿道口，男性患者用消毒棉球擦拭尿道口、龟头及包皮，每天 1～2 次。排便后及时清洗肛门及会阴部皮肤。

（2）集尿袋的更换：注意观察并及时排空集尿袋内尿液，并记录尿量。根据集尿袋有效期（以产品说明书为准）进行更换，必要时随时更换。

（3）尿管的更换：长期留置尿管的患者应定期更换尿管，尿管的更换频率通常根据导尿管的材质决定（以产品说明书为准）。乳胶尿管每 7～14 天更换，硅胶尿管每月更换 1 次。

（4）发现尿管不通畅时，应及时检查并调整尿管位置。常规不进行膀胱冲洗，若尿液有浑浊、沉淀、结晶及絮状物导致尿管不通畅时，可先用手挤压尿管，必要时遵医嘱行膀胱冲洗。

（5）及时倾倒集尿袋内的尿液，尽量不拆卸接口处，以减少感染的机会。冲洗及更换尿管、尿袋时严格无菌操作。

（6）集尿袋应低于尿路引流部位，倾倒尿液时不可将尿袋提得高于床沿，防止尿液倒流，引起逆行感染。

（7）留置尿管期间，如病情允许应鼓励患者每日摄入水分 2000ml（包括口服和静脉输液等），以达到冲洗膀胱的目的。

（8）每周常规做一次尿常规及尿培养检查，以便及时发现感染。

4. 拔除尿管

（1）每日进行膀胱功能训练，定时开放导尿管。不可使尿管长期开放，每 3 至 4 小时开放一次，促进膀胱功能的恢复。

（2）使用镇静剂的患者，逐渐减少镇静剂使用量，使其及早恢复排尿功能。

（3）长期留置尿管的患者，每日评估病情，尽早拔除尿管。

四、动静脉置管的监测及维护要点

（一）目的

1. 妥善固定，防止导管脱出、移位。

2. 保持管道通畅，保障静脉治疗顺利进行。

3. 及时更换敷贴与输液接头，减少相关并发症。

4. 密切观察置管肢体情况，避免静脉血栓发生。

5. 保护置管局部皮肤，防止皮肤机械性损伤。

6. 预防导管相关血流感染。

（二）监测项目

1. 动静脉导管的有效日期及性能。

2. 动静脉导管的通畅性。

3. 动静脉导管置入位置及置入长度。

4. 是否根据患者情况选择合适的静脉导管。

5. 是否进行定期消毒。

6. 动静脉导管是否有明确标识。

7. 动静脉导管是否超期留置。

8. 是否发生导管相关血流感染。

（三）维护要点

1. 按动静脉导管标准固定流程进行妥善固定。

2. 对动静脉导管的患者进行各种护理时，要严格无菌操作。

3. 观察导管刻度并准确记录，应每日观察穿刺点及周围皮肤的完整性。

4. 无菌透明敷料（以产品说明书为准）应至少每 7 天更换一次，无菌纱布敷料应至少每 2 天更换一次；当穿刺部位发生渗液、渗血时应及时更换敷料；穿刺部位的敷料发生松动、污染等完整性受损时应立即更换。

5. CVC 可用于大部分的药物输注/血流动力学的监测，不应用于高压注射泵注射造影剂（耐高压导管除外）。

6. 给药前后宜用生理盐水脉冲式冲洗导管，如果遇到阻力或者抽吸无回血，应进一步确定导管的通畅性，不应强行冲洗导管。

7. 合理安排输入液体的顺序：用生理盐水间隔高渗性、高 pH 值及刺激性强的药物。推注刺激性、腐蚀性药物过程中，应注意观察回血情况，确保管道在静脉管腔内。

8. PICC、CVC、PORT 的冲管和封管应使用 10ml 及以上注射器或一次性专用冲洗装置。输液完毕应用导管容积加延长管容积 2 倍的生理盐水或肝素盐水正压封管。肝素盐水的浓度：PICC 或 CVC 0～10U/ml。输完血液制品或营养液后须立即使用生理盐水冲管或更换输液器。

9. 可疑导管相关血流感染时，应立即停止输液，暂时保留 PICC、CVC、PORT，遵医嘱给予抽取血培养等处理并记录。

10. 静脉导管堵塞时，应分析堵塞原因，不应强行推注生理盐水，应遵医嘱及时处理并记录。

11. 静脉导管封管后，应避免置管的肢体受压，预防静脉压力增加导致血液反流，防止管道堵塞。

第四节　专科管道的监测及维护要点

一、胸腔闭式引流管的监测及维护要点

（一）监测项目

针对胸腔闭式引流特点及现状，参阅三级综合医院评审标准实施细则

（2011 版）-临床护理实践指南（2011 版），人民卫生出版社《内科护理学》教材、胸腔闭式引流护理质量评价指标，通过临床调查，围绕胸腔闭式引流的关键环节，从患者教育、防止导管滑脱、预防逆行感染和保持引流通畅 4 个方面，筛选出胸腔闭式引流患者健康宣教、胸腔闭式引流管固定、引流袋摆放位置、胸腔闭式引流管道完全密闭 4 项指标反映胸腔闭式引流护理质量。

1. 患者健康宣教标准

（1）评估患者在接受护理人员对其健康教育后，是否知晓卧床和活动时引流装置正确的保护方法。

（2）护士是否掌握相关知识，且能清晰易懂地传递至患者。

（3）患者在接收信息后能否理解宣教内容，获益并满意。

2. 胸腔闭式引流管固定标准

（1）定时查看患者体外引流管长度无变化。

（2）敷料粘贴的牢固性和敷料粘贴无卷边。

3. 引流袋摆放位置正确标准　引流袋要低于穿刺点、引流袋距地面 5cm，防止逆行感染。

4. 胸腔闭式引流管道密闭标准　接头连接处衔接牢固，引流管无裂缝破损，引流袋无裂缝破损，以上同时满足则引流管管道密闭良好。

（二）维护要点

1. 保持管道的密闭和无菌。使用前注意引流装置是否密封；胸壁伤口引流管周围用无菌敷料包盖严密；更换引流瓶时，必须先双重夹闭引流管，以防空气进入胸膜腔。严格执行无菌操作规程，防止感染。

2. 体位胸腔闭式引流术后常置患者于半卧位，以利呼吸和引流。鼓励患者进行有效咳嗽和深呼吸运动，利于积液排出，恢复胸膜腔负压，使肺扩张。

3. 胸腔闭式引流主要靠重力引流，水封瓶液面应低于引流管胸腔出口平面 60cm。任何情况下引流瓶不应高于患者胸腔，以免引流液逆流入胸膜腔造成感染。

4. 保持引流管通畅，以免管口被血凝块堵塞。

（1）定时挤压引流管，30 ~ 60 分钟 1 次，挤压方法为：用止血钳夹住排液管下端，两手同时挤压引流管然后打开止血钳，使引流液流出。

（2）检查引流管是否通畅最简单的方法为：观察引流管是否继续排出气体和液体，以及长玻璃管中的水柱是否随呼吸上下波动，必要时请患者深呼吸或咳嗽时观察。水柱波动的大小反应残腔的大小与胸腔内负压的大小。正常水柱上下波动 4~6cm。如水柱无波动，患者出现胸闷气促、气管向健侧偏移等肺受压的症状，应疑为引流管被血块堵塞，需设法挤捏或使用负压间断抽吸引流瓶短玻璃管，促使其通畅，并通知医生。

（3）也可采用低负压式引流，定期挤压引流管，避免纤维血块将管道堵塞，造成引流失败，每小时挤压 1 次。挤压时，护理人员应当站在患者手术一侧，在距胸管口 10cm 左右捏压引流管，另一只手在胸管远端用力对引流管进行捏压，分段进行，利用引流管内液体或气体的压力将血凝块冲出引流管，保障引流管通畅。密切观察患者引流液的量及颜色，若引流液量过多，可能会使患者出现出冷汗或者血压下降等不良症状，严重时甚至会引起休克反应，因此必须注意控制引流液量。对低负压装置进行护理。在治疗开始前，护理人员需要对低负压装置进行常规检查，确保负压表压力能够正确显示，各项性能正常、无故障。

（4）患者引流体位护理。为了保障引流治疗顺利，确保患者呼吸顺畅，在手术麻醉药效过后，应当让患者呈半卧位接受引流治疗，以此来增加胸腔容量，降低心脏负荷，促进患者全身血液循环状态，利于患者呼吸。

5. 妥善固定。运送患者时双钳夹管；下床活动时，引流瓶位置应低于膝关节，保持密封。

6. 观察记录。观察引流液的量、颜色、性状、水柱波动范围，并准确记录。手术后一般情况下引流量应小于 80ml/h，开始时为血性，以后颜色为浅红色，不易凝血。若引流量多，颜色为鲜红色或红色，性质较黏稠，易凝血，则疑为胸腔内有活动性出血。每日更换水封瓶。做好标记，记录引流量。如是一次性引流瓶无需每日更换。

7. 脱管处理。若引流管从胸腔滑脱，立即用手捏闭伤口处皮肤，消毒后用凡士林纱布封闭伤口，协助医生做进一步处理。如引流管连接处脱落或引流瓶损坏，立即双钳夹闭胸壁管道，按无菌操作更换整个装置。

8. 拔管指征。48~72h 后，引流量明显减少且颜色变淡，24h 引流液小于 50ml，脓液小于 10ml，X 线胸片示肺膨胀良好、无漏气，患者无呼吸困难即可拔管。方法：嘱患者先深吸一口气后屏气即可拔管，迅速用凡士林纱布覆盖，宽胶布密封，胸带包扎一天。

9. 拔管后观察患者有无胸憋、呼吸困难、切口漏气、渗液、出血、皮下气肿等症状。

二、负压封闭引流管的监测及维护要点

(一) 监测项目

负压封闭引流（vacuum sealing drainage，VSD）是指利用内部含有引流管的聚乙烯酒精水化海藻盐泡沫敷料来覆盖或填充皮肤、软组织缺损的创面，再用生物半透膜覆盖其上，使其形成一个密闭空间与负压装置相连接，对严重软组织损伤患者的创面渗出物和坏死物进行引流的一门骨科常用新技术。

VSD 的材质：目前 VSD 材料的选择较为广泛，碘纺纱布、纳米银油纱、生理盐水纱布、干纱布、泡沫敷料、藻酸盐敷料等均可作为缺损创面的内敷料，可根据创面深浅、大小、坏死程度、有无感染、软组织缺损程度等具体情况进行选择。

● 对于感染创面，一般选用纳米银油纱，其抗感染能力较强。

● 对于非感染创面，如缺损较小，选用生理盐水纱布、干纱布均可达到引流目的。

● 对于缺损较大创面，可使用泡沫敷料。因为泡沫敷料可以根据引流创面的大小和形状任意裁剪，可塑性强，同时压力均匀分布在敷料的表面，减少了点状坏死或瘘的发生。

● 内敷料具有抗张力、可塑性强，良好的透水性及生物相容性等特点，可达到避免死腔、充分引流的目的。

● 外敷料一般选择透明敷贴，因其容易剪裁覆盖创面而形成密闭创面，且具有半透性，既可起到密闭的屏障作用，减少创面污染机会，同时又有利于创面中坏死组织分解产生的气体渗透至膜外，且其本身张力不大，不会对创面周围健康皮肤造成太大的损伤。密闭的空间可使创面保持湿润，避免创面干燥脱水，减少创面粘连，同时也有利于引流通畅。

1. 充分评估创面，选择合适的材料，设计引流管道。操作时应遵从无菌原则，在彻底有效清除坏死组织的同时暴露新鲜创面并处理活动性出血。

2. 密切监测患者呼吸、脉搏、血压等生命体征变化。

3. 引流期间，应观察引流液体的颜色、性状、引流量等，并注意有无管腔堵塞，保持引流通畅。一般情况下，对于腹部创面一次负压封闭可保持有效引流 5~7 天，但对于胸骨术后切口脂肪液化创面，为促进引流并观察胸骨创面愈合情况，一般每 2~4 天更换一次 VSD 装置。如创面坏死渗出较多，可适当增加更

换频率，并在每次更换时清除创面坏死组织，评估创面愈合情况，尽量暴露新鲜肉芽创面。但需避免创面持续渗血，如 VSD 负压引流管持续引出血性液体，需及时打开创面注意有无创面活动性出血。

4. VSD 负压多维持在 –125～75 mmHg，可根据伤口大小、坏死程度以及年龄大小等来调节负压。对于年老体弱或凝血功能差的患者负压值应适当调低，而在伤口较大时，可相应地调高负压值。治疗期间，应注意检查负压的维持情况，保持引流通畅。负压有效的标志一般为：敷料明显瘪陷，引流管型清晰可见，触之有硬实感，管腔内可见创面渗出物持续引出；如创面敷料隆起，触摸没有硬实感或减弱则提示引流管有堵塞或 VSD 密闭性被破坏，需仔细查找失效原因后处理。当小血块或血痂等堵塞管道时，可在无菌条件下从引流管中缓慢逆行注入生理盐水，之后再次连接负压引出，若仍不能解决，则应更换引流管。当引流量突然减少时，如去除粘贴薄膜后，中心负压不下降或消失，同样需更换引流管。

（二）维护要点

1. 持续负压装置　保持创面持续有效的负压是 VSD 引流和治疗成功的关键，更是护理观察的重点内容。

（1）密切监测 VSD 装置的密闭性与负压管的负压力是否在规定范围内，压力过大或过小都不利于创面的愈合。

（2）应密切巡视，确保各管道通畅，紧密连接并妥善固定。如负压引流未起作用，可考虑以下情况：

①中心负压源障碍或压力不足。

②由于患者体位压迫致引流管持续负压状态中断。

③引流管内阻塞。可采用将 VSD 创面悬空，勿受压，引流管出口处于低位或必要时更换引流管等方法，利于引流，防止逆行感染，发现堵管时及时处理，必要时及时换管。

（3）VSD 治疗过程中创面及敷料的护理。损伤创面应始终处于负压状态，相对与空气隔离，预防厌氧菌感染。

2. 引流护理

（1）患者体位：患者应卧床，并使创面保持悬空状态，以促进静脉回流、减轻肿胀、防止压迫。

（2）创面颜色：测量温度、肿胀及动脉搏动、肢体感觉有无变化或异常。

（3）敷料：创面敷料有无潮湿、隆起或液体渗出。

（4）体重管理：水钠潴留严重，应定时测量体重，记录液体出入量。

（5）生理盐水冲洗：冲洗速度视创面分泌物多少而定，同时观察冲洗液及引流液量及性质有无变化。尤其是引流液呈血性时，提示有活动性出血，应及时报告医师处理。

3. 体温与疼痛护理　加强对体温、脉搏变化以及疼痛的观察。若患者体温持续升高，说明引流无效，感染加重，应及时查找原因，予以治疗。同时应及时了解患者疼痛情况，若疼痛没有减轻反而加重，应考虑感染加重或负压过大等，应及时给予处理。对疼痛进行分级，了解其影响因素，必要时给予心理安慰或止痛药。

三、脑室引流管的监测及维护要点

（一）监测项目

神经外科 ICU 主要收治各种颅脑损伤患者，大多患者由于疾病的原因需要放置脑室引流管，具有较好的临床效果。脑室引流管留置期间，其悬挂高度因颅内压、引流量、患者的意识情况不同而有所不同，这对护理人员提出了更高的要求。临床上由于缺少统一悬挂装置、护理人员专科知识差异等因素导致引流管固定方式多样，有时会出现固定不牢靠、动态调节引流高度有缺陷等情况，从而影响引流的速度和量，对治疗效果会产生一定的影响。临床中需从以下几个方面进行监测：

1. 引流管固定是否妥善。

2. 伤口敷料是否干燥清洁。

3. 引流管是否通畅、位置是否动态调节高度。

4. 引流液的颜色、性质、量。

5. 医务人员在脑室引流管护理中遵循无菌原则。

6. 根据导管滑脱风险评估量表，从患者、管道及周围环境等各方面将风险降到最低。

7. 临床抗菌药物的使用规范化。

（二）维护要点

1. 术前护理

（1）严密观察意识、瞳孔、生命体征的变化，如有异常及时通知医生。

（2）当患者出现剧烈头痛、呕吐加剧、躁动不安等症状时，应立即通知医生并快速输入甘露醇 125～250 ml，同时做好术前准备工作，如头颅备皮、配血、皮试等。

（3）做好患者及家属的健康教育及心理护理。

（4）保持病房安静，避免不良刺激。

2. 术后护理

（1）护理基本要领

①取平卧位，保持安静。对意识不清、躁动不安患者，应予约束，防止患者自行拔出引流管而发生意外。

②引流管的开口需高出侧脑室（外耳道水平）10～15cm 以维持正常颅内压（成人颅内压力 0.7～2.0kPa，儿童 0.5～1.0kPa），侧卧位时以正中矢状面为基线，高 15～18cm。脑室引流早期要特别注意引流速度，切忌引流过快。因患者原处于颅内高压状态，骤然减压会使脑室塌陷，导致硬膜下血肿。

③严格保持整个引流装置及管道的清洁和无菌，各接头处应用无菌敷料包裹。

④保持头部创口或穿刺点敷料干燥，如发现敷料潮湿，应立即查明原因，并及时更换。

⑤密切观察引流的颜色、性状、量。

（2）密切观察引流管是否通畅

①肉眼观察。在引流通畅状况下，脑室引流调节瓶内玻璃管中的液面随患者的心跳和呼吸上下波动。波动不明显时，可嘱患者咳嗽或按压双侧颈静脉使颅内压力暂时升高，液面即可上升，解除压迫后液面随即下降，证明引流通畅。

②仪器监测。脑室引流连接颅内压监测仪时，应测定观察监测仪上颅内压力的波长和参数。正常的波形是一个心动周期由 3 个脉搏波组成，振幅为 0.40～0.07kPa（3～5mmHg），并随心跳与呼吸上下波动。

（3）详细观察引流液的量、颜色及引流速度。正常脑脊液的分泌量是 0.3ml/min，每 24 小时分泌量 400～500ml。在颅内有继发感染、出血及脑脊液吸收功能下降或循环受阻时，其分泌量将增加，因此必须每 24 小时测量一次并准确详细记录于病历中，并进行对比，发现异常应及时报告医生处理。正常脑脊液是无色、清亮、透明的。若脑室内出血或正常脑室手术后，脑脊液可呈血性，但此颜色应逐渐变浅，至清亮。

（4）预防潜在并发症——感染及低颅压。长期脑室外引流可并发感染及低颅压。

①严密观察伤口敷料是否干燥，有无渗血、渗液，如有渗出，应及时更换。

②保持引流管通畅，勿打折、弯曲、受压，及时更换引流袋。

③严格无菌操作，严防逆行感染。病人体位变换时应夹闭引流管，防止引流液逆流。

④用碘伏消毒穿刺点，每日 1 次。保持病室清洁。遵医嘱给予抗生素抗感染，留置时间不超过 7 天。

⑤患者颅内压高、病情不稳定时引流管可再留置 1 周，之后仍然不能拔管者，可行对侧侧脑室穿刺外引流或腰大池引流。

四、血液净化管道的监测及维护要点

（一）监测项目

1. 五个一级指标　分别为透析前处理，透析中护理，患者知识普及，护理风险，护理人员质量。

2. 十七个二级指标

（1）透析前处理包含 5 个二级指标：仪器消毒，空气消毒，水消毒，参与人员消毒以及所用废物处理。

（2）透析中护理包含 4 个二级指标：透析患者身体状态，透析仪器工作状态，透析过程中患者状态，透析后成功率。

（3）患者知识普及包含 3 个二级指标：患者透析后护理，患者生活指导，患者预防知识普及。

（4）护理风险包含 2 个二级指标：患者病情，护理人员安全。

（5）护理人员质量包含 3 个二级指标：护理人员态度，护理人员知识，护理人员技术。

在血液透析过程中，透析过程繁多而冗杂，完整的血液透析包括：透析前的准备，如对患者的病情进行了解，对相关病史进行掌握，熟悉医生医嘱，准备透析仪器等；透析过程中对血管穿刺和血管通路进行安排，设置仪器参数，并对患者症状进行监测；透析结束后，需要观察患者的状态以及患者日后生活中的健康教育，注意透析仪器的撤离和医用废弃物的处理等。

众多过程中的任何一个细节都可能影响透析结果和患者日后的健康和生活质

量，所以护理人员必须不断加强护理手段，改进护理中可能存在的问题，提高护理质量，使得患者和护理人员的安全、患者的生存率和日后的生存质量得以保证。

（二）维护要点

1. 心理护理　加强与患者的沟通，用通俗易懂的语言向患者介绍血液透析，说明高通量透析器的优势，告知治疗中可能出现的不良反应，让患者做好心理准备，增加战胜疾病的信心，保持良好身心状态，主动配合各项操作，缓解负面情绪。

2. 透析机护理　检测透析机，特别是超滤系统，经检查若发现问题，及时通知修理人员予以处理，确保透析器正常运行，为治疗工作有序开展提供保障。透析过程中，若出现故障，立即停止治疗，或视情况而定。

3. 病情观察　透析过程中，护士密切监测患者生命体征，留意病情变化。若出现低血压症状，立即告知医生，停止进行超滤，减缓血流，迅速给予生理盐水及高渗糖等。

4. 抗凝处理　高通量透析器血液透析中，为了预防凝血，可给予低分子肝素抗凝，并依据患者体重调整用量，改善血流速度，预防出血。

5. 饮食指导　血液透析中，应用高通量透析器时，大分子毒素容易被清除，同时蛋白质滤出率高，容易出现营养不良。对此，护士要叮嘱患者多吃富含蛋白质的食物，尽量避免高钾食物。

五、人工气道的监测及维护要点

（一）监测项目

1. 护士实施人工气道内吸引前的评估、患者准备、预充氧，吸引过程中吸痰管型号选择、负压选择、吸痰的时间和频次、感染控制等方面。

2. 吸引后对患者的整体评价，包括肺部听诊、血氧饱和度监测以及倾听患者主诉等，这些是决定人工气道内吸引有效性的重要依据，是必不可少的环节。

3. 人工气道内吸引作为一项侵入性操作可导致呼吸道感染的发生率增加。预防和控制人工气道内吸引导致的感染的措施包括操作前后洗手、保持吸引导管无菌、戴手套、吸引过程中无菌操作等。

4. 气道湿化方法与效果的有效性。

（1）加温加湿器档位管理与患者痰液情况评估：检查加温加湿仪器初始湿化档位，湿化档位越高说明湿化效果越好。同时观察患者痰液情况并进行评估，按照痰液黏稠度适当调整湿化档位。

（2）痰液黏稠度评估标准：患者痰液过度稀薄，需要不断进行吸痰处理，且吸痰后管内无滞留痰液，或者患者频繁咳嗽，且听诊有较多痰鸣音，此为Ⅰ度痰液，多为过度湿化引起，及时降低湿化档位即可改善；患者痰液呈白色或淡黄色稀痰，无凝结，吸痰处理后管内有少量滞留痰液，且易被水冲洗干净，此为Ⅱ度痰液，也是理想的湿化痰液；患者痰液呈白色或黄色块状或团状黏痰，吸痰处理时管内痰液用水即可冲净，此为Ⅱ度黏痰，也是湿化效果满意的表现；患者痰液呈黄色黏痰，有形成痰痂，咳痰困难，需要进行负压吸引处理，处理时管内痰液不易冲洗干净，此为Ⅲ度黏痰，因湿化不足引起，需要及时调大加温加湿档位。

5. 床头抬高角度管理。在确保患者无禁忌证存在的情况下，抬高并维持床头与水平面呈30°~45°，并于每班实际监测1次患者床头抬高角度。床头抬高角度低于30°视为不合格，需做调整。

（二）维护要点

1. 气道湿化环节

（1）以护理对象痰液黏稠度为依据，对气道湿化效果实施评价，并制定气道湿化效果评价量表，方便护理人员评价使用。

（2）选择主动加湿装置对患者人工气道进行加湿。

（3）雾化稀释液选择浓度为0.45%的氯化钠溶液以避免碱性药液、蒸馏水及高渗盐水等所致的气道高反应性风险。

（4）分级描述结果

Ⅰ度　稀痰稀薄，米汤/泡沫样，吸痰处置后痰液不会滞留于吸痰管内壁，处于Ⅰ度与Ⅱ度之间者评价为最佳湿化效果。

Ⅱ度　中度黏痰外观比Ⅰ度黏稠，吸痰后管内会滞留少量痰液，但冲洗后易清除。

Ⅲ度　重度黏痰外观黏稠度高，常为黄色，吸痰时吸痰管会因负压值过大而出现塌陷，大量痰液滞留于管内壁之上且难以冲洗干净。

2. 气囊管理环节

（1）气管切开、气管插管者均使用带副腔锥形气囊的导管，以便通过副腔实施间断性声门下分泌物吸引操作，这样可降低微量误吸率，达到预防肺部感染的目的。

（2）选择安全有效的专用气囊测压表对气囊压力实施 1 次/4h 的压力监测，依据监测结果定时补气，维持气囊压力于 25～30cmH$_2$O 水平（既可对气道形成有效封闭，又低于气道黏膜毛细血管灌注压，具备良好的气管食管瘘、气道黏膜缺血损伤、拔管后气管狭窄等并发症预防效果），不得常规放气，以便发挥气囊的最佳作用。

3. 气道吸引环节

（1）吸痰管选择外径小于其气管插管内径的 50% 者，明确的吸痰指征为：

①护理对象有主诉时。

②经监测 SaO$_2$ 下降。

③护理对象表现出频繁咳嗽。

④呼吸机高压报警。

⑤床旁/肺部听诊闻及痰鸣音等情况时。

（2）需机械通气/存在肺部传染性疾病者，以密闭式吸引法实现对肺泡塌陷/交叉感染的防范。

（3）以护理对象的气道保护性反射能力评估结果为依据，确定实施深部吸引/浅部吸引。深部吸引指征：咳嗽反射消失/减弱者、深度昏迷者。气道高反应者不要实施深部吸引，以免诱发咳嗽反射致其颅内压上升。

（4）审慎评估护理对象病情后，选择适宜的痰液松动方式，如翻身动力床、胸部叩拍、振动排痰，机械振动排痰等。

4. 误吸预防

（1）入院后即行 GCS 评分、洼田饮水试验评估。GCS ≤ 12 分/洼田饮水试验结果 > Ⅱ级者，尽早实施管饲饮食，首选鼻胃管为管饲工具，留置深度于常规深度基础上再增加 7～10cm。

（2）高风险误吸/意识障碍者，每间隔 4 h 测量其胃残留量，残留量 > 200 ml 时考虑鼻饲暂停。若上述残留量持续 24 h，考虑改用鼻肠管为营养通道。

（3）腹胀/呕吐者，给予肠内营养输注速度减慢/输注总量减少处置，并积极查找原因施以对应处理。若仍未缓解，改用肠外营养。

（4）如病情允许，可将床头抬高 ≥ 30°～45°。

（5）消毒隔离环节的精细化管理。

①机械通气者呼吸回路无需定期更换，但管道污染或破损时需及时更换。痰培养示存在耐药菌感染/定植时，每48小时更换1次。

②雾化器使用后先以清水冲净，之后以含氯消毒剂溶液（100∶1）浸泡，并置于无菌盘中待用，超过72h则需更换。

③以0.12%氯己定含漱液行口腔护理，按需擦拭每日不少于4次；气管插管者口腔护理选择口腔冲洗＋擦洗法。

④以护理对象临床表现为依据，及时行痰标本细菌学检测和药敏试验，以实现对耐药菌感染/定植情况的早期发现/识别。痰检阳性者即刻行床旁隔离，悬挂醒目隔离标识，配备隔离设施，严格手卫生并使用隔离衣；痰检连续3次示阴性者可解除隔离。

六、T型引流管的监测及维护要点

（一）监测项目

1. 护理人员应密切注意引流液的性状及引流量，出现异常情况及时告知主管医生，以便第一时间采取相应措施。

2. 每日行引流管消毒护理，观察引流管周围皮肤情况，是否存在红肿渗液等情况。

3. 保持敷料干燥整洁，如敷料浸湿，及时更换，避免刺激皮肤。

4. 严格掌握T型引流管拔管指征。及时拔除引流管有助于术后恢复进程。

5. 拔管后对局部皮肤进行彻底消毒，降低感染的发生率。

（二）维护要点

1. 术前准备事项　重点介绍手术后放置T型引流管的目的、重要性及置管期间的注意事项以及相关理论，以消除患者的思想顾虑。

2. 术后注意事项　使用"导管滑脱评分表"对患者进行评估；再次讲解T型管的相关知识，并发放健康教育小卡片。

3. 妥善固定、标识明确

（1）患者术毕返回病房后，责任护士将T型引流管用管道固定装置妥善固定于腹壁上。

（2）用腹带包扎固定切口，外露长度以适宜患者翻身活动为度。

（3）抗反流引流袋用别针固定于床旁。

（4）如患者下床活动，检查腹部外固定情况并用别针将引流管固定在衣服上，引流袋高度遵循医嘱。

（5）使用医院标识贴，明确标识。

4. 保持引流管通畅、有效引流

（1）引流袋采用抗反流引流袋，更换时按照无菌操作要求，每周更换一次，以减少操作感染的机会。

（2）注意 T 型引流管不可牵拉、扭曲、受压、打折，以免引流不畅。

（3）定期从引流管的近端向远端挤捏，以防被血块或胆泥堵塞。

5. 并发症的观察及护理

（1）T 型引流管脱出：护理人员应经常检查引流管的体外部分，检查内容包括 T 型引流管固定处缝线是否松动，管道固定装置是否松脱。告知患者及家属翻身、活动时妥善固定引流管。同时严格做好交接班，按护理分级制度按时巡视患者。

（2）T 型引流管堵塞：及时观察记录胆汁引流液的量、颜色、性质，有无沉淀物等。如引流量突然减少或无胆汁流出，提示可能有管腔堵塞，协助医生做好冲洗工作，同时严密观察患者情况，做好相应记录。

（3）管漏：密切观察患者的生命体征，如果出现发热、腹部压痛、反跳痛等症状，应立即报告医生处理。

6. 拔管指正及注意事项　一般 T 型引流管的拔管指征为：患者基本恢复健康、无不适、体温正常、黄疸基本消退、T 型引流管引流出的胆汁颜色正常、引流量逐渐减少至 200ml/d。

对于年老体弱、糖尿病、癌症、有放化疗史、肝硬化腹水、中度以上低蛋白血症及贫血、长期使用激素等患者，应延迟至 6 周左右拔管。对于没有明显自身因素可能引起胆瘘者，术后 4 周左右拔管。拔管前，先试行夹管 1~2d，夹管期间病人无异常情况，经 T 型引流管造影无异常，在持续开放 T 管 24 h 充分引流造影剂后，再次夹管 2~3d，患者仍无不适时即可考虑拔管。

第六章　管道维护的创新与改进

第一节　胃管固定的用具与方法改良

一、胶布固定法

（一）传统胶布固定法

用两条长度适宜的胶布将胃管固定于鼻翼和同侧面颊部（图6-1）。

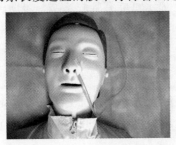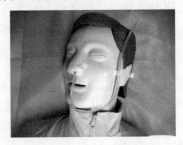

图6-1　胃管传统胶布固定法

（二）改良胶布固定法

采用弹力胶布或其他材质宽胶带根据临床需要裁剪成不同形状。

1. Y形固定法　周波平等报道121例患者使用"Y"形宽胶布固定法，在插管成功后，使用（8~10）cm×2.5cm的3M宽胶布1/2纵行剪开成"Y"形，整端从鼻根部至鼻尖粘贴于鼻梁上，撕开端的两条胶布分别按顺时针及逆时针方向向下螺旋绕贴于胃管上（图6-2）。

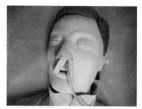
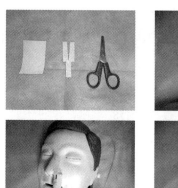
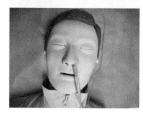

图 6-2 胃管 Y 形固定法

2. 蝶形固定法 采用医用胶布自制成蝶形"胃管贴"固定胃管。具体方法为用：长 7cm、宽 6cm 的医用胶布 1 块，将宽平分为 3 份，从敷料长的 1/2 处剪去宽两侧的 1/3，使之形成一蝶形胶布。把"蝶翅膀"贴于鼻翼上，剪去两边的宽中央形成长形与胃管垂直，围绕胃管一圈贴好。

3. 三叉固定法 取长 8cm、宽 2.5cm 胶布，将一端分成三等份剪开 5cm，另一端剪成圆钝形。将圆钝形的一端贴于插入胃管侧鼻翼上方约 3cm 处，用三叉胶布中间的一条缠绕胃管，两侧胶布交叉固定胃管再反折向上交叉贴于鼻部宽胶布上（图 6-3）。

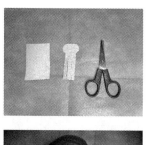
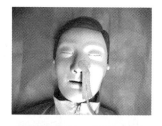
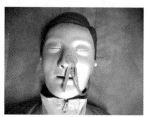
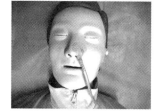

图 6-3 胃管三叉固定法

4. 环形固定法　李玲等采用环形固定法，取长 7cm、宽 3cm 的医用胶布 1 块，制作成空心环状，环形部分的医用胶布贴于患者鼻尖上，将医用胶布的另一端包裹固定在胃管上。

5. "裤"形固定法　将固定贴剪成"裤"形，再将固定贴离型纸撕成三部分，去除未剪开部分离型纸，将去除离型纸的一侧贴于鼻翼部，去除剩余离型纸，先将一条螺旋绕管固定，另一条同法固定（图 6-4）。

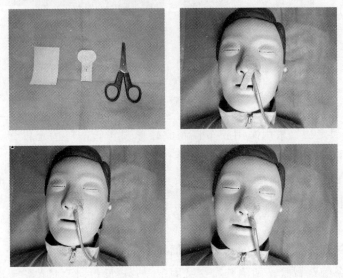

图 6-4　"裤"形固定法

6. 安舒妥透明贴固定法　耿希华等采用安舒妥透明贴固定胃管。方法如下：首先将鼻翼处清洁干净，将安舒妥透明贴的宽度一分为二剪开 2cm 长，然后将安舒妥透明贴未剪开的部分固定在鼻翼处，剪开的两条安舒妥透明贴分别交叉缠绕固定在胃管上，再将胃管固定在鼻翼部位。但皮肤及鼻腔下皮脂分泌易致使胶布湿润而致胃管脱出，同时胃管固定在鼻翼处易导致患者产生不适感。

7. 工形鼻贴联合活瓣式脸贴固定法　蚁涵纯等将制作成"工"字形的 3M 黏结性棉布伸缩胶带的上横贴在留置胃管侧的鼻翼上，胶带下缘与鼻翼下缘相齐平，下横螺旋式包裹固定好胃管，胶带的中间部分与胃管平行并环形固定于胃管上（图 6-5）。

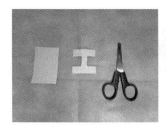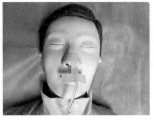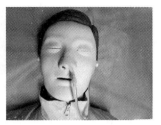

图 6-5 工字形固定法

二、非胶布固定法

（一）双套结固定法

吴春华在其文章中提到一种双套结固定法。是在胃管置入后，取 1 根长约 80cm 的棉线，在棉线 1/3 处以双套结固定胃管，先将棉线两端分别经面部、耳廓上方，再将较长端棉线绕过头部后方至对侧耳后，与另一端棉线打结，调节松紧度，以容约一指为宜。

（二）胶管联合棉线固定法

李萌等人在其文章中提到了一种胶管、棉线固定法。是巧妙地应用吸引装置，将棉线穿过一根吸痰管后，在其中间开一个小口，拉出一段棉线，将拉出的细绳打成结，将已经留置好的胃管头端置于结中，打紧结，两端拉紧细绳，绕过耳后于颌下打结。此法也可以选用一次性输液器等胶管器材。

（三）止血带联合棉线固定法

庞靖林等人在其文章中提到了一种止血带、棉线固定法。材料包括：2cm 左右止血带 1 根，80cm 左右棉线 1 根，剪刀 1 把。方法：将棉线从止血带中间穿过，再在止血带前后方剪一小口，以能使胃管穿过为宜。在常规插管后，将止血带穿过胃管，调至所需刻度处做标记，将棉线经两侧面部绕耳廓上方固定于一侧耳后，调节好松紧度，以容纳一指为宜。

（四）高弹尼龙绳固定方法

丁华青采用高弹长筒袜自制成高弹尼龙绳，以四点三角固定法固定胃管。该固定方法对局部无压感，对油性皮肤及胶布过敏者尤为适用，不需每天更换。缺点是固定时松紧度不易掌握，过松易使胃管移位，过紧又易造成皮肤损害。

（五）单侧鼻导管固定方法

采用可调节式单侧鼻导管固定胃管，具体操作方法如下：

1. 将一次性使用单侧鼻氧管出气孔保留 0.5cm 长度，将出气孔多余部分剪去，放置于鼻腔外。

2. 用 10~15cm 的棉绳固定好胃管，再将棉绳系于鼻氧管与出气孔之间的部分，多余的棉绳用胶布沿输氧支架包裹。

3. 将鼻氧管三通接头处后端的单管氧管剪掉，保留与鼻塞相连的两管输氧管与活动环扣部分做主轴，取用剪下的部分氧管在活动环扣后主轴上制作一个活结：即将管子对折后形成左右两端，右端压轴上，左端压右端跳过轴，右圈穿出均匀拉紧编成结。反之，左端压轴，右端压左轴挑过轴线，左圈穿出均匀拉紧，形成一个可以随意调节活动长度的活结，剪去多余部分，断端用胶布包裹。

4. 输氧管分别从两侧耳廓上缘系于下颌或枕后。

（六）头环式胃管固定夹

根据胃管型号选择合适的胃管固定夹，具体方法如下：

1. 用软硅胶制作固定夹，固定夹侧面有个卡口，其内径的大小以胃管的粗细来决定。

2. 将胃管穿过固定夹卡口，在所需长度处做好标记，在固定夹两侧各连接一根 40cm 的弹力尼龙带。

3. 弹力尼龙带分别从两侧耳廓上缘系于枕后，将胃管末端固定于耳后弹力尼龙带内。

（七）止血贴固定法

2013 年陈玉娟等采用邦迪止血贴固定胃管，即将邦迪止血贴一端固定在鼻翼略偏向胃管侧，另一端将胃管包裹固定。

第二节　尿管固定的用具与方法改良

一、高举平台法

采用高举平台法固定尿管，胶布从引流管上方沿周径对贴塑形后，胶布两端再固定在皮肤上，尿管与皮肤之间由对贴胶布隔开，尿管悬空在皮肤上，避免与皮肤摩擦（图6-6）。

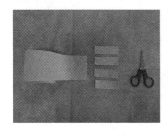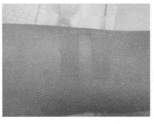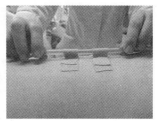

图6-6 高举平台法

二、"回"字形固定法

使用亲肤透气黏性强的胶布，将固定贴剪成"回"字形，撕开离型纸，先将"回"字形固定贴固定在大腿内侧上2/3或腹部皮肤处，再将固定绳穿过"回"字形固定贴中间部分，用固定绳将尿管分叉口处固定于"回"字形固定贴上。

第三节 留置针固定的用具与方法改良

一、留置针保护套固定法

静脉留置针保护套包括弹力绑带、针眼观察孔、魔术贴、橡皮圈等结构。弹力绑带为多孔无纺布材料，长22cm，宽10cm，自粘性强，不粘皮肤和毛发；高弹性，弹性比超过2.2，能够提供可调节的束紧力；透气性好，能保持皮肤舒适；颜色多样，可以根据个人喜好选择；在弹力绑带中心剪出1个直径1cm的圆孔，圆孔大小会根据绑带的弹性而变化。魔术贴长4cm，宽1cm，2对魔术贴，每对都由钩面和毛面组成，魔术贴背面有自粘胶，可以直接对齐贴到弹力绑带1/3长度上；魔术贴粘力强，1对中间留出1条延长管粗细的小道，另1对中间留出1条肝素帽大小的小道，自行粘合后仍可以保持管道的通畅，而且不易滑脱，取放方便。选用周长为3cm的优质橡皮圈，将其固定在圆孔和魔术贴之间的下方，弹性好，可以很好地固定留置针卡扣，能够防止随意打开或卡管，同时也可避免卡扣脱落。

使用方法：静脉留置针穿刺完毕后，常规贴好透明敷贴，标上留置日期。先将保护套的中间孔对准留置针针眼处，以便于及时方便地观察针眼情况。将保护套围绕穿刺部位 1 圈，将绑带两端根据松紧度情况进行粘合。再将留置针延长管及肝素帽弧形返回，延长管及肝素帽各自固定在绑带的 2 条魔术贴内；同时将延长管上的卡扣固定在橡皮圈里。

二、敷贴联合使用法

大小敷贴联合使用：先使用 6cm×7cm 透明敷贴进行常规固定，后加用 12cm×8cm 透明敷贴进行覆盖固定。因透明敷贴面积大且双重固定，当"Y"形针座受外力作用时阻力增大，增加了导管的稳固性，使留置针导管不易脱出。

第四节　经外周置入中心静脉导管固定的用具与方法改良

一、"人"形固定导管

"人"形固定：即使用"人"形固定导管连接座并交叉固定输液连接座的管道固定方法。将 5cm×10cm 的弹力柔棉宽胶带剪成"人"形，用此来固定导管连接座同时交叉固定输液连接座。

二、胶带＋棉线的管道固定法

使用胶带＋棉线的管道固定：首先剪取 5cm（格）×4（5）cm（格）弹力柔棉宽胶带，并于中间相距 1 格剪出 2 个小洞，剪取 1 条 15cm 长的棉线或扁带，将棉线或扁带穿在胶带中间，把穿有扁带的胶带无张力贴在导管连接座的下方，将胶带压紧。在胶带固定完善后，应用扁带在输液导管端选择主腔或侧腔导管打结的方式将管道系紧、固定住。

三、"一"字形开口纱布固定法

"一"字形开口纱布固定：透明敷贴（10cm×12cm）一张，"一"字形开口纱布块（8cm×8cm）一张。按常规方法对穿刺处及周围皮肤进行消毒，将导管经开口纱布中心穿过并与开口呈垂直方向放置于纱布上。调整纱布的位置，使穿刺点位于纱布中心的圆孔处，再用透明敷贴覆盖纱布进行固定（图 6-7）。

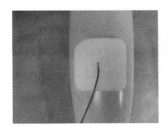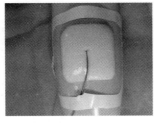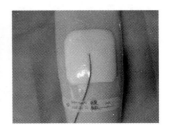

图6-7 "一"字形开口纱布固定法

四、思乐扣免缝导管固定装置

思乐扣免缝导管固定装置（Stat - Lock，美国巴德公司）由包括无菌的带有黏性背胶的固定垫和支撑杆组成（图6-8）。方法如下：箭头朝向穿刺点，将导管固定鼻上的缝合孔安装在思乐扣上并锁死，依次撕下固定垫背面的纸，将固定垫贴放在皮肤上。

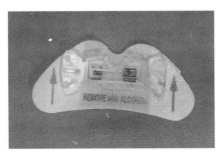

图6-8 思乐扣免缝导管固定装置

五、交叉辅助贴膜固定法

（一）制作方法

1. PICC导管固定贴膜包括交叉辅助贴膜（规格为3cm×12cm）和外源吸附贴膜（规格为7cm×12cm）两部分，总规格为10cm×12cm。

2. 外源吸附贴膜的中间设置有长方形透明窗。长方形透明窗使PICC导管的穿刺处清晰可见，便于观察，有助于及时发现问题和解决问题。

3. 长方形透明窗的下方设置有从穿刺处固定PICC导管的导管固定圆垫，导管固定圆垫中设置有供PICC导管穿过的芯孔，PICC导管从芯孔内穿过，通过导管固定圆垫固定在穿刺处。

4. 交叉辅助贴膜一侧的中间位置设置有 V 字形凹口。在通过外源吸附贴膜固定好 PICC 导管之后，通过交叉辅助贴膜从尾端交叉加固 PICC 导管，替代现临床使用的手工折叠胶布交叉固定，避免了 PICC 导管直接接触皮肤，降低了压疮的风险。

5. 外源吸附贴膜一侧的中间位置设置有 V 形凹口及从芯孔延伸到 V 形凹口的裂缝，这样便于 PICC 导管穿过，从而便于将外源吸附贴膜覆盖在穿刺处。

（二）使用方法

PICC 穿刺点部位常规消毒、待干；打开无菌包及贴膜备用；戴无菌手套，体外导管 C 形摆放（导管摆放因人而异，避免形成死角或机械磨损）；取大贴膜，外源吸附贴膜侧的 V 形凹口居于导管圆盘上方覆盖圆盘，穿刺处 PICC 导管通过裂缝穿过孔芯，导管固定于圆垫上方，注意穿刺点尽量居透明窗正中，将外源吸附贴膜贴辅平整；交叉辅助贴膜的 V 字形凹口与外源吸附贴膜侧的 V 字形凹口吻合交叉固定于圆盘上方，全程无张力粘贴。

第五节　气管插管固定的用具与方法改良

一、传统固定法

（一）操作步骤

1. 为防止管道被牙齿咬扁而影响通气，常规给予牙垫以保护管道。先将已插好的气管插管和牙垫用胶布固定好。

2. 用 1 根短丝绸胶布常规单独交叉固定气管插管和牙垫。

3. 用两条长 30cm、宽 2cm 的丝绸胶布交叉联合固定气管插管于面颊部。

4. 在棉质寸带的 2/3 处打一反 ∞ 字双环套并固定在气管插管和牙垫上，拉紧双环，棉质寸带两端经口角沿耳垂下方在一侧脸颊打活结固定。寸带的松紧度均以能容纳一指为宜。

（二）传统固定的局限性

不牢固，易脱管，易产生医用黏胶相关性皮肤损伤。

二、新型固定装置

(一) 新型一体式经口气管插管固定装置

1. "C"形开口的主体结构　主体结构由外固定体、内固定体、定位部 3 部分组成。内外固定体均为"C"形开口结构，内固定体由硬质塑料材质制成，外固定体由软质硅胶材质制成。

内外固定体两层能贴合为一体，长 4cm、厚 0.2cm、高 1.0cm，内空心直径为 0.8cm，具有固定和防牙咬气管插管的功能。定位部分别位于"C"形开口主体结构正中位置的上下部位，月牙形，宽 1cm、高 1cm，由外软内硬塑料和橡胶材质制成，其将主体结构分为内外固定端，起到定位气管插管置入深度、避免移位和保护唇部的作用。

2. 搭扣锁设计　由锁舌和锁体两部分构成，材质可以是不锈钢或硬质塑料，分别固定在主体结构外固定端的上下部位，锁舌在上，锁体在下，锁体前端是闭合式勾型结构，可以实现一卡到位有效固定插管的作用。

3. 270°"C"形固定套环　该固定结构宽 1.2cm、高 1.3cm，位于定位部和搭扣锁中间，能实现 360°稳定的固定作用。

4. 特质边带　由棉质边带和橡胶外套两部分组成。棉质边带无伸缩性，一条长约 30cm，另一条长约 40cm，橡胶管长短不一便于在一侧打结固定。棉质边带外套橡胶管，橡胶管长度比棉质边带短约 5cm，其前端有可固定"耳部"，穿在 270°"C"形固定套环中，可保护病人面部、耳部及枕部皮肤，减轻受压，操作简捷，可直接清洁，减少更换频次。

5. 使用方法

(1) 根据气管插管的型号选择相对应的气管插管固定器的型号，将气管插管从"C"形主体开口处套入。

(2) 固定搭扣锁。

(3) 在一侧耳后打结固定特质边带。

(4) 对于镇静和清醒配合的病人，可以单纯使用边带固定；对于烦躁的病人可以在两侧脸颊边带处外贴 3M 薄膜加强固定。

(5) 需要调整气管插管刻度时仅需要打开搭扣锁调整即可，口腔护理时仅需解开边带，固定器和插管一起移动即可，不会发生以往拆除牙垫或固定器时牙咬气管插管的现象。

（二）一种小儿气管插管固定器

1. 固定器的整体为长方形，固定器的前端为柔软胶柱状结构的硅胶软头。

2. 固定器的中部有凹槽，凹槽左侧处有三处水流孔隙，凹槽连接气管插管。

3. 固定器的中下部有牙槽，固定器的底端有固定器手柄，固定器手柄上部有寸带卡槽。

4. 固定器手柄有寸带缠绕孔。

5. 固定器的中部连接冲洗管，冲洗管与水流孔隙连接。

6. 固定器的下部连接有一螺旋式固定器，螺旋式固定器的顶部固定气管插管。

7. 寸带穿过两个寸带缠绕孔，寸带的两端分别连接网状头袋，网状头袋有耳孔，凹槽直径大于气管插管的直径、长度为 4~6cm。

8. 牙槽为深 0.5cm，固定器手柄长 2cm，金属铁环套在寸带上，寸带连接粘接扣、子母粘接扣、尼龙扣或者粘扣带，凹槽底部有一通路能够使液体通过进行口腔冲洗。

（三）一种气管插管固定器

1. 结构　包括气管、固定板、微型显示器、插槽、滑板、滑块、插销、挡板、压板、压力传感器、螺纹套、螺杆、转动板、弹簧。

微型显示器位于固定板前端左侧上方，与固定板螺纹相连，插槽位于固定板中端，滑板位于固定板前端左右两侧，滑板与固定板胶水相连，滑块位于滑板内部，与滑板滑动相连，插销贯穿滑块，与滑块滑动相连，挡板贯穿于插销中端，与插销紧配相连，压板位于插销侧壁，与插销胶水相连，压力传感器位于压内壁，与压板螺纹相连，螺纹套位于固定板前端左右两侧，与固定板胶水相连，与滑板胶水相连，螺杆贯穿螺纹套，与螺纹套螺纹相连，转动板位于滑块内部，与滑块转动相连，且与螺杆螺纹相连，弹簧位于滑块内部，弹簧一端与滑块胶水相连，另一端与挡板胶水相连。

2. 使用方法

（1）将固定板贴合至患者口鼻处。

（2）将第一绑带与第二绑带分别从患者脸颊两侧穿过至后脑。

（3）第一绑带与第二绑带缠绕绳系，使得该装置与患者头部固定。

（4）医护人员便可将食指与拇指分别插入两侧套环中，再通过拉动套环，使套环带动插销联动压板顺着滑板内部做向背而行运动。

（5）再将气管放入到插槽，使得气管处于压板之间。

（6）医护人员同时将食指与拇指从两侧套环内抽出，即松开对插销的拉力，此时通过弹簧推动挡板的作用，使得挡板带动插销联动压板向气管方向作相向而行运动，即使得压板夹持住气管，从而实现了对气管的固定。

3. 使用气管插管固定器与功能性减压敷料固定　打开敷料外包装后，先将敷料进行对折，根据病人唇部大小剪一长方形开口，再在其上方根据鼻部宽度裁剪一缺口，进行基础口腔护理后先将敷料对准口鼻部进行粘贴，注意暴露鼻孔，粘贴好后再用固定器进行固定。

第六节　气管切开套管固定的用具与方法改良

一、自制气管切开固定架

1. 规格为 12cm×3cm×3cm，内置医用 PVC 材料，外用棉布套，棉布套底层与患者皮肤接触处设有隔层，用于填充中药六一散。一旦气切套管分泌物污染支架，换用套布比较方便。

2. 在支架 4cm 宽处设定 2cm×1cm 180°凹槽，凹槽紧密贴合气管切开套管外口，无缝隙，支撑力更佳。凹槽右边长度比左边多 2cm，可以承受一部分呼吸机管道的压力，更实用。

3. 凹槽外口采用 5cm×1cm 与 10cm×1cm 两条系带，与气管切开套管外口系带固定，使支架在支撑导管的同时不滑动，从而长时间保持人工气道中立位。

二、止血带固定法

取内径 0.5cm、外径 0.7cm 的止血带 1 根，截取适量长度（绕患者颈部一周后，止血带两端距气管切开外口管固定板两端的小孔各 1cm），再将纱布系带穿过止血带，打结固定在外套管固定板两端的小孔上，松紧以能插入一指为宜。

三、微量泵延长管固定

取一根内径 0.35cm、外径 0.4cm 的一次性微量泵延长管，其长度为绕患者颈部两圈的周长（20~30cm）。患者行气管切开术毕，即用一次性微量泵延长管分别从气管切开套管两翼部穿过后，调整好松紧度在病人颈部一侧打外科结固定。微量泵、输液器、氧气管等均可使用。

四、绒布固定

将绒布剪成长 23cm（亦可根据患者颈围选择长度）、宽 4.5cm 的长方形，并将两边缝合，使之成为圆柱状，即成为颈部衬垫。将系带从做好的衬垫中穿过患者颈围，打结固定在气管切开外套管固定板两端的小孔上，松紧以能容纳一指为宜。

五、使用减压贴与打包带固定

将 15cm×15cm 减压贴平均剪裁为 3 份大小为 5cm×15cm 的长方形，打包带根据病人颈围裁剪成合适长度。将病人颈部清理干净后，分别在颈部左右两侧粘贴减压贴，保持平整。最后用打包带穿过气切套管一侧孔隙双折固定即可，松紧以能容纳一指为宜。

第七节　胸腔闭式引流管固定的用具与方法改良

一、高举平台固定法

胸腔闭式引流穿刺置管成功后，常规用缝线缠绕固定，用 7cm×9cm 的无菌伤口敷料覆盖伤口，然后根据引流管放置部位，选择离出口 15cm 处，取普通宽胶布 10cm×2.5cm，采用高举平台法将胶布中间位置粘贴于引流管正中，360°缠绕管道后使引流管高于皮肤 0.5cm 左右，再将胶布粘贴在患者皮肤上。方法如下：准备 10cm×2.5cm 弹力胶布 1 块、头皮针 1 根、剪刀 1 把。

1. 取头皮针剪去前端针头、后端针管，留胶管备用。

2. 将 3M 弹力胶布横向、纵向对折取中点，在中点横向分别旁开 1cm 处用剪刀头各钻 1 个小孔，大小能穿过头皮针胶管即可。

3. 将头皮针胶管两端分别从胶布的粘贴面穿过两小孔，将两孔之间的胶布叠在一起，使胶布布面有一高出平面 1cm 的长方形。将头皮针胶管捋顺后在高出平面顶点胶布上打两个结固定在弹力胶布上，即完成了改良胶布的制作。

4. 胸腔闭式引流管穿刺成功后，缠绕固定、敷料覆盖伤口。

5. 根据引流管放置部位，在距离引流管口 15cm 处，采用改良固定法固定胸腔闭式引流管。

6. 准备好两块改良胶布，先将改良胶布以与引流管平行的方向粘贴在患者皮肤上，再将引流管放在改良胶布上。用头皮针胶管采用结带法将引流管固定在改良胶布上方，以此间接地把引流管固定于患者身上，此固定为第一道固定。

7. 离第一道固定 10~15cm 处使用相同的方法做第二道固定，注意调整引流管方向低于引流管出口。

二、黏性敷料固定法

1. 黏性敷料固定 根据伤口情况选择合适的敷料，对所选敷料进行裁剪。敷料中心根据引流管直径裁剪成一孔洞，敷料一侧从孔洞剪一开口即可。固定位置应紧贴引流管底部，从侧切口处将引流管卡进中心孔洞，保持引流通畅。在开口处重合粘贴固定引流管，与皮肤充分贴合，保持平整，使引流管固定牢靠，美观，防止打折。

2. 使用薄型敷料与自粘绷带固定 将薄型敷料剪一 Y 形开口，将两条 15cm 的 3M 自粘绷带在 2/3 处三等分剪成条状。先用薄型敷料固定引流管，再用一条绷带进行粘贴。两侧两条粘贴在敷料及皮肤上，中间一条将引流管缠绕，另一条在对侧同法粘贴即可（图 6 - 9）。

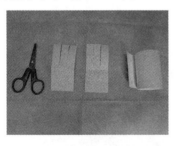
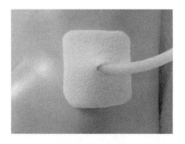
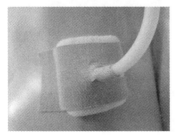
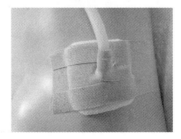

图 6 - 9 薄型敷料与自粘绷带固定

第八节 脑室引流管固定的用具与方法改良

一、头皮针固定法

1. 材料 一次性头皮针固定：一次性头皮针两个，均将针头剪下保留软管和针座。

2. 方法 颅脑手术后，分别在离手术切口5cm、10cm处用上述已处理好的头皮针将引流管与网帽以"S"形打活结的方法较松地系在一起，以轻轻拉动不脱出、不压迫引流管为准。

二、头套固定法

用剪刀将头套上方剪一开口，使引流袋及引流管穿过头套上方的开口。将引流管盘旋于头部，用头套将盘旋于头部的引流管进行固定，再用有橡皮筋的小夹子将头套外的引流管固定于床单上，将引流袋固定于引流架上（图6-10）。

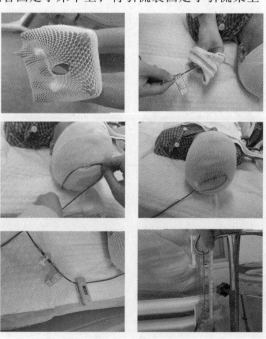

图6-10 头套固定

三、采用头面部引流管固定带

材料：取具有魔术贴效果的起绒面材料、可粘贴在起绒面上且带有尼龙粘扣和涂胶泡棉片的固定器。头面部引流管固定带由头围固定带、下颌固定带、固定器三部分组成。头围固定带、下颌固定带可根据病人的头围和下颌长度调节，固定器可根据管道的位置、数量进行增减和移动，护士站于病人右侧。具体方法如下：

1. 将头面部引流管固定带置于病人枕后，下颌固定带与头围固定带接头端放于病人右耳。

2. 下颌固定带另一端绕下颌并穿过头围固定带另一端的内侧。

3. 根据病人头围大小调节并固定头围固定带，下端齐耳缘，松紧度以容纳一指为宜。

4. 将下颌固定带另一端调节至病人左耳前，并根据下颌长度调节下颌固定带，松紧以容纳一指为宜并固定。

5. 根据引流管的数量和位置将固定器粘贴至头围固定带上。

6. 撕除涂胶泡棉片上的离型纸，将头面部引流管固定在泡棉片上，使引流管与皮肤缝合端呈"C"形。

7. 将固定器上的蝶形尼龙粘扣交叉固定。

第九节 呼吸机管道固定的用具与方法改良

一、使用固定帽固定法

运用高弹性全棉材料制作的呼吸机管道固定帽（小儿），其帽体下半部左右两侧分别设有一组紧固绳孔，每组紧固绳孔内设置一个主紧固绳，两侧的主紧固绳一端依次穿过第一绳孔、第二绳孔和第三绳孔，然后在帽体中部用刺毛扣紧固，紧固绳的绳孔呈三角形布置，固定更稳固。出气管的固定移至帽体后部，三根管道分别固定，避免对新生儿额部造成压迫。

二、采用"8"字形的缠绕法

使用"8"字形的缠绕方法，将橡皮筋缠绕在呼吸机管道靠近固定卡槽的位置，将一次性呼吸机管道轻轻卡在卡槽顶端。

三、降噪呼吸机管道固定支架

降噪呼吸机管道固定支架：用不锈钢钢管做成支架，底座呈 U 形紧贴暖箱托盘，支架顶端为不锈钢螺纹管接管夹。先用海绵缠绕每一根不锈钢钢管，然后在支架外环绕海绵，形成楔形，将呼吸机管道固定在不锈钢螺纹管尾端管夹上，将患者的头部置于楔形结构内进行机械通气。

第七章 管道护理不良事件与应急预案

第一节　护理不良事件主动报告制度

一、护理不良事件的定义

护理不良事件是指在护理过程中出现的意外的、不希望发生的或有潜在危险的事件。包括：给药差错、患者跌倒、坠床、压疮、管道脱落、锐器伤、职业暴露及患者自杀、走失、化学性伤害、温度伤害等。

二、分级标准

1 级：警告事件　非预期的死亡，或是非疾病自然进展过程中造成永久性功能丧失。

2 级：不良后果事件　在疾病医疗过程中因诊疗活动而非疾病本身造成的患者机体与功能损害。

3 级：未造成后果事件　虽然已经发生错误的事实，但未给患者机体与功能造成任何损害，或有轻微后果而不需要任何处理可完全康复。

4 级：隐患事件　由于及时发现错误，未形成事实。

三、报告程序及时限

所有不良事件均直接上报至护理部。1～2 级，立即上报护士长、科主任，及护理部、相关职能部门；3～4 级，2 小时内报护士长，24 小时内上报护理部。一旦发生不良事件应按相关流程逐级上报（图 7 - 1）。

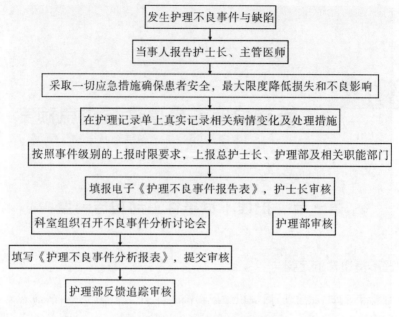

图 7-1 不良事件上报流程图

四、事件分析与讨论

1~2 级：科室在 2 个工作日内完成分析。3~4 级：科室在 5 个工作日内完成分析。护理部助理员和分管片区总护士长参与科室不良事件分析讨论，提出意见和建议。

当事人描述事件的经过和结果，科室采用科学的方法（如根本原因分析法、追踪法、PDCA 循环等）进行原因分析，提出切实可行的改进措施，认真落实。科室完成讨论分析后，通过护理文书系统填写《护理不良事件分析表》，提交审核。

五、护理不良事件监测与管理

护理部每月对全院上报的各种不良事件进行统计、分析、总结、报告，根据质量持续改进原则改进相关工作流程，及时通报相关信息，防止或减少类似事件再次发生。

六、奖惩

对主动报告护理不良事件，并采取有效弥补措施未导致不良后果发生的科室及个人，可免除罚责，并适情给予奖励。对未按照规定时限上报或隐瞒不报者，经查实依据事件性质扣除护理质量考核分值。

第二节　非计划性拔管

一、概述

（一）定义

非计划性拔管（UEX）又称意外拔管（AE），是指患者有意造成的或任何意外所致的拔管，即非医护人员计划范畴内的拔管。

非计划拔管通常包括以下情况：

1. 未经医护人员同意患者自行拔除的管道。

2. 各种原因导致的导管滑脱。

3. 因管道质量问题及管道堵塞等情况需要提前拔除的管道。

非计划性拔管通常以"非计划拔管发生率"来描述，即计算统计周期内住院患者发生的某导管 UEX 例数占该周期内某管道留置日数的比例，或者是占该周期内管道置管总例数的比例。〔患者带管的类别众多，气管插管发生 UEX 后会导致患者发生生命危险或病情加重，监测气管插管 UEX 是护理质量监测的重中之重，绝大部分 ICU 都在监测。一旦出现应填写导管滑脱报告表（表 7-1）〕。

表 7-1　患者导管滑脱报告表

科室：　　姓名：　　ID号：　　性别：　　年龄：　　诊断：　　护理级别：

一、导管类型

○胃管　○尿管　○引流管　○PICC　○胸腔引流管　○透析管道　○气管插管
○桡动脉　○球囊漂浮导管　　　○其他_____

二、发生时间：　　年　　月　　日　　时　　分

三、置管时间：　　年　　月　　日，　　手术日期：　　年　　月　　日

四、患者身体状况

护理级别：○特级　○一级　○二级　○三级

意识状态：○清醒　○嗜睡　○朦胧　○躁动　○昏迷　○其他_____

精神状态：○平静　○烦躁　○焦虑　○恐惧　○其他

活动能力：○行动正常　○使用助行器　○残肢　○无法行动　○其他_____

自我照顾能力：○自理　○部分依赖　○完全依赖

五、脱管原因

○患者自拔　○患者无法活动时滑脱　○家属协助患者活动时滑脱

○医护人员操作时滑脱　○与操作无关的滑脱

六、固定方法

○缝合　○胶布固定　○水囊固定　○其他＿＿＿＿＿＿

七、相关因素

健康宣教：○已做　○未做

约束带使用：○有　○无

管道滑脱时工作人员：○在患者身边　○未在患者身边

八、处理

○立即通知医师　○重新置管　○观察病情　○脱管部位处理　○记录病情

○用药（药物名称）＿＿＿＿＿　○其他＿＿＿＿＿＿

九、并发症

○出血＿＿＿＿＿ml　○气栓　○窒息　○感染　○气胸　○吻合口瘘　○其他＿＿＿＿＿＿

填报人：　　　　　填表日期：　　　　　护士长签名：　　　　　日期：

注：本报表由科室填写。一式两份，一份留科室，一份上报护理部

（二）测量方法

1. 计算方法

（1）公式①

$$UEX\ 发生率 = \frac{同期某导管\ UEX\ 例次数}{统计周期内该管道置管总日数} \times 1000‰$$

（2）公式②

$$UEX\ 发生率 = \frac{同期某导管\ UEX\ 例次数}{统计周期内该管道置管总例数} \times 100\%$$

2. 说明

（1）如同一患者气管插管多次发生 UEX，则按频次计算拔管例数。

（2）计算方法①中，统计周期内该导管的留置总日数为该周期内气管导管每天带管病例之和。例如：记录 5 月 1 日—5 月 31 日每日某 ICU 带气管插管的患者数，然后将这 30 天内每天的带气管插管患者数进行求和，便得到 5 月份该 ICU 气管插管的留置总日数。

（3）计算方法②中，统计周期内该管道置管总例数，包括周期内原有置管

例数和新增置管总例数。

（4）拔管后重新置管以及常规更换的管道均纳入新增置管例数中。

（5）第一种计算方法是目前国内外比较普遍的计算方法，主要特点是考虑了住院日会影响 UEX 发生率和特征，通过进一步分析可以得出 UEX 的高发时期，从而进行针对性的干预。

（6）第二种计算方法比较简单，但是不足之处在于未考虑置管日数对其的影响，且结果数值波动范围较大。

（三）经验交流

计算 UEX 发生率涉及的信息包括统计周期内各类导管的患者数量、患者带管的日数，以及发生 UEX 的例数。

1. ICU 采集信息时可以自制一张表单。表单设计包括胃管、尿管、气管插管和深静脉置管等管道的记录。用此表单记录 1 个月，则可以积累出这个月不同管道的"置管总日数""置管总例数"以及不同管道 UEX 例数，进而便可以计算出这个月各种管道 UEX 的发生率。

2. 还可以通过信息化的方式采集计算 UEX 发生率所需的数据信息，由医生规范地记录管道的置入和拔除时间，以便于统计一周内某管道的留置总日数和置管总例数。

总之，UEX 发生率属于护理质量的结果指标，因为"结果"与护理工作投入及护理服务的过程密切相关。有效地进行指标监测、系统的分析问题、及时和充分的意见反馈，是护理质量乃至诊疗质量提高的关键。

二、应急预案

（一）胸腔闭式引流管脱出处理预案

1. 风险来源

（1）不合作、意识不清的患者。

（2）管道长度不适宜。

（3）管道固定方法不当。

（4）护理操作不当。

（5）患者体位不当。

（6）患者及陪护家属缺乏胸腔闭式引流管相关健康教育知识。

2. 预防措施

（1）做好健康宣教，告知患者和陪护家属留置引流管的注意事项。

（2）避免引流管打折、扭曲，以保证引流管通畅。

（3）搬运患者和患者活动时水封瓶位置应在患者胸部水平下 60cm ~ 100cm 处，避免牵拉，防止脱出。

（4）保持引流管长度适宜，防止翻身活动时脱出。

3. 应急处理措施

（1）患者留置胸引管过程中，如发生胸引管意外脱出，立即就地检查脱出部位，迅速封闭伤口或者夹闭管道，按胸腔闭式引流管脱出处理流程进行处理（图 7 - 2），同时通知医生。

（2）明确胸引管脱出部位。

1）若胸引管从胸腔近心伤口处脱出：

①立即用手捏闭伤口处皮肤，防止空气进入。

②消毒后用无菌凡士林纱布封闭伤口。

③给予鼻导管吸氧，评估患者有无呼吸困难、胸闷、胸痛等症状。

④床旁拍摄 X 光胸片，根据胸腔积液量或气体量判断是否需要重新置管。

⑤协助医生重新置管或者缝合伤口。

2）若远心处引流管或引流瓶脱出：

①立即用手反折或用血管钳夹闭近心端胸引管。

②给予鼻导管吸氧，评估患者有无呼吸困难、胸闷、胸痛等情形。

③在无菌操作下，更换新的胸腔引流瓶装置。

④床旁拍摄 X 光胸片，确定引流管的位置及胸腔内情况。

⑤胸腔内有积气者，指导患者多咳嗽，排出胸腔内积气，促进肺膨胀。

（3）协助给予患者舒适体位，交代注意事项。

（4）给予心理安慰，消除紧张情绪。

（5）书写护理记录单。

（6）通过护理文书系统填写《不良事件上报表》。

（7）组织讨论分析原因，提出改进措施。

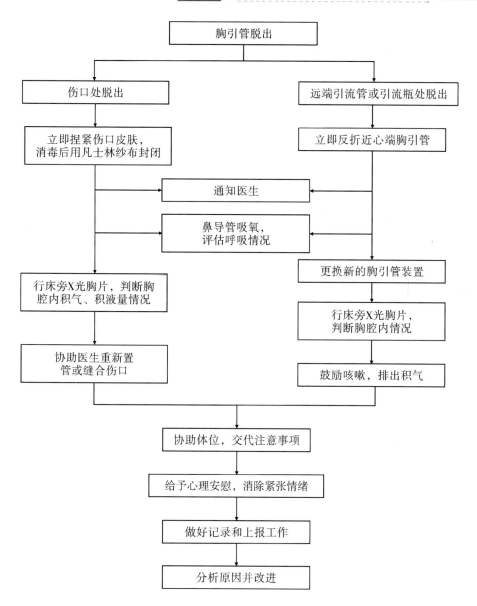

图 7-2 胸腔闭式引流管脱出处理流程图

（二）口鼻气管插管意外脱出处理预案

1. 风险来源

（1）患者意识不清，双手缺乏有效约束，自行解开。

（2）气管插管型号选择不当或固定不牢靠，因剧烈咳嗽或吸痰使其脱出。

（3）呼吸机管道固定缺乏可伸展度，当患者或呼吸机管道的相对位置发生移动时，呼吸机管道对气管插管牵拉而导致脱出。

（4）清醒患者无法忍受插管痛苦，且语言交流存在障碍，当需求得不到满足、出现躁动时自行拔管。

（5）气管插管气囊充气不足或漏气导致脱出。

2. 预防措施

（1）做好心理护理和知识宣教。向患者和家属说明气管插管的目的、必要性及无法进行交流的原因。教会患者使用手语并准备写字板，满足患者提出的合理要求。

（2）加强有效约束。向家属说明目的，对清醒且烦躁有拔管倾向者应用约束带固定四肢并加手套固定，松紧适宜。经常检查约束带有无松散，每 2 小时松解一次，并协助被动活动。

（3）妥善固定气管插管。使用气管插管固定器或系带、胶布粘贴等方法固定气管插管，并密切观察气管插管的深度。

（4）合理使用镇静剂。对意识清醒或躁动患者，及时有效地使用镇静剂，防止人机对抗，减轻患者不适感，预防插管脱出。

（5）及时观察并记录。注意气囊情况及气管插管距门齿的刻度，若外留部分变长说明管道部分脱出，外留部分变短说明有管道下滑，应及时复位。气囊充气量应预先测好，以能带动呼吸器并保证预先潮气量为宜，避免压迫气道黏膜形成溃疡或造成气囊破裂。

3. 应急处理措施（图 7-3）

（1）立即通知主管医师，并进行用物准备。

（2）气管插管脱出在声门以下者，先吸净口鼻及气囊上滞留物，将气管插管送至适宜深度。

（3）脱出在声门以上者，先吸净口鼻及气囊上滞留物，放松气囊，然后拔出气管插管。

（4）意识清醒患者，鼓励自主呼吸。

（5）无自主呼吸者，立即高流量给氧，以简易呼吸器（气囊面罩）辅助呼吸，维持血氧饱和度≥90%。

（6）配合医生重新置管，置管困难者行气管切开。

（7）密切监测血氧饱和度及生命体征变化。

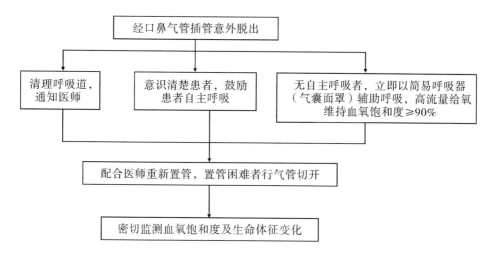

图 7 - 3　经口鼻气管插管意外脱出处理预案

（三）气管切开套管意外脱出处理预案

1. 风险来源

（1）患者意识不清，双手缺乏有效约束，自行解开。

（2）气管套管固定不牢靠，因剧烈咳嗽或吸痰使其脱出。

（3）患者不能忍受人工气道通气、被动体位、局部疼痛等产生拔管行为。

（4）由于患者的身高、体型等个体差异，气管套管型号选择不合适易发生意外脱出。

（5）呼吸机管道固定缺乏可伸展度，当患者和呼吸机管道的相对位置发生移动时容易由呼吸机管道对气管套管形成牵拉而导致脱出。

（6）颈部皮下气肿，因肿胀使皮肤与气管间的距离增加，导致原来合适的套管相对变短而脱出。

（7）气管切口过低或过长，患者低头时因气管位置移动而导致套管脱出。

2. 预防措施

（1）加强有效约束。护士应准确评估患者的意识状态、置管的耐受程度及患者的性格特征，对有拔管倾向、曾有拔管经历及躁动不安的患者应约束双上肢。

（2）妥善固定气管套管。采取系带的方法，系带与颈部的间隙不应超过两指。患者颈部肿胀程度的变化可使固定带的松紧度发生改变，应随时进行调整。

（3）加强有效沟通。向患者和家属讲解人工气道的目的、必要性及无法进行交流的原因。教会患者使用手语并准备写字板，满足患者提出的合理要求。

（4）加强有效镇静。意识清醒的患者，因伤口疼痛出现烦躁不安时可给予镇痛镇静剂。

（5）根据患者的身高、体型选择合适的气管套管。

（6）呼吸机管道连接气管套管应有一定的移动度，避免患者头部活动将导管拔出。尤其是呼吸机与气管套管的连接宜采用可伸缩活动的接头，防止患者轻微转动引起套管脱落。

（7）保持头、颈部在一条直线上，避免头部过度后仰及转动，翻身时头、颈、肩部要同步轻稳移动，专人固定套管。病情允许时尽量分离呼吸机管道。

（8）保持呼吸道通畅，及时吸痰，避免剧烈咳嗽将套管咳出。

3. 应急处理措施（图7-4）

（1）气管切开时间在一周以内、窦道未形成时可先用无菌止血钳撑开气管切口处，清除口腔及咽喉部血块、呕吐物及分泌物，给予高流量吸氧，备气管切开包，同时通知医生。

（2）当患者气管切开时间超过一周、窦道已形成时更换套管重新置入。

（3）当患者无自主呼吸、出现心跳骤停时，应立即进行心肺复苏。

（4）密切监测生命体征、血氧饱和度变化。

（5）更换固定系带时，应两人操作。一人固定套管、一人更换。

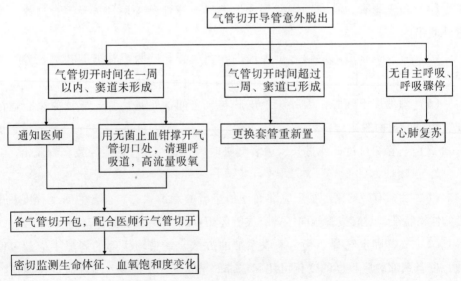

图7-4 气管切开套管意外脱出处理预案

（四）中心静脉/深静脉导管脱出处理预案

1. 风险来源

（1）管道放置后皮肤缝合不严密，置管缝线结扎固定不牢靠。

（2）多个接头和输液器容易牵拉出管道，置管和输液器长度不够。

（3）烦躁、昏迷患者无意识地抓落管道。

（4）置管护理措施不当。

（5）患者及家属相关知识缺乏。

2. 预防措施

（1）加强有效固定。定时评估管道有无松动，及时给予固定，以确保管道的安全。

（2）加强护患沟通。向患者及家属解释导管的重要性和注意事项，讲解自行拔管可能导致的严重后果。

（3）制定管理方案。提高护理人员对于意外拔管的防范意识，定期对其进行理论和技能培训。督查护理人员落实床边交接制度，特别是夜间加强巡护，及时发现异常问题，第一时间补救。

（4）加强有效约束。向家属说明目的，对清醒且烦躁有拔管倾向者应用约束带固定四肢并加手套固定，松紧适宜。经常检查约束带有无松散，每2小时松解一次，并协助被动活动。

3. 应急处理措施（图7-5）

（1）发生深静脉或是中心静脉导管滑脱时，立即按压穿刺部位，同时通知医生。

（2）临时建立浅静脉通路。

（3）密切观察患者病情变化。

（4）穿刺部位出血时，遵医嘱给予处理。

（5）周围皮肤发生变化时，立即给予处理。

（6）据病情重新置入深静脉或中心静脉导管。

（7）做好护理记录。

（8）填写导管滑脱登记表，上报护理部。

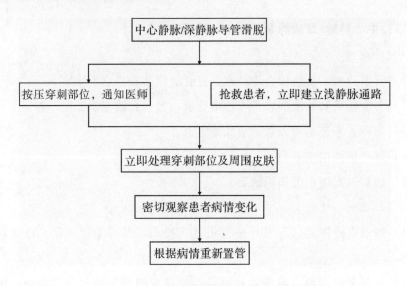

图 7 - 5 中心静脉/深静脉导管滑脱处理预案

(五) 输液发生静脉炎处理预案

1. 风险来源

(1) 长期输入高浓度、刺激性的药物。

(2) 静脉放置刺激性管道的时间过长。

(3) 输液过程中未严格执行无菌操作。

2. 预防措施

(1) 操作者严格遵守无菌技术操作原则和手卫生原则。

(2) 推荐选用上肢静脉作为常规静脉输注和置管的血管（避免靠近腕部的桡静脉置管）。

(3) 一般情况下,尽量避免在瘫痪肢体静脉置管和输液。

(4) 经外周静脉输注时要有计划地更换输液部位,以保护血管。切忌在同一条血管的相同部位反复穿刺。

(5) 根据所用溶液或药物的类型、pH、渗透压、浓度、剂量、给药速度,选择适当的输注途径并合理安排输液顺序。

(6) 严格控制各种微粒通过静脉输液进入血液循环。

(7) 护士能够根据静脉炎的临床分级标准识别静脉炎的征象。

(8) 对所有穿刺部位和肢体应常规进行评估,询问患者有无疼痛、发热、刺痛、灼痛和其他不适。

（9）必须待消毒液干后再行穿刺，以免引起化学性静脉炎。

3. 应急处理措施（图7-6）

（1）外周静脉置管部位一旦出现静脉炎应立即拔除。

（2）对于化学性静脉炎采用50%的硫酸镁溶液进行局部湿热敷，可改善此症状。

（3）细菌性静脉炎局部热敷后选择适当的抗生素治疗。

（4）机械性静脉炎有疼痛时可局部硫酸镁湿热敷。

（5）血栓性静脉炎给予活血化瘀药物治疗，必要时遵医嘱进行溶栓。

（6）针眼处如有脓性分泌物，取分泌物进行细菌培养。

（7）对穿刺部位进行消毒，严重者遵医嘱局部应用抗生素药膏或使用湿热敷等。

（8）抬高发生静脉炎的肢体，避免剧烈运动。

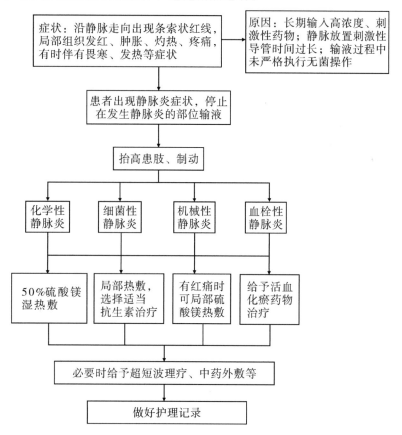

图7-6 患者输液发生静脉炎处理预案

第三节　导管引发的皮肤问题

一、静脉炎

（一）定义

静脉炎是由于物理、化学、感染等因素对血管内壁的刺激而导致血管内壁的炎症表现，常表现为局部的热、痛、紧绷及胀感，沿着注射部位的血管会产生条索状的红线，触诊时有发热、发硬的感觉。

（二）静脉炎分级（美国 INS 标准）

0 级：没有症状。

1 级：穿刺部位发红，伴有或不伴有疼痛。

2 级：穿刺部位疼痛，伴有发红和（或）水肿。

3 级：穿刺部位疼痛，伴有发红、条索状物形成，可触摸到条索状的静脉。

4 级：穿刺部位疼痛，伴有发红、条索状物形成，可触摸到条索状的静脉，其长度大于 2.5cm，脓液流出。

（三）预防及处理

1. 静脉炎的预防

见第 308 页。

2. 静脉炎的处理

见第 309 页。

3. PICC 与静脉炎

（1）机械性静脉炎：机械性静脉炎是 PICC 置管后早期出现的最常见的并发症之一。据有关文献报道，其发生的概率为 18.0%～26.7%，属于急性无菌性炎症。对于特殊药物的使用，必须选择合理的静脉通路。pH 大于 9 或小于 5，渗透压大于等于 600mmol/L 的药物，对血管内膜的损伤大，特别是腐蚀性药物如长春瑞滨、阿霉素等。在置管过程中置管鞘和导管的操作对血管内膜、静脉瓣的机械摩擦，会造成血管痉挛和血管内膜的物理性损伤，血液黏稠度增加，血液凝固作用增高，再加上患者的体质因素，发生静脉炎的时间多在置管后 48～72h，发生部位多位于穿刺点上方 8～10cm。其分级采用美国静脉输液护理学会制定的静脉炎程度判断标准进行评估：

0 级：没有症状；

1 级：穿刺部位发红，伴有或不伴有疼痛；

2 级：穿刺部位疼痛，伴有发红和（或）水肿；

3 级：穿刺部位疼痛，伴有发红、条索状物形成，可触摸到条索状的静脉；

4 级：穿刺部位疼痛，伴有发红、条索状物形成，可触摸到条索状的静脉，其长度大于 2.5cm，脓液流出。

一旦发生机械性静脉炎，不仅会引起患者身体上的痛苦和造成心理上的负担，如病情得不到有效控制还有可能会导致非计划性拔管，这样会影响导管的正常使用和患者的治疗的顺利进行。同时 PICC 导管价格较高，并且只能一次性使用，如非正常拔管，会对患者造成一定经济上的负担。

因此，选择一种安全有效、操作方便、价格低廉的治疗 PICC 置管引起的机械性静脉炎方法显得尤为重要。其治疗方法有多种，应结合患者的情况及医院的治疗条件做出合理、恰当的选择。

（2）血栓性静脉炎：血栓性静脉炎是指静脉血管腔内存在急性非化脓性炎症的同时伴有血栓形成，是一种常见的血管血栓性疾病，病变主要累及四肢浅静脉和深静脉。

血栓性静脉炎是 PICC 置管患者较严重的并发症，除了给患者造成上臂肿胀、疼痛等痛苦外，还有并发肺栓塞的风险。

血栓可以引起炎症，炎症也可以引起血栓，两者互为因果。目前普遍认为，血栓性静脉炎可导致 PICC 置管后肢体肿胀。由于静脉壁受到损伤，纤维蛋白形成层状累积而导致血栓形成，产生肿胀、疼痛等临床症状。患者通常主诉置管肢体肿胀感，按压肢体紧绷感，测量臂围值增大。PICC 置管后血栓性静脉炎的发生与 PICC 导管的选择、导管尖端位置、患者凝血状态及体质有关。

PICC 带管的患者发生血栓性静脉炎后，绝大多数医院采取的方法是立即拔除导管，从而使患者失去了静脉治疗的通道。因此，对发生血栓性静脉炎的患者我们应该进行全面评估，如果 PICC 导管仍通畅而且临床需要，可以不拔除。

二、过敏

（一）症状

患者留置导管后，局部皮肤出现瘙痒难忍、疼痛和（或）小水泡、渗出、皮肤发红，皮疹等，更严重中者出现寒战、高热、抽搐、心率加快、血压下降等休克表现。

（二）主要原因

1. 性别因素　一般女性皮肤较男士细腻，更容易产生刺激性反应。

2. 过敏体质　体质敏感的人免疫反应和灵敏度超出了正常范围，会伤害到机体的一些正常细胞、组织和器官，从而引发局部甚至全身性的过敏反应。

3. 内环境的改变　患者接受药物治疗，以及自身疲劳、精神紧张、情绪变化等精神改变，均可导致内环境改变，诱发或加重过敏表现。

4. 季节因素　临床上发现导管性皮肤过敏易发生在夏季和冬季。夏季由于天气炎热，身体易出汗，汗液积聚在敷料下，如果维护不及时，就会增加导管处皮肤过敏的概率。而冬季由于毛孔收缩，皮肤干燥，皮屑增多，同样增加了患者皮肤过敏的概率。

5. 材料因素　有文献报道，中心静脉导管可以引起少数人发生过敏性休克。此外透明贴膜虽然有弹性好、黏性大、透明易于观察且价格便宜的优点，但透气性差，无吸收功能，改变了皮肤环境，导致皮肤消毒液渗透到了角质层，而引起局部皮肤过敏。

6. 年龄　年龄越大身体机能越差，免疫力逐渐降低，老年患者的表皮再生速度逐渐缓慢，因此产生过敏的概率可能性更大，救治此类患者需要的时间更久。此外，一些患者在治疗期间，使用化疗药物也会导致细胞分裂延迟，干扰正常表皮细胞的形成。

7. 患者依从性差　患者在接受治疗期间，自身清洁能力差、护理人员没有普及健康教育也会造成皮肤过敏情况发生。

三、压力性损伤（压疮）

（一）压力性损伤概念

压力性损伤是指位于骨隆突处、医疗器械或其他器械下的皮肤和（或）潜在皮下软组织的局限性损伤。可表现为完整皮肤或开放性溃疡，可能伴有疼痛。损伤是由于剧烈和（或）长期存在的压力或压力联合剪切力所导致的。软组织对压力和剪切力的耐受性可能会受到微环境、营养、灌注、合并症以及软组织情况的影响（NPUAP，2016b）。

（1）医疗器材相关压力性损伤（medical device related pressure injury）：是指用于诊断或治疗的医疗器械所产生的压力性损伤。

（2）黏膜层的压力性损伤（mucosal membrane pressure injury）：黏膜层的压力性损伤发生于曾经使用过某种医疗器材的部位，唯因黏膜层组织的解剖学限制，目前黏膜层的压力性损伤无法被分级（NPUAP，2016b）。

（二）压力性损伤分期

美国国家压疮咨询委员会（National Pressure Ulce Advisory Panel，NPUAP）2016 年 4 月 13 日公布了一项术语更改声明：将"压力性溃疡"（Pressure ulcer）更改为"压力性损伤"（Pressure injury），并且更新了压力性损伤的分期系统。

1.1 期　指压时红斑不会消失（非苍白性发红）。

局部组织皮肤完整，但有无法反白的红斑；肤色较深者，可能会有不同颜色的呈现。在颜色变化前，可能会先出现反白的红斑或感觉、温度及硬度上的改变。皮肤颜色的改变不包括紫色或褐红色的变色，出现则可能表明深部组织损伤。

2.2 期　部分皮层缺损伴真皮层暴露。

部分皮层缺损并伴有真皮层暴露，伤口床呈现粉红色或红色，组织湿润，可以是充满浆液而完整或破裂的水泡。2 级压力性损伤不会暴露皮下脂肪（脂肪）和深部组织，不存在肉芽组织、腐肉及焦痂。骨盆周围的皮肤损伤常因为不良的微气候（microclimate）和剪力所致；而发生于足跟部位的损伤则是因为受到剪力所致（NPUAP，2016b）。2 级压力性损伤不应该被用来描述与潮湿相关的皮肤损伤（moisture – associated skin damage，MASD），包括失禁性皮肤炎（incontinence associated – dermatitis，IAD），医用胶粘剂相关的皮肤损伤（medical adhesive related skin injuries，MARSI）如皮肤撕裂伤，或外伤性伤口（烧伤、擦伤）。

3.3 期　全层皮肤缺失。

此级病灶因已呈现全层皮层受损状态，在伤口中可见皮下脂肪（脂肪）和肉芽组织，且常会呈现卷状边（卷状的伤口边缘）。也许会出现腐肉和（或）焦痂。组织损伤的深度也会因解剖位置不同而有所不同；脂肪组织较厚的区域会发展出较深的伤口。也会伴随潜行洞和窦道伤口。不会暴露筋膜、肌肉、肌腱、韧带、软骨（或）骨头。如果腐肉或焦痂掩盖住组织缺损的范围，则属于无法分级的压力性损伤。

4.4 期　全层皮肤和组织缺失。

全层皮肤和组织的缺失指伤口处裸露或直接可触及其筋膜、肌肉、肌腱、韧带、软骨或骨头，伤口可见腐肉和（或）焦痂。经常发生卷状边（epiboly）、潜行（undermining）和（或）窦道伤口（tunneling）之情形。深度随解剖位置而变化。如果腐肉或焦痂掩盖住组织缺损的范围，则属于无法分级（unstageable）之压力性损伤。

不可分期　全层皮肤和组织缺失，损伤程度因被腐肉或焦痂掩盖，导致伤口无法确认分级。如果清除腐肉或焦痂则会显现为第 3 级或第 4 级压力性损伤。建议不要软化或清除位于足跟或缺血之肢端的稳定痂皮（干燥、附着、完整无红斑或波动感）。

深部组织压力性损伤　局部皮肤存在有持续性无法变白的深红色、褐色或紫色，或是表皮分离，显示出暗黑色的伤口床或充血的水泡。在皮肤颜色出现变化前，病灶区域通常会先出现有疼痛及温度的变化。肤色较深者，可能会有不同颜色的呈现。系源自骨头与肌肉接触面之间密集或持续性的压力或剪力所致。伤口的变化快，之后才会显现出真正的组织受伤范围，也有可能快速恢复，不造成任何组织损伤。如果能看见坏死的皮下、肉芽、筋膜、肌肉等组织，就称为全皮层压力性损伤（无法分级的，第 3 级或第 4 级）。请勿使用深部组织压力性损伤（DTPI）来描述非压力所导致的血管、外伤、神经病变或皮肤状况。

（三）管道压力性损伤产生的原因

主要是因医疗器械，如心电监护、吸氧面罩、呼吸机、气管切开套管、各种约束装置及矫正器使用不当，可在医疗器械使用的部位产生压力和（或）造成局部温湿度改变，进而发生不同程度的压力性损伤。这类损伤因医疗器械固定使接触部位皮肤破损隐秘而难以被及时发现。

（四）预防

1. 对导管部位皮肤进行评估　每班全面的皮肤评估对于压力性损伤预防、分类、诊断及治疗至关重要。评估时需检查皮肤有无红斑，若有红斑需鉴别红斑范围和分析红斑产生的原因。此外还应评估皮肤的温度、有无水肿和疼痛，以及相对于周围组织硬度的改变，尤其是医疗器械下方和医疗器械周围受压的皮肤。同时对患者进行营养筛查与营养评估，营养不良既是导致压力性损伤发生的原因之一，也是直接影响压力性损伤进展和愈合的因素。

2. 采取措施进行预防性皮肤护理

（1）合理选择和正确使用医疗器械：选择医疗器械时应避免压力和（或）剪切力所致的损伤，使用时佩戴合适，避免过度受压，在不造成额外压力的情况下防止脱落。

（2）定期评估皮肤，做好皮肤护理：每天至少检查医疗器械下方或周围皮肤三次，观察有无压力相关损伤的迹象，并注意保持医疗器械下方皮肤清洁干燥。对于局限性或全身水肿患者增加皮肤评估次数。

（3）采取压力再分布措施：通过调整体位、交替使用或重新放置医疗器械，使医疗器械所致压力得以再分布。

（4）使用预防性敷料贴于医疗器械下方，保护受压部位皮肤。

第四节　呼吸机相关肺炎感染

一、定义

呼吸机相关肺炎（ventilator associated pneumonia，VAP）是指机械通气 48 小时后至拔管后 48 小时内出现的肺炎，是医院获得性肺炎的重要类型。

二、气管插管引起肺部感染的主要原因

1. 破坏上呼吸道屏障。

2. 损伤气道上皮和引起炎症反应，增加细菌黏附和定植。

3. 削弱纤毛作用。

4. 抑制吞咽活动。

5. 气囊声门间气管内异物（如分泌物、反流胃液）滞留和下漏，刺激气道分泌物，促进细菌繁殖。

6. 恶化口腔卫生，经鼻腔气管插管妨碍鼻窦外流，容易并发鼻窦炎，增加下呼吸道吸入机会。

三、病原微生物

病原体中以细菌最为多见，占 90% 以上，早发的 VAP 中主要是非多重耐药菌。如肺炎链球菌、流感嗜血杆菌、MSSA 和敏感的肠道革兰阴性杆菌（如大肠杆菌、肺炎克雷白杆菌、变形杆菌和黏质沙雷杆菌）。迟发 VAP 为多重耐药菌，如鲍曼不动杆菌、耐药肠道细菌属、MRSA 等。目前真菌感染比例也逐渐增加。

四、感染因素

1. 高龄，自身情况差。

2. 有慢性肺疾病者。

3. 长期卧床，意识丧失，有痰不易咳出。

4. 误吸，消化道细菌移位，吸痰操作不规范等。

5. 麻醉相关因素，包括患者年龄，手术部位、带管时间、术后是否用镇痛药等。

6. 呼吸机相关性因素，如机械通气时间长、上机前已使用抗生素，特别是使用广谱抗生素引起菌群失调。

五、评估

（一）健康史

主要评估患者年龄、性别、临床诊断、既往史、病程等。使用呼吸机的患者还应评估使用呼吸机的起始时间、连接呼吸机的方式、用药史、医源性操作史、患者的免疫功能状态等。

（二）临床表现

临床表现缺少特异性，可有肺部感染常见的症状与体征。

（三）辅助检查

1. 胸部 X 线影像　新发的或进展性的浸润阴影是 VAP 常见的胸部影像学特点。

2. 微生物学检查　经气管插管内吸引或经气管镜保护性毛刷和经支气管镜支气管肺泡灌洗留取标本进行细菌培养及真菌培养检查。

六、呼吸机相关肺炎的预防及护理

（一）与操作有关的预防措施

1. 尽量选择经口气管插管途径，以降低鼻窦炎的发病率，从而降低 VAP 的发生率。

2. 声门下分泌物引流　上呼吸道分泌物可聚集于气管插管气囊上方，造成局部细菌繁殖，分泌物可沿气道进入肺部，导致肺部感染。采用声门下吸引可有效降低 VAP 的发生率。

3. 改变患者体位　为患者人工翻身或使用动力床治疗，以改变患者体位，减少相关并发症。使用呼吸机患者如无禁忌，保持床头抬高30°～45°。

4. 气管插管气囊的压力管理　气囊是气管插管的重要装置，可防止气道漏气、口咽部分泌物流入气道及胃内容物反流误吸。气囊应保持一定的压力，以确保其功效并减轻气管损伤。定期监测气管插管气囊压力，控制压力在25～30cmH$_2$O。

5. 肠内营养　根据患者情况调节管饲的速度与量，同时进行胃潴留量监测，避免胃胀气，减少误吸。

6. 控制外源性感染　加强环境卫生及保护性隔离，严格执行手卫生。吸痰操作时严格遵守无菌技术原则。

7. 口腔护理　应使用有消毒作用的口腔含漱液进行严格有效的口腔护理。

（二）药物预防

1. 雾化吸入　雾化吸入可避免气道干燥，利于痰液稀释，可使呼吸道局部达到较高的药物浓度。但循证医学研究结果不支持机械通气患者常规雾化吸入预防 VAP。

2. 选择性消化道去污染（selective digestive tract decontamination，SDD）/选择性口咽部去污染（selective oropharyngeal decontamination，SOD） SDD 通过清除患者消化道内可能引起继发感染的潜在病原体从而达到预防严重呼吸道感染或血流感染的目的。SOD 是 SDD 的一部分，主要清除口咽部的潜在病原体。

（三）机械通气集束化方案（ventilatorbundies，VCB）

VCB 最早由美国健康促进研究所提出，主要包括：

1. 抬高床头 30°～45°；

2. 每日唤醒和评估能否脱机拔管；

3. 预防应激性溃疡；

4. 预防深静脉血栓。

随着研究的深入，许多措施被加入 VCB 中，包括口腔护理、清除呼吸机管道的冷凝水、手卫生、戴手套、翻身等。

七、呼吸机相关肺炎监测流程（图7-7）

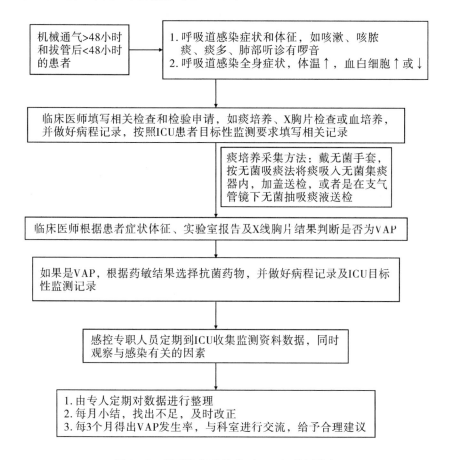

图7-7 呼吸机相关肺炎（VAP）监测流程

第五节 导管相关血流感染

一、定义

导管相关血流感染（catheter related bloodstream infection，CRBSI）是指带有血管内导管或导管拔除后48小时内患者出现菌血症或真菌血症，并伴有发热（>38℃）、寒战或低血糖等感染表现，且除血管导管外没有查出其他明确感染。实验室微生物学检查显示：外周静脉血培养细菌或真菌阳性，或者从导管段和外周血培养出现相同种类、相同药敏结果的致病菌。

二、病原微生物

感染的病原微生物主要源自定植于导管内的细菌或经导管输入被污染的液体。主要的病原菌是皮肤细菌，以革兰氏阳性球菌为主，以凝固酶阴性葡萄球菌、念珠菌及肠菌科细菌最常见。

三、感染途径

1. 导管外途径　见于导管穿刺部位局部的病原微生物经导管与皮肤间隙入侵，并定植于导管尖端，这是最常见的感染途径。

2. 导管内途径　见于导管连接处污染的病原微生物经导管腔内移行至导管尖端，并在局部定植。

四、评估

（一）健康史

主要评估患者年龄、发病过程、血管条件、血管损伤史、导管置入的目的及时间、导管种类、置入途径等，还应评估患者的免疫功能状况、意识状态、心理反应与合作程度等。

（二）临床表现

CRBSI 症状常不典型，缺少特异性，不同程度的发热及脓毒症为最常见的表现形式。少数患者可出现静脉炎、心内膜炎或迁移性脓肿的症状与体征。

（三）辅助检查

1. 拔除导管后的检查　取导管尖端 5cm 进行病原菌培养，如果定植菌与血培养菌为同一菌株即可诊断 CRBSI。

2. 保留导管时的检查

（1）阳性时间差法：使用抗生素前同一时间分别经导管与经皮肤抽血并进行病原菌培养。如果经导管及经皮肤采出的血标本病原菌培养均为阳性，且经导管采出的血标本呈现阳性时间较经皮肤采出的血标本早 2 小时以上，可诊断 CRBSI。

（2）定量法：使用抗生素前同一时间分别经导管与经皮肤抽血并进行病原菌培养。如果经导管采出的血标本菌落计数是经皮肤采出的血标本菌落计数的 3 倍以上，可诊断 CRBSI。如果经导管采血多次病原菌培养为同一种病原微生物，且定量计数 102cfu/ml，也提示发生 CRBSI。

五、导管相关血流感染的预防与护理

（一）预防要点

1. 管理要求

（1）医疗机构应当健全规章制度，制定并落实预防与控制导管相关血流感染的工作规范和操作规程，明确相关部门和人员职责。

（2）医务人员应当接受关于血管内导管的正确置管、维护，及导管相关血流感染预防与控制措施的培训和教育，熟练掌握相关操作规程。

（3）有条件的医疗机构应当建立静脉置管专业护理团队，提高对静脉置管患者的专业护理质量。

（4）医务人员应当评估患者发生导管相关血流感染的危险因素，实施预防和控制导管相关性流感染的工作措施。

（5）医疗机构应当逐步开展导管相关血流感染的目标性监测，持续改进，有效降低感染率。

2. 导管及插管部位选择

（1）外周静脉导管：成人应选择上肢作为插管的部位。当预计静脉输液治疗 >7 天时应使用中等长度周围静脉导管或经外周中心静脉导管（PICC）。

（2）中心静脉导管：成人非隧道式中心静脉置管时应首选锁骨下静脉。血液透析患者应避免选择锁骨下静脉，预期置管超过 5 天的患者可选用抗菌材料导管。

（3）置管操作及导管的维护

①消毒隔离措施：置管过程中严格的手消毒与无菌操作是减少穿刺部位病原

菌经导管皮肤间隙入侵的最有效手段。置管前采用消毒剂（含有效碘500mg/L的碘伏、氯己定酊剂、2%碘酊与75%乙醇或氯己定及其葡萄糖盐酸混合液）进行皮肤消毒，消毒方法及消毒范围应当符合置管要求。置管过程中应使用最大限度的消毒隔离防护屏障。紧急状态下置管，若不能保证有效的无菌原则，应当在48小时内尽快拔除导管，更换穿刺部位后重新进行置管，并作相应处理。

②导管穿刺部位皮肤保护：使用无菌纱布或无菌的透明、半透明敷料覆盖插管部位。一般纱布敷料至少每48小时更换一次，透明敷料至少每7天更换一次，当敷料潮湿、松弛或有可见污渍时应及时更换。医务人员接触置管穿刺点或更换敷料时，应当严格执行手卫生规范。

③穿刺部位的观察：每天透过敷料观察与触诊穿刺部位，当局部肿痛或有感染迹象时应移除敷料并观察穿刺部位。

④导管连接部位保护：反复进行导管连接部位的操作会增加感染的机会。研究表明，密闭的导管连接系统能减少导管腔内病原菌定植。在连接导管前应做好局部消毒。如接头有血迹等污染，应当立即更换。

⑤导管的更换：必需常规更换导管以预防导管相关感染。一般短期外周套管针可维持72~96小时，短期的中心静脉导管一般为14天左右，PICC导管可根据供应商提供的期限进行更换。

⑥全身性抗菌药物预防：避免在插管前或留置导管期间常规使用全身抗菌药物以预防导管内细菌定植或CRBSI。

⑦在输血及输入血制品、脂肪乳剂后的24小时内或者停止输液后，应当及时更换输液管道。外周及中心静脉置管后，应当用生理盐水或肝素盐水进行常规冲管，预防导管内血栓形成。

⑧严格保证输注液体的无菌。

⑨怀疑患者发生导管相关感染，或出现静脉炎、导管故障时，应当及时拔除导管。必要时应当进行导管尖端的微生物培养。

六、导管相关血流感染监测流程（图 7 – 8）

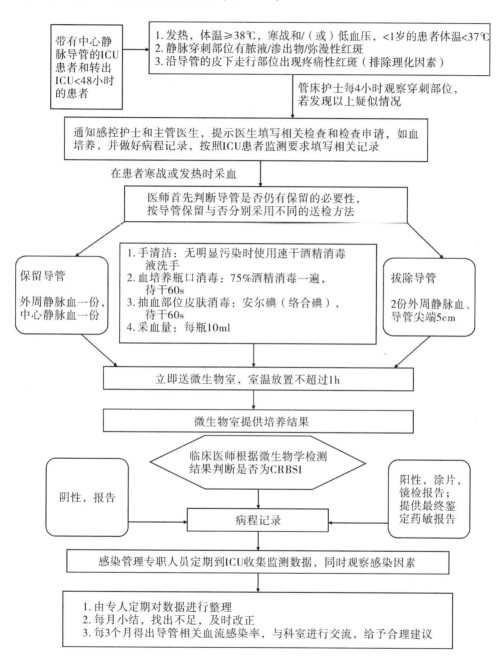

图 7 – 8　导管相关血流感染监测流程

第八章

管道维护规范化记录

第一节　管道维护规范化记录要求

护理记录是指护理人员在护理活动过程中形成的文字、符号、图表等资料的总和，是病历的重要组成部分，是护患双方举证的重要法律依据。规范护理行为，完善护理记录，是每个护理执业人员的基本职责，护理记录质量是衡量护理人员素质、护理管理水平、护理技术水平和工作效果的重要标志之一。管道维护是临床护理中的重要操作，规范化记录尤为重要。

管道维护记录要求：

1. 管道维护记录应客观、真实、准确、完整、规范，并及时动态评估记录。

2. 表述准确，文句通顺，标点、页码正确。

3. 书写时使用中文或医学术语，具有通用外文缩写时或无正式中文译名时可使用外文。计量单位书写准确，如 cm、mmHg、mmol/L 等。

4. 护理记录应包括日期、时间、维护内容并签名。严格日期书写方式，如2019 年 1 月 20 日，应记录为 2019 - 1 - 20；时间采用国际标准以 24h 计，如下午3 时 10 分记录为 15：10，午夜 12 时记录为 24：00，午夜 12 时 1 分记录为第二天的日期 00：01。

5. 维护记录由有执业资质的护士书写并签全名，无证人员不能单独书写或签名；实习护士及无证人员填写的管道维护记录必须由带教的注册护士审阅、修改后签名。

6. 书写过程中出现错字（句）时，应当在错字上画双横线，就近书写正确的字（句）并在右上方签名，不得采用刮、粘、涂等方法掩盖去除原来的字迹。

每页修改字数超过三个需重新记录。

7. 上级护理人员有审查修改下级护理人员书写护理记录的责任。

8. 维护记录应由专业护士自查，质控护士核查，护士长审查，护理部组织专项检查，经质控科与病案科审核后随病案长期保存。

第二节 临床管道维护规范化记录表格

一、胃管维护记录单

胃管维护记录单见表 8 - 1、8 - 2。

填写要求：胃管置管深度、固定情况、标识是否全面清晰、进食或胃肠减压情况必须如实填写，符合项目画"√"。如医嘱给予暂禁饮食、胃肠减压时，则胃肠减压处必须画"√"。必须如实填写胃液颜色，每 4～6h 回抽一次胃内容物，并记录胃内容物的量。

表 8 - 1 胃管维护记录单

科室： 姓名： 性别： 年龄： ID： 置管时间：

日期	时间	胃管深度	固定	标识	进食	胃肠减压	胃液颜色					签名
							暗灰色	黄绿色	咖啡色	鲜红	无色	

说明：动态评估，根据胃液颜色判断胃部情况，及时预防治疗，减少患者不良反应

表8-2 胃管维护记录单（示例）

科室：神经外科　姓名：李某　性别：女　年龄：63岁　ID：1142936　置管时间：2019-1-25 09：10

日期	时间	胃管深度	固定	标识	进食	胃肠减压	胃液颜色					签名
							暗灰色	黄绿色	咖啡色	鲜红	无色	
1-29	16：20	55cm	√	√	×			√				张某

二、深静脉置管维护记录单

深静脉置管维护记录单见表8-3、8-4。

填写要求：

1. 外管长度以近接头处的0刻度开始，一直到穿刺点的刻度，并在外管长度处填写。例如：5厘米，写成5cm。

2. 液体类别根据液体的具体性质，打"√"。

3. 管道是否通畅，在进行冲管和抽回血后判断深静脉是否在功能位，如实打"√""×"。

4. 敷料如有污染、松动、破损、出汗、渗血、渗液、卷边时随时更换，更换后在护理措施中打"√"。

5. 常规更换周期为7天，有纱布敷料时每48小时进行更换，更换后在护理措施更换敷料处打"√"。

表8-3 深静脉置管维护记录单

科室：　　姓名：　　性别：　　年龄：　　ID：　　置管时间：

日期	时间	外管长度/cm	液体类别				是否通畅	局部情况与处理			护理措施				签名
			化疗	TPN	血制品	其他		喜疗妥	磁疗贴	其他	冲管	更换敷料	封管	更换接头	

表8-4 深静脉置管维护记录单（示例）

科室：神经外科　姓名：李某　性别：女　年龄：63岁　ID：1142936　置管时间：2019-1-25 09：10

日期	时间	外管长度/cm	液体类别				是否通畅	局部情况与处理			护理措施				签名
			化疗	TPN	血制品	其他		喜疗妥	磁疗贴	其他	冲管	更换敷料	封管	更换接头	
1-10	00：15	5cm				√		√	√						王某

三、人工气道维护记录单

人工气道维护记录单见表 8 - 5、8 - 6。

填写要求:

1. 双肺听诊分为对称和不对称,听诊后判断是否对称。如对称,则直接打"√";如不对称,须告知医生,调整人工气道位置,并确定在位时,再打"√"。

2. 气道梗阻处,应观察患者有无呼吸困难或呼吸暂停。如有问题,立即告知医生及时处理,气道呼吸正常时打"√",反之打"×"。

3. 湿化效果分级

(1)湿化满意:分泌物较稀薄,可顺利通过吸引管,没有结痂,病人安静,呼吸道通畅。

(2)湿化不足:分泌物黏稠,吸引困难,可有突然的呼吸困难、发绀加重。

(3)湿化过度:分泌物稀薄,咳嗽频繁,需要不断吸引,病人烦躁不安、发绀加重。

4. 痰液黏稠度分级

(1)Ⅰ度(稀痰):如米汤或白色泡沫样,吸痰后,玻璃接头内壁上无痰液滞留。

(2)Ⅱ度(中度黏痰):外观较Ⅰ度黏稠,吸痰后有少量痰液在玻璃接头内壁滞留,但易被水冲洗干净。

(3)Ⅲ度(重度黏痰):外观明显黏稠,常呈黄色,吸痰管常因负压过大而塌陷,玻璃接头内壁滞留有大量痰液,且不易用水冲净。

5. 痰液量分级

0级:没有或只在吸痰管外侧有少许痰液。

1级:吸痰管前端内侧有痰液。

2级:吸痰管内充满痰液。

3级:吸痰时间小于 15 秒。

4级:大量痰液,吸痰时间大于 15 秒。

湿化效果、痰液黏稠度及痰液量根据以上分级进行动态评估,准确记录。

表 8-5　人工气道维护记录单

科室：　　　　姓名：　　　性别：　　　年龄：　　　ID：　　　　置管时间：

日期	时间	双肺听诊			气道梗阻	痰液颜色	痰液级别	插管/套管深度	固定	湿化效果	气囊压力值	签名
		对称	右侧呼吸音弱	右侧呼吸音弱								

说明：1. 每班进行动态评估；2. 插管深度，成人男性约 22~24cm，女性 20~22cm；3. 气囊压力在 25~30cmH$_2$O

表 8-6　人工气道维护记录单（示例）

科室：神经外科　姓名：李某　性别：女　年龄：63 岁　ID：1142936　置管时间：2019-1-25 09：10

日期	时间	双肺听诊			气道梗阻	痰液黏稠度	痰液级别	插管/套管深度	固定	湿化效果	气囊压力值	签名
		对称	右侧呼吸音弱	右侧呼吸音弱								
1-10	00：15		√		×	Ⅱ级	Ⅱ级	22cm	√	√	28~30cmH$_2$O	梁某
1-10	00：20	√				Ⅱ级	Ⅱ级	22cm	√	√	28~30cmH$_2$O	梁某

四、导尿管维护记录单

导尿管维护记录单见表 8-7、8-8。

填写要求：分别填写管道状态、尿液性状、是否膀胱冲洗、尿道口、尿袋位置、是否有尿路感染（根据化验结果如实填写，不可随意填写），根据患者病情进行打"√"，指导临床工作。

表8-7 导尿管维护记录单

科室：　　　　姓名：　　　　性别：　　　　年龄：　　　　ID：　　　　置管时间：

日期	时间	管道状态			尿液性状				膀胱冲洗		尿道口/会阴部			会阴冲洗/擦洗	集尿袋位置		尿路感染		无尿管	更换尿管	今日拔管	外院带入	固定	标识	签名
		通畅	堵塞	脱出	清亮	浑浊	血尿	乳糜尿	是	否	清洁干燥	红肿痛	分泌物		位于耻骨联合下	未接触地面	是	否							

说明：正常情况，符合项目打对勾，不符合打×

表8-8 导尿管维护记录单（示例）

科室：神经外科　　姓名：张某　　性别：男　　年龄：79岁　　ID：3065789　　置管时间：2018-01-20 未中置

日期	时间	管道状态			尿液性状				膀胱冲洗		尿道口/会阴部			会阴冲洗/擦洗	集尿袋位置		尿路感染		无尿管	更换尿管	今日拔管	外院带入	固定	标识	签名
		通畅	堵塞	脱出	清亮	浑浊	血尿	乳糜尿	是	否	清洁干燥	红肿痛	分泌物	新洁尔灭	位于耻骨联合下	未接触地面	是	否							
1-19 14:19		√			√					√	√	√		√	√	√		√			√		√	√	张某

五、引流管维护记录单

引流管维护记录单见表8-9、8-10。

填写要求：

引流管较多，需具体标注引流管位置，进行二次固定，防止脱管发生。高危引流管，标识颜色为红色，分别标注在引流袋、引流瓶、引流管的出口处。在详细的眉栏中打"√"即可，根据引流颜色分别打"√"，检查后签名。

表8-9　引流管维护记录单

科室：　　姓名：　　性别：　　年龄：　　ID：　　诊断：　　置管时间：

日期	时间	引流管部位							是否通畅					敷料			固定		标识		颜色				引流量	签名
		硬膜外	硬膜下	脑室	血肿腔	皮下	胸腔	腰大池	通畅	堵塞	夹闭	打折	松动	潮湿	干燥	渗出	二次固定	未固定	清晰	无	暗红	淡红	淡黄	清亮		

说明：每班进行评估，班班交接，体现动态特点。

表8-10　引流管维护记录单（示例）

科室：神经外科　姓名：张某　性别：男　年龄：79岁　ID：3065789　置管时间：2018-01-20术中置

日期时间	引流管部位							是否通畅					敷料			固定		标识		颜色				引流量	签名
	硬膜外	硬膜下	脑室	血肿腔	皮下	胸腔	腰大池	通畅	堵塞	夹闭	打折	松动	潮湿	干燥	渗出	二次固定	未固定	清晰	无	暗红	淡红	淡黄	清亮		
1-20 21:05	√							√						√		√		√			√			100	李某

六、PICC 置管维护记录单

PICC 置管维护记录单见表 8 - 11、8 - 12。

填写要求：

1. 臂围为肘窝上 10cm 的测量，每班均须测量臂围，并如实记录。前后测量臂围相差 1cm 以内，可忽略；反之超过 1cm 以上，则应引起医生及护士的关注，抬高手行。B 超检查，查看有无血栓。

2. 外管长度以穿刺点外显示的刻度为准。若管道脱出，不可将管道再次送入体内。如实记录刻度变化，并在护理文书上体现。

3. 每 4 ~ 6 小时须冲管一次，确定管道的功能位，并在冲管处打"√"即可。

4. 按照 PICC 维护标准，置管后每 24 小时更换一次敷料，如有纱布敷料每 48 小时更换一次，无特殊情况每 7 天更换一次，并在护理措施中打"√"。

5. 置管时间应按置管时实时填写，如由外院带入，则填写为"外院带入"，并在护理文书中体现 PICC 抽回血是否良好，如良好，则填"PICC 回血良好"。

6. 若穿刺点及局部不正常，如有红肿、渗血，穿刺点感染、静脉炎等打"√"，还须在处理措施中打"√"。

7. 液体不得挂空。若没液体时，应及时进行冲管后封管，并由纱布包裹接头处，且在护理措施冲管和封管处打"√"。

表 8 - 11 PICC 置管维护记录单

科室： 姓名： 性别： 年龄： ID： 置管时间：

日期	时间	臂围/cm	外管长度/cm	穿刺点				液体类别					管路是否通畅	局部情况与处理措施				护理措施				签名
				红肿	静脉炎	疼痛	发热	正常	化疗	TPN	血制品	其他		菅疗妥	磁疗贴	其他	冲管	更换敷料	封管	更换接头	

说明：1. 每班测量留置 PICC 侧肢体臂围； 2. 班班交接，每 4 ~ 6 小时冲管一次。

表 8 - 12 PICC 维护记录单（示例）

科室：神经外科　　姓名：李某　　性别：女　　年龄：63 岁　　ID：1142936　　置管时间：2019 - 1 - 25 09：10

日期	时间	臂围/cm	外管长度/cm	穿刺点				液体类别				管路是否通畅	局部情况与处理措施		护理措施					签名
				红肿	静脉炎	疼痛	发热	正常	化疗	TPN	血制品	其他		喜疗妥	磁疗贴	其他	冲管	更换敷料	封管	更换接头	
1 - 15	22：10	27	1					√				√	√			√	√				张某

七、呼吸机维护记录单

呼吸机维护记录单见表 8 - 13、8 - 14。

填写要求：

1. f 为呼吸频率，12～20 次/分。

2. 吸入氧浓度 $FiO_2(\%) = 21 + $氧流量（L/min）× 4。

3. IPPV 为无自主呼吸，给予控制呼吸；SIMV 为辅助模式；CPAP 为脱机模式。

4. 暂时脱机时应填写吸氧情况，如 2L/min，并在"今日脱机处"打"√"。

5. 呼吸机管道更换时间为 7 天，每 7 天更换一次。如管道污染时，随时更换，并标注更换及失效时间，如 2019 - 01 -
21 17：10 开启，2019 - 01 - 28 17：10 失效。

6. 撤机指征根据患者具体情况在下方空格打"√"。

7. 填写完毕后签全名。

表 8-13　呼吸机维护记录单

科室：　　　姓名：　　　性别：　　　年龄：　　　ID：　　　诊断：　　　置管时间：

日期	时间	患者体位		肺部感染		人工气道			机械通气					呼吸机		吸氧浓度	今日脱机	更换管道时间	撤机指征			签名
		平卧	30°~40°卧位	是	否	气管插管	气管切开	插管深度	f	FiO₂	IPPV	SIMV	CPAP	倾倒冷凝水	呼吸过滤器				自主呼吸恢复	PaO₂>=60mmHg（FiO₂<=0.35-0.45）	PEEP<5cmH₂O	

说明：1. 表格可打√；2. 插管深度为距门齿刻度；3. 吸氧浓度单位为 L/min；4. 管道更换时间为 7 天；5. 每班进行动态评估，班班交接。

表 8-14　呼吸机维护记录单（示例）

科室：神经外科　　　姓名：张某　　　性别：男　　　年龄：79 岁　　　ID：3065789　　　置管时间：2018-01-20 术中置

日期	时间	患者体位		肺部感染		人工气道			机械通气					呼吸机		吸氧	今日脱机	更换管道时间	撤机指征			签名
		平卧	30°~40°卧位	是	否	气管插管	气管切开	插管深度	f	FiO₂	IPPV	SIMV	CPAP	倾倒冷凝水	呼吸过滤器				自主呼吸恢复	PaO₂>=60mmHg（FiO₂<=0.35-0.45）	PEEP<5cmH₂O	
1-25	8:20	√			√			22cm					√					√				李某
1-26	11:15	√			√			22cm					√	√	√	2L/min	√				√	李某

八、留置针维护记录单

留置针维护记录单见表8-15、8-16。

填写要求：

1. 确定管道的功能位，并在冲管处打"√"即可。
2. 留置针一般留置72小时。如果患者无并发症，并且穿刺难度较大时，可适当延长留置针的留置时间。
3. 液体类别根据液体的具体性质，进行打"√"。
4. 管道是否通畅，在进行冲管和抽回血后判断是否在功能位，再打"√""×"。
5. 敷料如有污染、松动、破损、出汗、渗血、卷边时随时更换，并在护理措施中打"√"。
6. 如需更换留置针，则在护理措施中相应的位置打"√"。

表8-15 留置针维护记录单

科室：　　姓名：　　性别：　　年龄：　　ID：　　诊断：　　置管时间：

日期	时间	穿刺点				液体类别					管道是否通畅	局部情况与处理措施			护理措施					签名
		红肿	静脉炎	疼痛	发热	正常	化疗	TPN	血制品	其他		喜疗妥	磁疗贴	其他	冲管	封管	更换敷料	更换接头	更换留置针	

表8-16 留置针维护记录单（示例）

科室：神经外科　　姓名：李某　　性别：女　年龄：63岁　　ID：1142936　　置管时间：2019-1-25 09:10

日期	时间	穿刺点				液体类别					管道是否通畅	局部情况与处理措施			护理措施					签名
		红肿	静脉炎	疼痛	发热	正常	化疗	TPN	血制品	其他		喜疗妥	磁疗贴	其他	冲管	封管	更换敷料	更换接头	更换留置针	
1-15	22:10	√				√		√			√	√		√	√				√	张某
1-15	22:15			√			√			√	√		√	√	√	√		√		张某

第九章

管道维护健康教育

健康教育以患者及其家属为对象，旨在通过护理人员有计划、有目的的教育过程，使患者可以听懂、可以做到并具有一定的自我保健意识。

按导管风险程度可将导管分为低危、中危、高危三种类型（见第一章第一节表 1－1）。

第一节　低危管道健康宣教

一、留置胃管的健康宣教

（一）目的

1. 对不能经口进食的患者通过胃管提供食物、水和药物。

2. 通过观察胃液的颜色、性质和量，了解有无消化道合并症。

3. 利用胃管持续抽出胃内容物，减轻胃肠腔压力，减轻腹胀，促进手术切口的愈合。

4. 术前留置胃管，减少手术后的并发症，促进手术后恢复。

（二）注意事项

1. 告知患者及其家属胃管留置后咽部有异物感属于正常的机体反应。

2. 鼻饲时抬高床头，注意手卫生。

3. 妥善固定胃管，避免胃管脱出、牵拉。搬动或翻身时应防止胃管脱出或打折，意识不清或者躁动者可以适当给予保护性约束。

4. 准备鼻饲液，温度适宜，以 35℃ 左右为宜。鼻饲前后用 20～30ml 温开水冲管，鼻饲液每次不超过 200ml，间隔不少 4 小时，准确记录鼻饲量。

5. 回抽胃液确定在胃中，若回抽胃内容物超过 150ml，暂停鼻饲。

6. 鼻饲液当日配制，容器保持清洁。服用药物时，应将药物研末。

7. 保持口腔清洁。意识清楚的患者鼓励其刷牙漱口，养成良好的卫生习惯。对生活不能自理或昏迷的患者每日用棉签清洁口腔，及时清理口、鼻腔分泌物。

8. 胃肠减压期间如需胃内注药，则注药后应夹管并暂停减压 0.5 ~ 1 小时，观察引流胃液的颜色（一般为墨绿色）、性质和量。

二、留置尿管的健康宣教

（一）目的

1. 采集患者尿标本做细菌培养。

2. 为尿潴留患者引流尿液，减轻痛苦。

3. 尿道损伤早期或手术后作为支架引流，经尿道对膀胱进行药物治疗。

4. 灌注治疗。

5. 用于术前膀胱减压以及下腹部、盆腔器官手术中持续排空膀胱，避免术中误伤。

6. 患者昏迷、尿失禁或会阴部有损伤时，保持局部干燥、清洁，避免尿液的刺激。

7. 抢救休克或危重患者，准确记录尿量、比重，为病情变化提供依据。

8. 测量膀胱容量、压力及残余尿量，向膀胱注入造影剂或气体以协助诊断。

（二）注意事项

1. 保持尿管通畅，切勿牵拉过紧，防止尿管脱出、扭曲、受压，以利于尿液引流。如尿管脱出，及时通知医护人员。

2. 外出活动时集尿袋及引流管位置应低于膀胱的位置，防止尿液反流。

3. 在留置尿管期间多饮水，以达到自行冲洗的目的。

4. 保持会阴部清洁卫生，如有不适，及时通知医护人员。

5. 根据病情定时夹闭尿管锻炼膀胱，促进功能恢复，为拔除尿管做准备。

三、吸氧管的健康宣教

（一）目的

纠正各种原因造成的缺氧状态，提高动脉血氧分压和血氧饱和度，增加动脉血氧含量，促进组织新陈代谢，维持机体生命活动。

（二）注意事项

1. 吸氧过程中不要随意调节氧流量。氧气为易燃易爆气体，请勿在室内吸烟。

2. 手术后患者感觉口干时，可用棉签湿润口唇部。

3. 吸氧过程中咽部干燥、口渴属于正常现象，可以饮用少许温开水缓解。

4. 吸氧可以有效缓解胸闷、憋气等现象，手术后的吸氧有助于麻醉清醒。

四、浅静脉穿刺输液管的健康宣教

（一）目的

1. 避免多次穿刺，减轻患者痛苦，保护血管。

2. 合理用药，提高疗效。

3. 保持静脉通路的通畅，便于抢救。

4. 快速补充液体以维持水、电解质平衡。

（二）注意事项

1. 采取舒适的体位和肢体功能位置，输液前尽量解决大小便问题并告诉患者及家属有关输液的注意事项。

2. 告知家属注意看护小儿避免自己拔出。当留置针意外脱出时，应立即用手压着穿刺点的上方3~5cm，并及时告知护士。

3. 禁止自行调节滴速。

4. 局部皮肤保持清洁并注意观察，若注射局部皮肤或全身不适请及时关闭输液器并立即告知医护人员。

5. 注意保护使用留置针的肢体，不输液时，尽量避免肢体下垂姿势，以免由于重力作用造成回血进而堵塞导管。

6. 如透明敷料有卷边、潮湿等情况及时告知医护人员更换。

7. 液体输完后及时呼叫，避免输液管输空。万一滴空可先关闭输液器开关，不必惊慌，因为静脉压会阻止空气进入血管。

第二节　中危管道健康宣教

鼻肠管的健康宣教

（一）目的

通过鼻肠管供给食物和药物，保证病人摄入足够的热量、蛋白质等多种营养素，满足对营养和治疗的需要，促进患者康复。

（二）注意事项

1. 妥善固定并记录和测量外管的长度。

2. 营养泵持续输注大于 50ml/h，药物片剂需要研磨碎并注意配伍禁忌，避免形成凝块，防止堵管。不要把不同的药物混用，每给一种药物后都要冲管。

3. 鼻肠管 42 天后应更换一次。

4. 输注营养液后用 30～50ml 温开水冲洗管道，每 1～2h 脉冲式冲管一次。如果堵管可以用 50ml 注射器回抽，或用碳酸氢钠或者胰酶推注到管道中对管腔内的堵塞物质进行溶解。

5. 当鼻肠管回抽内容物大于 100ml 时应停止鼻饲或者减慢速度。

6. 观察患者有无腹胀的现象，若有及时告知医护人员。

7. 加强患者口腔护理，鼻饲时抬高床头 30°～45°。

第三节　高危管道健康宣教

一、透析血管通路健康宣教

（一）透析血管通路（中心静脉导管）的重要性

1. 透析血管通路是指从血液中释放出某些物质，其实质是将患者的血液引流到体外循环，通过透析处理排出血液中的毒素及代谢的过程。

2. 中心静脉导管是各种血液净化治疗的血管通路之一，是将体内血液引流从而完成体外循环的重要路径。

（二）术前个人准备（以股静脉为例）

1. 术区备皮，剃除会阴外毛发，清洁皮肤（清洗脐下至膝关节处皮肤）。

2. 准备一块干净的毛巾以便保护隐私。

3. 加强心理护理，减轻心理压力。

（三）留置管路的注意事项

1. 注意个人卫生，勤擦浴，必要时用防水敷料密封，注意敷料有无渗液及卷边。

2. 妥善固定，防止脱管的发生。

3. 禁止下床，患者不可剧烈活动，不可弯曲90°。

4. 每日监测体温，如有发热，穿刺处有肿胀、发红，或者局部皮肤出现压痛，应及时通知医护人员。

5. 有缝线脱落或管道出口处出血，应及时通知医护人员。

6. 导管滑脱应立即用无菌纱布压迫并立即通知医护人员。

二、胸腔闭式引流管的健康宣教

（一）目的

将胸腔内的气体、液体利用负压吸引的原理吸出，从而减轻腹腔的压力，减轻液体和气体对心、肺等组织的压迫从而重建胸膜内压力，保持纵隔的正常位置并预防感染。

（二）术前个人准备

1. 彻底清洁患侧皮肤。

2. 减轻患者心理压力。

（三）注意事项

1. 呼吸功能锻炼。缩唇呼吸（闭口用鼻吸气 3～5s，然后用口呼气，呼出的气体，应以距离唇边 20cm 的蜡烛倾斜而不灭为宜），每分钟 15 组，每日三次。

2. 留置期间应尽量采取半坐卧位。

3. 避免牵拉，妥善固定，防止脱管的发生。

4. 下床活动时引流瓶应低于膝关节。

5. 严密观察引流的量与色，若出现异常引流颜色（如活动性出血，或乳糜胸），每小时大于 100ml，应立即通知医护人员。

6. 若水封瓶损坏或连接外管脱落，应立即用夹子夹闭近穿刺点端软管，并立即通知医护人员。

7. 若引流管脱出，应立即用手指捏住伤口并立即通知医护人员。

8. 若伤口有液体渗出应及时通知医护人员。

9. 床上被动运动。

三、经外周置入中心静脉导管的健康宣教

（一）目的

减少对外周静脉的刺激，保护血管，减少穿刺的痛苦，减少渗漏以及感染。

（二）注意事项

1. 术前　介绍经外周置入中心静脉导管（PICC）的特点以及置管的优点，做好患者心理护理，解除患者疑虑。

2. 术中　患者去枕平卧位，穿刺肢体外展 90°，头转 45°～60°，嘱患者置管中不能活动，配合护士操作。

3. 术后

（1）置管后 24h 置管肢体尽量避免屈肘或者过度活动，以免出血，观察穿刺点有无出血以及肿胀等情况。

（2）可让患者置管侧肢体多做握拳活动，每日三次，每次十分钟，握拳 3 秒，松拳 3 秒，避免手臂提重物（≤3kg），避免大幅度挥臂活动。

（3）保持局部皮肤清洁，贴膜有卷曲、松动、有汗液及时通知护士更换。

（4）携管患者可进行淋浴，淋浴前用塑料保鲜膜将穿刺处包裹严实，淋浴后检查敷料是否浸水。

（5）输液时观察液体滴速，发现在没有人为改变的因素下明显减速时，应该及时通知护士。

（6）若有不明原因的发热、患肢肿胀、颈部不适及时就医。

（7）携带三向瓣膜式导管治疗间歇期应每 3～7 天进行冲管、封管、换贴膜等维护，开放式 PICC 需每日冲洗。

（8）家长嘱咐儿童不要玩弄导管在体外的部分，防止牵拉致导管脱出。

四、腰大池引流的健康宣教

（一）目的

1. 减轻血性脑脊液对脑和脑膜的刺激，促进脑脊液的循环和吸收，缓解脑血管痉挛，改善脑缺血状态。

2. 治疗颅内感染。

3. 行颅内压监测，控制颅内压。

4. 治疗脑脊液漏。

（二）注意事项

1. 术前　术前解释置管的目的和过程以及护理。遵循标准预防、安全无菌原则，术前 30 分钟快速静滴 20% 甘露醇 250ml 降低颅内压，以避免因脑脊液压力梯度差过大诱发脑疝形成。

2. 术中　协助患者保持置管的体位便于进针。

3. 术后

（1）严格控制引流的速度和高度，切勿随意调节引流速度的大小和引流袋的高低，并观察引流液的颜色和量，引流过程中如果出现头痛、头晕、恶心、呕吐，请立即通知医护人员。

（2）翻身或者移动时避免引流管受压、打折，观察管道的敷料有无松动以及漏液。

（3）引流期间家属不要随意抱起患儿或者抬高头部，防止因为体位改变引起低颅压。

（4）管道拔除前夹闭引流管，如有头痛、呕吐等不适及时告知医护人员。拔除后，去枕平卧 6 小时，管道拔除当天注意观察穿刺点敷料若有潮湿，及时告知医护人员，以免引起感染。

五、脑室引流管的健康宣教

（一）目的

有效地缓解颅内高压，缓解病情，是脑外科疾病治疗以及颅内压监护的方式。

（二）注意事项

1. 术前　说明引流的目的和操作方法，减轻家属顾虑。

2. 术后

（1）观察伤口周围的敷料有无渗液，保持引流装置的清洁。

（2）引流装置高于穿刺点 15～20cm，不能随意调节引流装置的位置，外出检查或者搬动患者时应暂时夹闭引流管。

（3）引流期间，引流管不可打折、扭曲、受压。护士要严密观察引流液的量与颜色，若引流管内有大量的鲜血涌出或者患者意识加深，及时呼叫医护人员。

（4）妥善固定，防止脱出。一旦引流管脱出，切不可将其插回脑室，应用无菌敷料覆盖穿刺处，通知医生处理。如果是连接口处脱开，应夹闭引流管上端并通知护士，护士应迅速更换引流装置。

（5）拔管后观察敷料有无渗出，以免引起颅内感染。

六、人工气道的健康宣教

（一）分类

1. 气管插管　经口鼻将特制导管插入气管内。

2. 气管切开　将人的气管前壁切开，通过切口放入适当大小的导管，病人通过套管呼吸。

（二）目的

保持呼吸道通畅，通气供氧防止误吸，是抢救呼吸功能衰竭患者的重要措施。长期留置气管插管且拔除困难，患者意识障碍且痰液不易吸出者可行气管切开术。

（三）注意事项

1. 室温在 21℃，湿度保持在 60% 左右，患者采用侧卧位，以利于气管内分泌物的排出。

2. 妥善固定，防止脱落。气管插管患者注意气囊压力在正常范围内，每 4 小时监测一次。气管插管固定器妥善固定，注意气管切开固定带的松紧度并严格执行气管切开护理的无菌操作。

3. 观察气管插管口唇部皮肤有无压力性损伤，气管切开处皮肤有无出血、感染。

4. 限制陪护的数量并注意手部卫生，防止感染的发生。

5. 当病情稳定时，可以进行堵塞实验。堵管时，一般第一天塞住 1/3，第二天塞住 1/2，第三天全部塞住，堵管 24～48h 无呼吸困难，即可拔管。

6. 心理护理。可备写字板、纸和笔供患者进行交流，关心病人的心理和精神状态，鼻饲时注意抬高床头。

第十章

管道维护经典案例分析

一、一例加强导尿管二次固定的案例分析

（一）一般资料

2018 年 3 月，某医院神经外科监护室护士王某在为患者翻身时，发现患者导尿管拉拽，致使患者不舒适。考虑日常工作中导尿管及集尿袋受重力作用影响，以及患者躁动时牵拉尿道口的情况，及时报告责任组长及护士长，并引起了高度重视。经过科室讨论及反复实践，最终采用自粘绷带于患者大腿内侧对导尿管进行二次固定。经临床数据收集统计发现，导尿管拉拽以及脱管的发生率明显降低，最终制定《神经外科监护室导尿管规范化固定标准》，并应用于头部引流管等其他管道的二次固定。

（二）原因分析

1. 医院及科室缺乏相关引流管的二次固定标准。

2. 部分护士安全意识不强，未注意到工作中的细节问题。

3. 部分护士责任心不强、重视程度不足。

（三）改进措施

1. 制定并完善《神经外科监护室导尿管规范化固定标准》，及其他管道的固定标准，并推广应用。

2. 严格要求按照规定进行引流管的二次固定，班班交接。

3. 加强相关护理操作技能培训及考核。

4. 加强医护人员对患者的关心，增强爱伤观念，减少医患矛盾的发生。

5. 加强患者及家属的健康教育，增强安全意识。

二、一例留置针脱落的案例分析

（一）一般资料

患者苏某，男，48 岁，额颞叶占位。患者于 2018 年 5 月 8 日在全麻下行"右侧额颞叶占位切除术"，术毕安返监护室。入科时患者全麻未醒，气管插管未拔。17：10 患者烦躁，挣脱约束带致使左手背部留置针脱落。当班护士及时发现并给予处理，重新为其进行留置针穿刺并进行保护性约束。

（二）原因分析

1. 未充分评估患者病情，未给予合适的上肢约束，最终致使患者挣脱约束带。

2. 医护沟通不足，未给予镇静镇痛药物治疗。

3. 当班护士经验不足，安全意识欠缺。

（三）改进措施

1. 组织全科相关人员讨论分析，制定对应的处理措施，防止类似事件的发生。

2. 及时评估患者情况，对术后全麻未醒患者、烦躁患者选择合适的约束方法，包括手部固定绷带、腕部约束带、肩背约束带等，并告知家属，取得家属的理解与支持。

3. 加强医护沟通，判断是否需要镇静镇痛药物治疗。

4. 加强新上岗人员培训，强化责任意识。

5. 加强患者及家属的健康教育，加强心理护理，增强安全意识。

三、一例气管切开套管固定带致使患者颈部发生压力性损伤的案例分析

（一）一般资料

患者李某，男，63 岁，脑出血术后 17 天，气管切开术后 14 天，意识呈浅昏迷。2018 年 10 月 25 日，当班护士张某为其更换气管切开套管固定带时，发现患者颈部出现压力性损伤，为Ⅰ期。及时给予减压处理，上报护士长，并填报《难免压疮申报表》及《压疮申报表》，进行病例记录并告知家属。

（二）原因分析

1. 未及时巡视查看患者易受压部位皮肤。

2. 未采取相关减压措施，致使压力性损伤的发生。

3. 部分护士风险意识淡薄、责任心不足，未注意工作中的细节问题。

4. 督查力度不足，致使患者发生压力性损伤。

（三）改进措施

1. 规定每班进行交接，查看患者易受压部位皮肤，及时评估并采取相应措施。

2. 对患者易受压部位使用水凝胶、减压贴等进行保护措施。

3. 制定《气管切开套管规范化固定标准》，加强培训并严格落实。

4. 加强相关健康宣教，增强护士的责任心及重视程度，避免类似事件发生。

5. 责任组长及质控人员每日进行床旁督查，发现问题及时通知当班护士进行整改。

四、一例缺乏引流管标识的案例分析

（一）一般资料

2018 年 3 月 14 日 1：00，某医院监护室护士小曹，在为某患者进行头部引流管护理时发现，头部留置的三根引流管均无标识，无法确定引流管的部位及留置时间，遂与小夜班护士小刘联系。经核实，该患者为急诊手术患者，于 13 日 23：30 返回监护室，护士小刘因急于交班未予以重视。经与主管医生及手术室护士确认后，注明了引流的部位及时间。

（二）原因分析

1. 主管医生与手术室护士未及时沟通，未进行引流管标示。

2. 患者术后返回监护室，手术室护士与监护室护士交接班不充分。

3. 监护室小夜班护士与大夜班护士交接班不充分。

4. 缺乏相关引流管标识的规定标准。

5. 督查力度不足。

6. 部分护士责任心不足，安全意识不强。

（三）改进措施

1. 严格落实交接班制度，包括科室之间以及各班次之间的交接班。

2. 完善引流管标识的规定，头部引流管属于高危管道，要求粘贴红色标识，并标注引流管部位、留置时间，留置人员与核对人员双签名。

3. 要求每日专人检查引流管标识以及引流情况。

4. 加强对相应医护人员的安全宣教，增强其责任心。

5. 加强对患者及家属的健康宣教，使其明白引流管的重要性及基本注意事项。

五、一例鼻饲管脱落的案例分析

（一）一般资料

患者，曹某某，女，37岁，颅内占位。患者于2018年9月13日在全麻下行"顶叶占位切除术"，术毕安返监护室。入室时全麻已醒，意识模糊，嗜睡，可遵嘱配合，未给予保护性约束。于夜间22：30患者自觉不适，未告知医护人员，自行拔除鼻饲管。当班护士发现后立即通知值班医生，经与主管医生沟通，未继续给予鼻饲管置管，第二日给予正常经口进食，无不良反应发生。

（二）原因分析

1. 术后患者存在意识模糊、烦躁等潜在症状，未及时给予处置，导致患者极度不适，从而引发脱管。

2. 未充分评估患者情况，未给予合理的约束，最终导致脱管发生。

3. 医护沟通不足，患者镇痛药物使用不合理。

4. 夜间护理人员资源相对短缺，对患者照顾薄弱。

（三）改进措施

1. 及时观察患者病情，必要时采取合适的保护性约束，并告知患者及家属，取得患者与家属的理解与配合。

2. 加强医护沟通，及时评估患者情况，合理使用镇静镇痛药物。

3. 及时与护士长及护理部沟通，调整科室护理人力资源，合理安排班次。

4. 加强患者及家属的沟通，讲解置管的必要性，加强心理护理，多给予关心，鼓励患者增强战胜疾病的信心。

5. 加强护士专业技能的培训，对护理人员及家属加强责任心和安全意识教育。

六、一例PICC管道固定不牢固的案例分析

（一）一般资料

2018年6月22日，护士刘某交接班时发现，7床患者袁某某高热多汗，体

温 38.8℃，PICC 置管敷贴松散卷边。经测量外管长度增加 4cm，立即停止输液并报告护士长。经 X 线定位检查，确定尖端位置在第三胸椎，可继续输液治疗。

（二）原因分析

1. 当班护士未及时观察患者 PICC 管道，未及时发现问题。

2. 患者多汗，穿刺点皮肤潮湿，未给予合理固定，未及时更换敷贴。

3. 护士风险意识淡薄，安全意识不强。

（三）改进措施

1. 对于置管患者，床旁悬挂 PICC 或 CVC 置管标识，注明留置时间及部位，严格交接班。

2. 要求 PICC 置管患者及 CVC 置管患者最少每 2 小时进行巡视，及时评估，发现问题及时报告处理。

3. 如实填写《PICC 置管维护记录单》及《深静脉置管维护记录单》。

4. 对 PICC 管道采用思乐扣进行固定，防止管道滑脱。

5. 对于特殊患者（如高热多汗患者）采用自粘绷带进行固定，必要时及时更换敷贴，并加强巡视。

6. 加强相关管道维护操作培训及考核，增强专业操作技能。

7. 对护理人员加强责任心和安全意识教育。

七、一例巧妙使用引流管标识的案例分析

（一）一般资料

某科室护士小张，工作两年余，从事患者日常基础护理。检查患者导尿管留置时间时发现，每次需完全暴露患者会阴部才能看到导尿管留置时间。既暴露了患者隐私，又增加了工作量，遂寻求更简捷的工作方法。

（二）改进措施

1. 按照管道高、中、低危种类制作红、黄、绿色标识，并分类进行粘贴。

2. 规定导尿管标示留置时间及失效时间，集尿袋上标注更换时间及失效时间。

3. 集尿袋管道中间位置标注留置时间及失效时间，与导尿管时间保持一致，方便工作人员查看，避免了患者隐私的暴露。

4. 基础护理班次每日进行查检，及时完善标注并及时更换。

5. 责任组长及质控人员不定时抽查，督促改进。

八、一例加强胸腔闭式引流管的案例分析

（一）一般资料

2018 年 5 月，某医院神经外科监护室 22 床患者魏某以"急性特重型颅脑损伤、胸腔积液"收入科，入科后请胸腔外科进行会诊，并行"胸腔闭式引流术"。术毕，质控小组成员刘某发现患者胸腔闭式引流管只在胸壁处以丝线固定，胸壁外未用胶带进行固定，存在引流管脱落风险。立即通知当班护士及主管医生，给予妥善固定，避免了引流管滑脱的发生。同时上报主任及护士长，科室进行讨论分析，规范胸腔闭式引流管固定标准。

（二）原因分析

1. 他科会诊医生未给予妥善固定，未与当班护士进行交接。

2. 医生对二次固定重视程度不足，只注重治疗。

3. 当班护士未及时评估患者情况，未给予二次固定。

4. 管道固定不牢固，缺乏规范化二次固定标准。

5. 部分医护人员风险意识淡薄、安全意识不强。

（三）改进措施

1. 完善科室之间的会诊制度，加强会诊医生、主管医生、当班护士三方交接工作，并签字记录。加强医护沟通，及时评估患者情况，并妥善处置。

2. 制定完善胸腔闭式引流管的二次固定。要求胸壁处除丝线固定外，增加透明敷料固定引流管。

3. 采用胶带或自粘绷带进行固定。

4. 加强相关技能操作培训考核，提高相关操作技能。

5. 加强教育，提高医护人员安全防范意识。

九、一例非计划性拔除导尿管的案例分析

（一）一般资料

患者赵某某，女，82 岁，于 2018 年 2 月 26 日因言语不清伴左侧肢体活动障碍 14 小时入院。小便失禁，给予留置导尿，导尿管标识齐全，右上肢给予保护性约束。于 28 日 22：10 突发烦躁，导致导尿管脱落。当班护士及时发现并告知主管医生，为其重新留置导尿管。

（二）原因分析

1. 患者突发烦躁，未及时采取措施。

2. 当班护士未充分评估患者，未及时排查患者安全隐患。

3. 患者年龄大，考虑尿道口松弛，导尿管球囊内注入的灭菌用水较少，管道固定不牢固。

4. 部分护士安全意识不强。

（三）改进措施

1. 及时评估患者，必要时给予上肢及下肢保护性约束。

2. 加强医护沟通，合理使用镇静镇痛药物。

3. 对于特殊患者，导尿管球囊内考虑注入适量的灭菌用水。

4. 加强导尿管的二次固定。

5. 加强部分护士的安全宣教，增强安全防范意识。

6. 加强患者及家属的健康宣教，使其认识导尿的目的及注意事项。

十、一例标识不清的案例分析

（一）一般资料

某医院患者王某，腹腔积液，术中利用留置针进行腹腔引流，留置针未给予标识。实习护士小张为其进行静脉输液时，将其误以为是静脉留置针。准备输液，带教护士及时发现并予制止，重新进行留置针穿刺并给予输液治疗。

（二）原因分析

1. 留置针未进行标识，易与普通输液留置针混淆。

2. 实习生单独为患者进行输液，违反了医院管理规定。

3. 督查力度不足。

4. 部分护士风险意识淡薄。

（三）改进措施

1. 留置针等耗材做其他特殊用途时，需采用醒目标识标注用途。

2. 严格落实实习生带教制度，做到"放手不放眼"。

3. 加强相关人员培训，增强安全防范意识。

4. 加强患者及家属的健康宣教。

十一、一例导尿管堵塞的案例分析

（一）一般资料

某医院神经外科监护室患者吴某，男，43 岁，帕金森术后 1 月余，意识浅昏迷。于 2018 年 10 月 26 日 21：30 血压突然升高，当班护士立即通知医生并给予降压措施，治疗效果不佳。经排查患者腹部鼓胀，尿管内有白色絮状物，集尿袋内有少量尿液，为其更换导尿管后症状缓解。

（二）原因分析

1. 患者导尿管堵塞，导致血压升高。

2. 当班护士未及时巡视患者情况，未发现导尿管堵塞。

3. 当班护士经验不足，未及时发现导致血压升高的原因。

（三）改进措施

1. 及时检查患者各种引流管是否通畅及引流情况。

2. 加强导尿管的护理，严格记录患者出入量。

3. 加强医护沟通，及时调整治疗方案（膀胱冲洗、抗生素合理应用）。

4. 加强相关培训，提高医护人员专业素养。

5. 加强患者及家属的健康宣教，增强其发现问题的能力并及时报告医护人员。

十二、一例脑室引流管"脱落"的案例分析

（一）一般资料

2018 年 8 月 15 日 21：00，某监护室夜班护士刘某为某深昏迷患者翻身时发现，患者头部脑室引流管脱落在地，而头部伤口敷料牢固干燥，深感疑惑，遂通知值班医生。经与主管医生沟通，疑团才被揭开。原来是主管医生为患者行头部伤口换药并拔除脑室引流管，未及时处置拔除的引流管，也未告知当班护士，才引起了误会。

（二）原因分析

1. 医护沟通不足，医生完成操作后未及时告知当班护士。

2. 当班护士未及时巡视患者，未及时观察引流情况。

3. 引流管固定有待加强。

4. 部分医护人员安全意识不强。

（三）改进措施

1. 加强医护沟通，医护一体更好地服务于患者。

2. 加强巡视，要求每小时观察患者引流情况。

3. 加强引流管的二次固定，采用自粘绷带、头套等联合固定。

4. 加强相关人员的安全教育，增强安全意识。

管道固定专利介绍

一、专利的定义

专利指专有的权利和利益。在现代，专利指由政府机关或者代表若干国家的区域性组织根据申请而颁发的一种文件，这种文件记载了发明创造的内容，并且在一定时期内产生这样一种法律状态，即获得专利的发明创造在一般情况下他人只有经专利权人许可才能予以实施。

二、专利的分类

主要包括发明专利、实用新型专利和外观设计专利。

三、新型专利介绍

（一）一种新型引流袋固定装置

1. 技术背景　食道、胃、肠道手术后均需要留置腹腔引流管，以便将淤血引出或观察消化道液体的排出情况，促进机体尽早康复。腹腔引流管一般留置10天左右，在这期间为了防止感染，与引流管相接的引流袋要定期更换。但随着更换次数的增加，引流管接口会出现松动，引流袋不易固定，目前常采用胶布固定，既不美观又不易拆除。

2. 内容

（1）本实用新型的目的是提供一种新型引流袋固定装置，它结构简单，制作方便，经济实用，适用范围广，可用于各种导管与引流袋的固定，且操作方便，能有效地防止管道的滑脱，减少不良护理事件的发生。

（2）为了解决技术背景所存在的问题，本实用新型采用以下技术方案（附图1）：它包含固定带1、第一卡扣2、连接带3、调节扣4、固定托5和第二卡扣

6，固定带 1 通过连接带 3 与固定托 5 连接，固定带 1 的一端设置有第一卡扣 2，连接带 3 的中部设置有调节扣 4，固定托 5 的一端设置有第二卡扣 6。

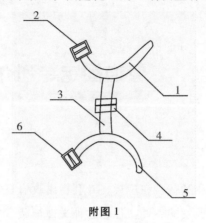

附图 1

说明：本实用新型涉及医疗器械技术领域，具体涉及一种新型引流袋固定装置。

3. 具体实施方式 如图所示具体实施方式采取以下技术方案：它包含固定带 1、第一卡扣 2、连接带 3、调节扣 4、固定托 5 和第二卡扣 6，固定带 1 通过连接带 3 与固定托 5 连接，固定带 1 的一端设置有第一卡扣 2，连接带 3 的中部设置有调节扣 4，固定托 5 的一端设置有第二卡扣 6。

使用时固定带 1 与第一卡扣 2 连接，固定在引流管的上端，引流管的下方连接有引流袋，通过调节调节扣 4 的长短，使引流袋固定在固定托 5 的上方，防止引流袋脱出。

（二）一种新型一体式经口气管插管固定装置

气管插管术是临床工作中危重症病人常用的抢救技术之一，目前建立人工气道的方法有经鼻气管插管、经口气管插管、气管切开 3 种。经口气管插管因为其快速、易操作被经常使用，但是在插管后的管理中，气管插管的固定成为护理工作的难点。现有的固定装置和固定方法存在固定步骤繁琐、易滑动、并发损伤多、病人舒适度低等问题。特针对以上问题对气管插管固定装置和方法进行研究改进，现研制出一种新型一体式经口气管插管固定装置，经临床试用效果良好，现介绍如下。

1. 结构设计

（1）"C" 型开口的主题结构：主体结构由外固定器、内固定器、定位部 3 部分组成。内外固定器均为 "C" 型开口结构，内固定器由硬质塑料材质制成，外固定器由软质硅胶材质制成。内外固定器两层能贴合为一体，长 4cm、厚 0.2cm、高 1.0cm，内空心直径为 0.8cm，具有固定和防牙咬气管插管的功能。定位部分别位于 "C" 形开口主体结构正中位置的上下部位，月牙形，宽 1cm、高 1cm，由外软内硬塑料和橡胶材质制成，将主体结构分为内外固定端，起到定位气管插管置入深度、避免移位和保护唇部的作用。

（2）搭扣锁设计：由锁舌和锁体两部分构成，材质可以是不锈钢或硬质塑料，分别固定在主体结构外固定端的上下部位，锁舌在上，锁体在下，锁体前端是闭合式勾型结构，可以实现一卡到位有效固定插管的作用。

（3）270°"C" 形固定套环：该固定结构宽 1.2cm、高 1.3cm，在定位部和搭扣锁中间，能实现 360°稳定的固定作用。

（4）特质边带：由棉质边带和橡胶外套两部分组成。棉质边带无伸缩性，一条长约 30cm，另一条长约 40cm，长短不一便于在一侧打结固定。棉质边带外套橡胶管，长度比棉质边带短约 5cm，穿在 "C" 形固定套环中，可保护病人面部、耳部及枕部皮肤，减轻受压，且操作简捷，可直接清洁，减少更换频次。

2. 使用方法

（1）根据气管插管的型号选择相对应的气管插管固定器的型号，将气管插管从 "C" 形主体开口处套入。

（2）固定搭扣锁。

（3）在一侧耳后打结固定特质边带。

（4）对于镇静和清醒可配合的病人，可以单纯使用边带固定，对于烦躁的病人可以在两侧脸颊边带处外贴 3M 薄膜加强固定。

（5）需要调整气管插管刻度时仅需要打开搭扣锁调整即可。口腔护理时仅需解开边带，固定器和插管一起移动即可，不会发生以往牙垫或固定器拆除时牙咬气管插管的现象。

3. 优点　一体式经口气管插管固定装置将固定器和气管插管嵌合成一体，且在口腔内部段减短至 2cm，明显减少了固定器所占的体积，减小了固定器对病人口腔和面部的刺激和损伤；使用定位部保护口唇和避免移位；搭扣锁结构实现了一卡到位的目的，从搭扣锁侧面可以清晰地看到固定刻度；特质边带柔软，避免了损伤，且易清洁。该装置体积小巧，操作便捷，易清洁，病人使用时舒适度高，且批量生产时取材方便、成本小。

4. 专利相关信息

（1）专利项目获国家实用新型专利，专利号：ZL201520196305.4。

（2）作者简介：孟焕，主管护师，硕士研究生，单位：510120，广州医科大学附属第一医院；黄小群，单位：510120，广州医科大学附属第一医院。

（3）引用信息：孟焕，黄小群．一种新型一体式经口气管插管固定装置的研制［J］．全科护理，2018，16（13）：2033.

（三）一种肩章式颈深静脉管道固定包

1. 技术背景　本实用新型涉及医疗器械技术领域，具体涉及一种用于固定留置颈深静脉管道的固定包，特别适用于因补液支持合并监测 CVP（中心静脉压）需要多管道的临床场合。

目前，临床上对于颈深静脉管道的固定还没有统一的规范做法，颈深静脉管道在使用过程中主要存在以下两种问题：一是在颈深静脉管道上没有无菌巾遮盖，多条管道直接裸露于外，看上去杂乱无章；二是虽然无菌巾遮盖在颈深静脉管道上，可以将管道尽量收藏起来而显得比较整洁，但是，由于没有对颈深静脉管道进行固定，病患在翻身时容易造成无菌巾走位，使用十分不便，更甚者，易于发生颈深静脉管道非计划性脱管的严重不良护理事故。

2. 内容

（1）本实用新型的目的在于提供一种结构简单小巧、易于制作、成本较低、外形美观、病患使用舒适、确保临床护理安全的肩章式颈深静脉管道固定包，该固定包可固定并遮盖颈深静脉管道，不仅美观整洁，而且能够避免发生非计划性脱管的严重不良护理事故。

（2）本实用新型的目的通过以下技术措施来实现：一种肩章式颈深静脉管道固定包，其特征在于包括具有内面与外面的固定包本体，所述固定包本体上开有至少一条用于颈深静脉管道的支管通过的开口，所述开口自固定包本体的边沿向中部延伸，所述固定包本体的内面设置开口部位的旁侧与固定包本体的外面上设有相适配的活动连接部件，以使固定包本体的内面包裹住颈深静脉管道的主管后通过活动连接部件固定而形成卷状。

（3）本实用新型可包裹住颈深静脉管道的主管，并使得支管通过开口露于外部，从而遮盖住颈深静脉管道的主管，显得美观整洁。本实用新型结构简单小巧、易于制作、成本较低。本实用新型使用时位于病患的肩部，使用舒适，不会从颈深静脉管道上掉落，能够避免发生非计划性脱管的严重不良护理事故，确保临床护理安全。

（4）作为本实用新型的一种改进，在所述固定包本体的内面设有至少一个固定带，所述固定带的中部固定在固定包本体上，固定带的两端设有相适配的活动连接部件，以使所述活动连接部件相连后将颈深静脉管道主管固定于其内。

（5）作为本实用新型的进一步改进，在所述固定包本体的外面增设用于固定病患肩部的固定部件。所述固定部件采用扣针。

（6）作为本实用新型的一种实施方式，所述活动连接部件为扣合部件。

（7）作为优选的实施方式，所述扣合部件采用按扣、魔术贴、扣子等。

（8）本实用新型还具有以下实施方式，所述固定包本体的材质为布质材料，也可以采用其他适合医疗用的材料。

（9）本实用新型所述的固定包本体为矩形，主要由内面布料与外面布料于边缘处连接组成，所述内面布料的外表面即为所述固定包本体的内面，而所述外面布料的外表面即为所述固定包本体的外面。

（10）为了增加本实用新型的厚实程度，在所述固定包本体的内面布料与外面布料之间增设布料层。

（11）所述的固定包本体经过高压灭菌消毒处理，确保了卫生安全。

（12）与现有技术相比，本实用新型具有如下显著效果：

①本实用新型可包裹住颈深静脉管道的主管，并使得支管通过开口露于外部，能够将颈深静脉管道尽量收藏而显得十分整洁，同时不易掉落，方便使用，降低了对病患翻身等动作的限制。

②本实用新型结构简单小巧、易于制作、外形美观，在使用时如同肩章形式固定在病患的肩部，使用舒适。

③还设有可将本实用新型固定在病患肩部的固定部件，起到"双重"固定的效果，避免了发生非计划性脱管的严重不良护理事故，确保临床护理安全。

④本实用新型制作成本较低、使用方便，实用性强，可广泛应用于各医疗机构。

3. 具体实施方式

（1）如附图 2～附图 6 所示，是本实用新型一种肩章式颈深静脉管道固定包1，包括具有内面 11 与外面 12 的固定包本体。固定包本体为矩形，采用布质材料制成，它由内面布料与外面布料于边缘处连接组成，内面布料的外表面即为固定包本体的内面 11，而外面布料的外表面即为固定包本体的外面 12。固定包本体上开有两条用于颈深静脉管道 2 的支管 21 通过的开口 3，开口 3 自固定包本体的边沿向中部延伸，固定包本体的内面 11 设置开口 3 部位的旁侧与固定包本体的外面 12 上设有相适配的活动连接部件，以使固定包的内面包裹住颈深静脉管道 2 的主管 22 后通过活动连接部件固定而形成卷状（附图 6）。

（2）在本实施例中，活动连接部件为扣合部件，扣合部件采用按扣，包括位于内面上的上按扣 4 和位于外面上的下按扣 5，在固定包本体的内面 11 上中部设有一个固定带 6，固定带 6 的中部固定在固定包本体上，固定带 6 的两端设有相适配的活动连接部件，活动连接部件采用魔术贴，以使魔术贴相连后将颈深静脉管道 2 的主管 22 固定于其内。在其他实施例中，活动连接部件也可以采用绑带。

（3）在固定包本体的外面 12 增设有用于固定于病患肩部的固定部件。在本实施例中，固定部件采用扣针 8，其与固定带共同实现了内、外"双重"固定的目的。

（4）本实施例中的固定包本体经过高压灭菌消毒处理，确保了卫生安全。

（5）本实用新型的使用过程如下：将本实用新型完全展开且内面朝上，放置在颈深静脉管道的下方，颈深静脉管道的支管从开口中通过（附图 5）。固定带扣合固定颈深静脉管道的主管，再折叠本实用新型从而使得下按扣显露出来，上、下按扣互相扣合从而使本实用新型成为卷状（附图 6）。最后使用扣针将本实用新型固定在病患的肩部即可。

（6）在其他的实施例中，根据具体实际情况，扣合部件还可以采用扣子等其他能够实现扣合功能的部件；固定带还可以设置多个并沿颈深静脉管道的走向排列；开口的数量根据颈深静脉管道的支管数量确定。

（7）另外，为了增加本实用新型的厚实程度，还可以在固定包本体的内面布料与外面布料之间增设布料层。

（8）本实用新型的实施方式不限于此，根据本实用新型的上述内容，按照本领域的普通技术知识和惯用手段，在不脱离本实用新型上述基本技术思想的前提下，本实用新型的形状、材质、活动连接部件、固定带及开口的数量等还可以做出其他多种形式的修改、替换或变更，均落在本实用新型权利保护范围之内。

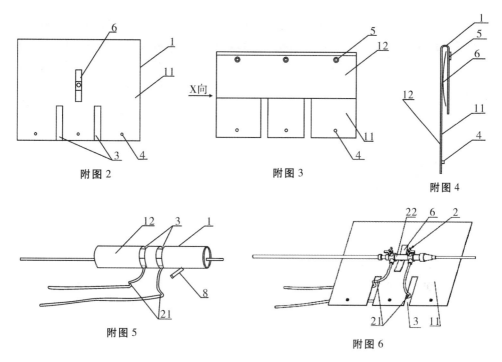

附图 2   附图 3   附图 4

附图 5   附图 6

附图 2 是本实用新型的展开示意图，显示内面；

附图 3 是本实用新型折叠实施扣合之前的结构示意图；

附图 4 是附图 3 的 X 向视图；

附图 5 是新型放置在颈深静脉管道上的立体结构示图；

附图 6 是新型工作时的立体结构示意图。

（四）一种用于气管切开的点药/输氧管道固定装置

1. 技术背景

（1）气管切开术是临床抢救和治疗呼吸道梗阻病人的重要措施之一。气管切开后改变了空气进入下呼吸道的正常通道，由于空气不经鼻腔过滤，而直接与下呼吸道相通，易导致呼吸道分泌物干燥结痂，不易咳出而影响通气效果。加之长时间吸入未经加温、湿化的氧气，可导致支气管分泌物黏稠，痰液不易咳出，加重呼吸道阻塞造成肺部感染。为解决这一问题，近年来临床上都采用了将湿化液持续滴入气管内以代替传统的人工定时滴注方法，这样既减轻了护理人员的工作量，又方便、实用、安全，能有效地控制滴入量，还可预防和治疗肺部感染。

（2）湿化药持续滴入气管的方法是在湿化泵接口处连接输液针头，先剪去针头，再将输液软管放置于气管导管内，湿化药以每小时 5ml 的速度滴入留置在颈部的气管导管，从而达到湿化气管黏膜的作用。使用时用胶布将软管固定在气管导管外侧壁上或固定在患者皮肤处，因为患者术后咳嗽频繁或翻身时容易导致软管脱出，加上患者痰液多，会将胶布浸湿，导致胶布脱落，进而导致软管受到污染，从而增加护理的工作量及增加肺部感染的机会。

（3）另外，气管切开的病人吸氧时不经鼻腔而经留置在颈部的气管导管处吸氧，临床常规吸氧也是将氧气管放入气管导管内用胶布固定在皮肤或气管导管外侧壁，因此，输氧管也同样存在容易脱落的缺陷。

2. 内容

（1）本实用新型解决的技术问题是：针对气管切开术病患在进行持续点药或输氧存在的管道易脱落的缺陷，提供一种用于气管切开的点药/输氧管道固定装置。

（2）本实用新型采用如下技术方案实现：一种用于气管切开的点药/输氧管道固定装置，包括固定环1，所述固定环1包括套环部11和固定部12两部分，所述套环部11固定套设在病人颈部留置的气管导管3上，所述固定部12与套环部11连接并伸出气管导管3外端设置，用于点药/输氧的管道2与固定部12固定连接，并从气管导管3延伸至病人气管内。

（3）作为本实用新型的一种优选方案，所述固定部12的上端设有一固定通道13，所述管道2穿过固定通道13进入气管导管3内。

（4）所述固定通道13与管道2之间采用过盈配合或间隙配合。所述固定通道13与固定部12的内壁一体连接。所述固定部12的内壁设有粘贴层14，所述管道2可固定黏附在固定部12内壁。

（5）所述套环部11为可拉伸的弹性环状部件。

（6）所述固定部12与套环部11一体连接，采用相同的材料一体制成。

（7）所述固定环1的套环部11和固定部12采用医用硅胶材料。

本实用新型采用固定环将用于点药/输氧的管道固定，固定环采用弹性材料，取放方便，医护人员可操作性强，并且降低了病患因管道脱落带来的不适，可减少管道脱落造成的管路污染，使用安全可靠。固定环采用具有弹性的医用硅胶材料制成，并且可根据不同的使用情况进行固定环留置或者随管道一同更换固定环，成本可控。

本实用新型针对用于气管切开术的病患，有利于该类病患进行持续的气管湿化点药或输氧操作，用于点药/输氧的管道与患者颈部留置的气管导管连接可靠，固定操作方便,管道不易脱落,有利于该类病患的临床护理,并且其成本经济,可在临床上进行推广应用。

3. 具体实施方式

(1)见附图7,进行气管切开术的病人,会在颈部的气管位置开口,并留置一个气管导管3,用于病人的呼吸。在对病人进行湿化点药或者输氧时,需要从该气管导管3处插入相应的管道2进入气管,并通过本实用新型的固定装置对管道2和气管导管3之间进行固定。

(2)结合参见附图8,本例采用图示中的固定环1进行点药/输氧的管道2固定,固定环1沿轴向分为两部分,分别为套环部11和固定部12,套环部11固定套设在病人颈部留置的气管导管3上,用于将固定环1整体与气管导管3连接,固定部12与套环部11连接并伸出气管导管3外端设置,固定部12用于固定管道2。其中,套环部11为可拉伸的弹性环状结构,弹性地套环部便于将固定环快速有效地套在气管导管上,同时通过套环部的弹力箍紧在气管导管外沿。固定环的操作简单方便,能够避免用力过大造成气管导管移位,给病患造成痛楚。固定部12和套环部11可均采用医用硅胶材料进行一体成型,固定部12由于仅用于连接管道,其大小可不用设成完整的环形,可如图2所示,从套环部11突出一部分成为固定部12,进一步节省了材料成本。

(3)结合参见附图9~附图11,在固定环1的固定部12的上设有一固定通道13,该固定通道13与固定部12的内壁形成一封闭的环状空间,可将固定部的材料切割并形成一环状结构,将管道2穿过该环状的固定通道13,并将穿过的部分根据实际距离拉出一定长度延伸进入气管导管3内。

(4)固定通道13与管道2之间采用过盈配合或间隙配合。固定通道13通过过盈配合可将管道2挤压一定变形量,使管道2和固定环1稳定地连成一体,相互之间的固定连接更加牢靠,不过管道2拆卸较困难,可同时更换管道和固定环。固定通道13采用间隙配合则可将管道2和固定环1进行快速拆卸,同时将固定环1进行消毒循环使用。两种配合方式均应当保证固定通道13不会因挤压管道将管道2封闭。

(5)在临床使用本实施例进行点药或输氧操作时,应当先将管道2和固定环1连接好并预留出延伸到气管导管中的部分后,再将固定环1固定套在气管导管3上,最后连通外部的点药或输氧设备。

(6)在临床应用本实施例进行持续湿化点药或输氧时,应先将用于点药/输氧的管道 2 首先确定好长度位置，并从气管导管 3 延伸至病人气管内，然后在相应的管道位置与固定环的固定部 12 固定粘接。因此本实施例在应用中，应当先将固定环 1 和气管导管 3 固定连接，然后再设置管道 2。

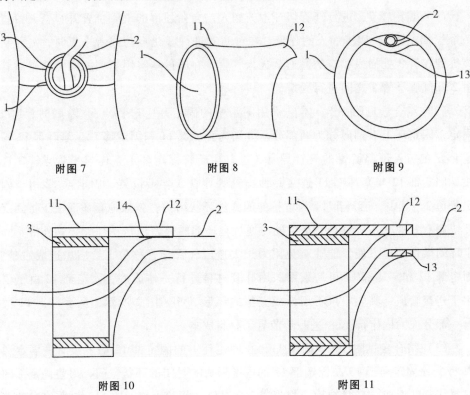

附图 7   附图 8   附图 9

附图 10   附图 11

附图 7 为本实用新型中的点药/输氧管道在气管切开术病人身上的设置示意图；

附图 8 为固定环立体示意图；

附图 9 为固定环侧视图；

附图 10 为固定环及点药/输氧管道的连接示意图；

附图 11 为固定环及点药/输氧管道的连接示意图。

图中：1——固定环，11——套环部，12——固定部，13——固定通道，14——粘贴层，2——管道，3——气管导管。

（五）一种 NICU 护理用的管子固定架

1. 技术背景   NICU 译成中文就是新生儿重症监护中心，是新生儿重症监护病房的简称。医护人员在对新生儿监护病房进行护理的过程中，需要使用到管子固定架。现有的 NICU 护理用的管子固定架包括固定块，固定块通过其顶部的电动伸缩杆安装在病房的房顶上，另外固定块上开设有多个用于安装管道的管道安装孔，且管道安装孔的内侧与管道的外侧通过摩擦力接触进行固定安装。由于管道安装孔的内侧与管道的外侧之间存在较大的摩擦力，使得管道在对应的管道安装孔内不便于拆分或卸装。

2. 操作方法　本实施例中提出了一种 NICU 护理用的管子固定架（附图 12、13），包括上固定块 1 和固定安装在上固定块 1 顶部两侧的电动伸缩杆 2。上固定块 1 的底部开设有多个两侧均设置为开口的第一半圆形通孔 4，且上固定块 1 的底部接触有下固定块 6。下固定块 6 的顶部开设有与第一半圆形通孔 4 相匹配的第二半圆形通孔 7，且第二半圆形通孔 7 与对应的第一半圆形通孔 4 共同构成一个圆形安装孔。多个第二半圆形通孔 7 的下方设有一个开设在下固定块 6 上的第一矩形腔室 8，且第一矩形腔室 8 上竖直转动安装有第一连接轴 9。第一连接轴 9 的底部安装有位于下固定块 6 下方的转轮 10，且第一连接轴 9 的顶部安装有位于第一矩形腔室 8 的第一伞形齿轮 11。第一矩形腔室 8 的两侧均设有开设在下固定块 6 上的第二矩形腔室 12，且第二矩形腔室 12 的侧壁上开设有与第一矩形腔室 8 相连通的第二圆形通孔 13。第二圆形通孔 13 的内部固定安装有两个第二轴承 14，且位于同一个第二圆形通孔 13 内的两个第二轴承 14 的内侧固定安装有第二连接轴 15。第二连接轴 15 位于第一矩形腔室 8 内部的一端安装有与第一伞形齿轮 11 相啮合的第二伞形齿轮 16，且第二连接轴 15 的另一端安装有第三伞形齿轮 17。第三伞形齿轮 17 的上方设有开设在第二矩形腔室 12 顶部内壁上的第三圆形通孔 18，且第三圆形通孔 18 的上方设有开设在上固定块 1 上的圆形腔室 19。圆形腔室 19 的侧壁上开设有圆环形槽 20，且圆形腔室 19 的底部内壁上开设有位置与第三圆形通孔 18 相对应的螺纹通孔 21。螺纹通孔 21 的内部螺纹安装有丝杆 25，丝杆 25 的底端固定安装于第二矩形腔室 12 内部转动安装的第四伞形齿轮 26，且第四伞形齿轮 26 与第三伞形齿轮 17 相啮合。丝杆 25 的外侧顶部转动套装有固定圆盘 22，且固定圆盘 22 与圆环形槽 20 滑动安装。本发明中的管道需要进行拆卸或者安装时，通过转动转轮 10，使得上固定块 1 和下固定块 6 之间的距离逐渐增大，进而便于医护人员在圆形安装孔内对管道进行拆卸或者安装。

本实施例中，电动伸缩杆 2 的顶部安装有固定座 3，且电动伸缩杆 2 通过固定座 3 固定安装在病房的房顶。多个第一半圆形通孔 4 的正上方均设有铭牌 5，且铭牌 5 和上固定块 1 之间填充有胶水。第一矩形腔室 8 的底部内壁上开设有第一圆形通孔，且第一圆形通孔的内部固定安装有与第一连接轴 9 外侧固定套装的第一轴承。固定圆盘 22 与圆环形槽 20 顶部内壁相接触，且固定圆盘 22 的内侧固定有与丝杆 25 外侧固定套装的第三轴承 23。固定圆盘 22 的外侧等间距开设有多个顶部和底部均设置为开口的滑槽，且滑槽内滑动连接有与圆环形槽 20 侧壁固定安装的滑轨 24。第四伞形齿轮 26 的外侧滑动连接有圆环形导轨 27，且圆环形导轨 27 的外侧水平固定在第二矩形腔室 12 的侧壁上。每个圆形安装孔内均安装有对应的管道，且管道的外侧分别与对应的第一半圆形通孔 4 的侧壁和第二半圆形通孔 7 的侧壁通过摩擦接触。本发明中的管道需要进行拆卸或者安装时，通过转动转轮 10，使得上固定块 1 和下固定块 6 之间的距离逐渐增大，进而便于医护人员在圆形安装孔内对管道进行拆卸或者安装。

本实施例中，当圆形安装孔内部的管道需要拆卸或者安装时，首先转动转轮 10，转轮 10 的顶部固定有第一连接轴 9，且第一连接轴 9 通过第一轴承安装在第一圆形通孔的内部。转轮 10 带动第一连接轴 9 在第一圆形通孔的内部进行旋转，第一连接轴 9 带动第一伞形齿轮 11 在第一矩形腔室 8 的内部进行旋转。由于第一伞形齿轮 11 和第二伞形齿轮 16 相啮合，第一伞形齿轮 11 带动第二伞形齿轮 13 在第一矩形腔室 8 的内部进行旋转。第二伞形齿轮 16 上固定有第二连接轴 15，且第二连接轴 15 通过第二轴承 14 固定在第二圆形通孔 13 内。第二伞形齿轮 16 带动第二连接轴 15 在第二圆形通孔 13 的内部进行旋转，第二连接轴 15 带动第三伞形齿轮 17 在第二矩形腔室 12 的内部进行旋转。由于第三伞形齿轮 17 和第四伞形齿轮 26 相啮合，第三伞形齿轮 17 带动第四伞形齿轮 26 在圆环形导轨 27 上进行滑动。第四伞形齿轮 26 带动丝杆 25 进行转动。由于丝杆 25 和螺纹通孔 21 相啮合，丝杆 25 通过外侧的第三轴承 23 带动固定圆盘 22 在滑轨 24 上进行向下滑动，使得丝杆 25 在圆形腔室 19 内部的深入长度逐渐变长。

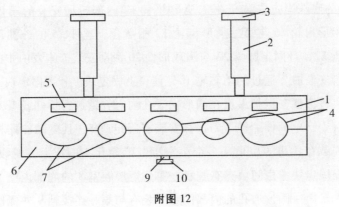

附图 12

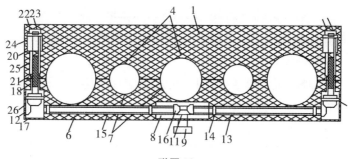

附图 13

附图 12 为本发明提出的一种 NICU 护理用的管子固定架的结构示意图；

附图 13 为本发明提出的一种 NICU 护理用的管子固定架的剖视结构示意图。

图中：1——上固定块；2——电动伸缩杆；3——固定座；4——第一半圆形通孔；5——铭牌；6——下固定块；7——第二半圆形通孔；8——第一矩形腔室；9——第一连接轴；10——转轮；11——第一伞形齿轮；12——第二矩形腔室；13——第二圆形通孔；14——第二轴承；15——第二连接轴；16——第二伞形齿轮；17——第三伞形齿轮；18——第三圆形通孔；19——圆形腔室；20——圆环形槽；21——螺纹通孔；22——固定圆盘；23——第三轴承；24——滑轨；25——丝杆；26——第四伞形齿轮；27——圆环形导轨。

（六）一种 PICC 护理病服

1. 技术背景　一般的护理病服可能缺少输液管道的固定装置，无法满足 PICC 病人的需求。而且一般输液的液体温度低于人体正常体温，其直接进入病人身体中可能会对病人造成伤害。有些病人颈部关节可能会有问题，而一般的护理病服可能无法对病人颈部进行保护。因此，针对上述问题提出一种 PICC 护理病服。

2. 优点

（1）该装置结构合理，设计新颖，在进行输液时，通过卡环可对输液的管道进行固定，通过 PTC 发热体可对输送的液体进行加热，避免输送的液体过冷，对病人造成伤害。输液的管道在受到外力发生摇晃时，通过滑块、滑槽和弹簧可为输液的管道提供缓冲，减少对病人造成的伤害。通过第一子母扣和第二子母扣可便于固定片的取下，在不进行输液时，可避免对病人日常活动造成影响。

（2）该装置通过护颈套可对病人颈部进行保护，振动马达可使按摩头为病人颈部提供按摩；碳纤维发热片发热产生的远红外线，可促进病人颈部的血液循环，疏经活络。

3. 操作方法　下面将结合本实用新型实施例中的图示（附图 14~18），对本实用新型实施例中的技术方案进行清楚、完整地描述，显然，所描述的实施例仅仅是本实用新型一部分实施例，而不是全部的实施例。基于本实用新型中的实施例，本领域普通技术人员在没有做出创造性劳动前提下所获得的所有其他实施例，都属于本实用新型保护的范围。

一种 PICC 护理病服，包括衣身 1，所述衣身 1 两侧缝合连接有衣袖 2。所述衣身 1 顶部开有衣领口 3，所述衣身 1 中部缝合连接有纽扣 4，纽扣 4 可便于衣身 1 的脱除和穿上。所述衣袖 2 表面开有第一开口，所述第一开口缝合连接有第一拉链 5。所述衣身 1 表面开有第二开口，所述第二开口缝合连接有第二拉链 6。第一拉链 5 和第二拉链 6 可便于对第一开口和第二开口进行开、闭，可便于为病人手臂和胸口进行输液。所述第一拉链 5 和第二拉链 6 一侧均设有若干个固定片 13，若干个所述固定片 13 背面均固接有第一子母扣 20。所述第一子母扣 20 卡合连接有第二子母扣 21。所述第二子母扣 21 与衣身 1 表面和衣袖 2 表面均缝合连接，第一子母扣 20 和第二子母扣 21 可便于固定片 13 的取下和安装。所述固定片 13 正面开有滑槽 19，所述滑槽 19 内部滑动连接有滑块 18，所述滑块 18 固接有卡环 16，卡环 16 可对输液的管道进行卡合，从而可对输液的管道进行固定。所述卡环 16 内侧固接有 PTC 发热体 17，PTC 发热体 17 可对输送的液体进行加热升温。所述固定片 13 表面固接有固定条 15，所述固定条 15 表面固接有弹簧 14。所述弹簧 14 一端与卡环 16 固接，弹簧 14 可为卡环 16 进行减震。

所述衣领口 3 顶部缝合连接有护颈套 7，所述护颈套 7 正面固接有若干个碳纤维发热片 10，所述护颈套 7 正面一侧缝合连接有第一魔术贴 8，所述护颈套 7 背面一侧缝合连接有第二魔术贴 12，所述护颈套 7 背面嵌合安装有振动马达 11，所述振动马达 11 输出端连接有按摩头 9。按摩头 9 由硅胶制成，振动马达 11 可使按摩头 9 为病人颈部提供按摩，同时配合碳纤维发热片 10 发热产生的远红外线，可促进病人颈部的血液循环。

作为本实用新型的一种技术优化方案，所述按摩头 9 位于护颈套 7 正面中部，且按摩头 9 的数目为两个，按摩头 9 通过振动马达 11 的驱动，可为病人颈部提供按摩。

作为本实用新型的一种技术优化方案，所述纽扣 4 的数目为若干个，且若干个纽扣 4 位于同一竖直线上，纽扣 4 可便于衣身 1 的脱下和穿上。

作为本实用新型的一种技术优化方案，所述第一拉链 5 和第二拉链 6 分别为环形结构和倒 7 字形结构。拉开第一拉链 5，可从衣袖 2 中露出病人的手臂，通过拉开第二拉链 5，病人的胸膛可从衣身 1 中露出，可便于输液。

作为本实用新型的一种技术优化方案，所述弹簧 14 和滑槽 19 均与固定条 15 垂直设置，可为卡环 16 提供减震效果。

作为本实用新型的一种技术优化方案，所述滑块 18 和滑槽 19 截面均为凸字形结构，可对滑块 18 进行限位，可避免滑块 18 从滑槽 19 中脱离。

本实用新型在使用时，在进行输液时，PTC 发热体 17 外接电源和外接控制开关，拉开第一拉链 5 和第二拉链 6，通过卡环 16 可对输液的管道进行固定，PTC 发热体 17 可对输送的液体进行加热升温。输液的管道在受到碰撞时，滑槽 19、滑块 18 和弹簧 14 可为输液的管道进行减震和缓冲。在不进行输液时，通过第一子母扣 20 和第二子母扣 21 可取下固定片 13，可避免对病人日常活动造成影响。病人在休养时，护颈套 7 可对颈部进行包裹，并通过第一魔术贴 8 和第二魔术贴 12 对颈部进行保护。碳纤维发热片 10 和振动马达 11 外接电源和外接控制开关，碳纤维发热片 10 发热产生远红外线，同时振动马达 11 带动按摩头 9 进行颈部按摩，可促进病人颈部的血液循环，疏经活络。

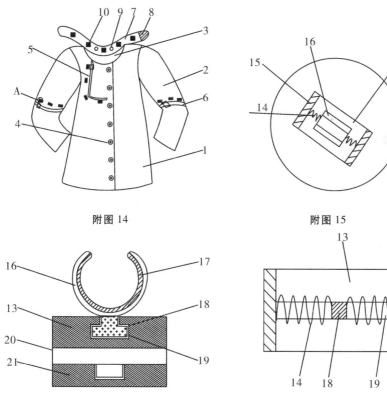

附图 14　　　　附图 15

附图 16　　　　附图 17

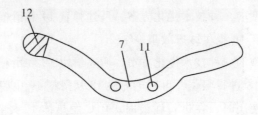

附图18

附图14为本实用新型整体结构示意图；

附图15为本实用新型图附图14所示A部局部放大结构示意图；

附图16为本实用新型固定片与卡环截面图；

附图17为本实用新型固定片正面结构示意图；

附图18为本实用新型护颈套背面结构示意图。

图中：1——衣身；2——衣袖；3——衣领口；4——纽扣；5——第一拉链；6——第二拉链；7——护颈套；8——第一魔术贴；9——按摩头；10——碳纤维发热片；11——振动马达；12——第二魔术贴；13——固定片；14——弹簧；15——固定条；16——卡环；17——PTC发热体；18——滑块；19——滑槽；20——第一子母扣；21——第二子母扣。

（七）一种输液管道整理器

1. 技术背景　目前国内各医院临床科室主要的治疗手段为静脉输液，尤其重症监护室、急诊等科室的急危重症患者，通常需要同时输注多种液体，故需采用多个输液管道。各输液管道通过双通和（或）三通连接阀连接同一通道经静脉将药液输入患者体内。临床实践发现，输液时多个输液管道通常缠绕在一起，在更换输液瓶时，稍有不慎容易导致液体更换错误，存在医疗事故的风险；同时交接班时也需反复确认各输液管道，无形中延长了交接班时间，增加了护士工作量。

2. 内容

（1）本实用新型针对现有技术的不足而提供了一种规范管理各输液管道、降低发生医疗事故的风险、减少交接班所需时间、减轻护士工作量的输液管道整理器。

（2）本实用新型采用如下技术方案实现：一种输液管道整理器，包括整理带，所述整理带的正面并排设置多组卡装输液管道的卡扣，并且在每组卡扣相对应的位置上设置有标签牌。

（3）所述标签牌设置在整理带正面，并且设置在卡扣的正上方或正下方。

（4）所述整理带的背面设有方便将整理带固定在其他物体上的胶贴或魔术贴或按扣或固定绳。

（5）所述整理带为柔性材质的长条形带体。所述整理带为长25cm、宽15cm的长方形，所述整理带上均匀排布有七个卡扣，每个卡扣长5cm，间隔3cm。

（6）由于采用上述结构，本实用新型在整理带上并排设置多组卡装输液管道的卡扣，并且在每个卡扣相对应的位置上设置有标签牌，这样一方面可以将输液管道固定在卡扣上，从而防止输液管道随意摆放和随意缠绕，另一方面，通过标签牌可以记录此跟输液管道的用途，从而方便护士交接班时对输液管道的确认。本装置的整理带可以通过整理带背面设置的胶贴或魔术贴或按扣或固定绳等固定在病床的床头或床沿等方便固定的地方。

（7）综上所述，本装置方便固定各输液管道，且可以标明管道输注液体，做到了规范管理，降低了引起医疗事故的风险，同时避免了交接班时反复确认各管道，减少了交接班所需时间，减轻了护理工作量，在临床有较大的使用价值，值得临床推广。

3. 具体实施方式　一种输液管道整理器（附图19～21），包括整理带1，所述整理带1为柔性材质的长条形带体，所述整理带1为长25cm、宽15cm的长方形，所述整理带1上均匀并排排布有七个卡扣2，卡扣2长5cm，每个卡扣2间隔3cm，并且在每组卡扣2的正下方设置有方便记录的标签牌3。所述整理带的背面设有胶贴4或魔术贴或按扣或固定绳。所述整理带通过胶贴4或魔术贴或按扣或固定绳固定在病床的床头或床沿。

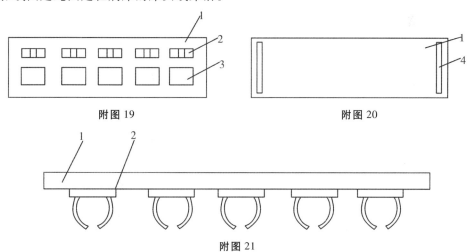

附图19　　　　　　　　　　　　附图20

附图21

附图19为本实用新型的正面结构示意图；附图20为本实用新型的反面结构示意图；附图21为本实用新型的俯视图。

管道维护的标准化流程图

一、胃管固定及维护流程

为了保证临床安全，杜绝不良事件发生，特制定胃管固定、维护流程。在为患者留置胃管后，或发现固定贴污染、脱落时，按照此标准进行维护、固定，班班交接，加强巡视。

（一）卧床患者胃管固定

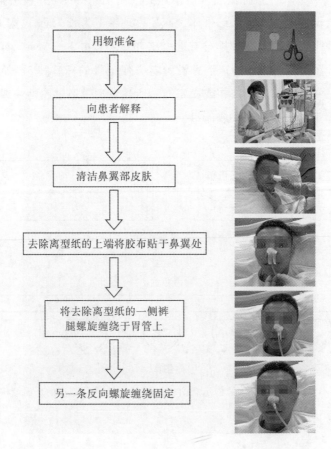

用物准备

↓

向患者解释

↓

清洁鼻翼部皮肤

↓

去除离型纸的上端将胶布贴于鼻翼处

↓

将去除离型纸的一侧裤腿螺旋缠绕于胃管上

↓

另一条反向螺旋缠绕固定

（二）可下床活动患者胃管固定

用物准备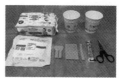

↓

向患者解释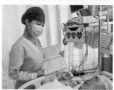

↓

清洁鼻翼部皮肤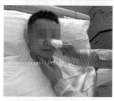

↓

去除离型纸的上端将胶布贴于鼻翼处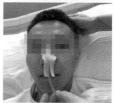

↓

将去除离型纸的一侧裤腿螺旋缠绕于胃管上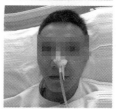

↓

另一条反向螺旋缠绕固定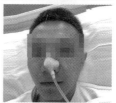

↓

高举平台法将胃管末端固定于面颊部或耳垂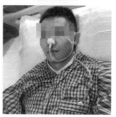

（三）鼻肠管与胃管双管固定

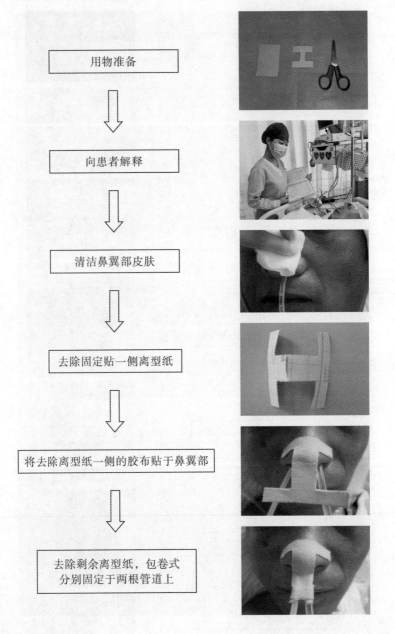

用物准备

↓

向患者解释

↓

清洁鼻翼部皮肤

↓

去除固定贴一侧离型纸

↓

将去除离型纸一侧的胶布贴于鼻翼部

↓

去除剩余离型纸，包卷式
分别固定于两根管道上

二、吸氧管规范化固定

为了保证临床安全，杜绝不良事件发生，制定吸氧管固定、维护流程，在为患者进行吸氧时，或发现吸氧管污染、脱落时，按照此标准进行维护、固定，班班交接，加强巡视。

（一）经鼻吸氧患者吸氧管固定

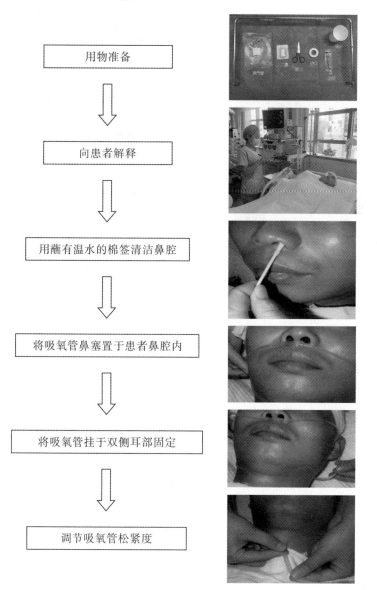

用物准备

↓

向患者解释

↓

用蘸有温水的棉签清洁鼻腔

↓

将吸氧管鼻塞置于患者鼻腔内

↓

将吸氧管挂于双侧耳部固定

↓

调节吸氧管松紧度

（二）人工气道患者吸氧管固定

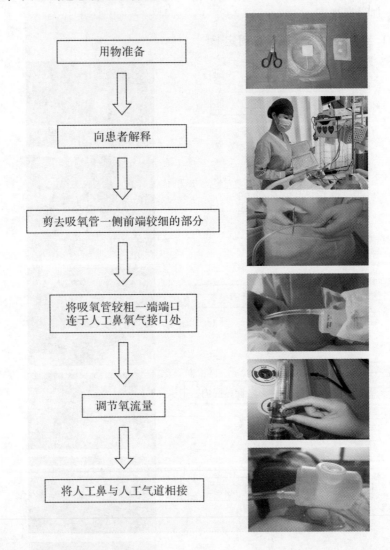

```
       用物准备
          ↓
      向患者解释
          ↓
  剪去吸氧管一侧前端较细的部分
          ↓
   将吸氧管较粗一端端口
   连于人工鼻氧气接口处
          ↓
      调节氧流量
          ↓
   将人工鼻与人工气道相接
```

三、导尿管规范化固定标准流程

为了保证临床安全，杜绝不良事件发生，特制定导尿管固定、维护流程。在为患者进行留置导尿后或发现固定贴污染、脱落时，按照此标准进行维护、固定，班班交接，加强巡视。

方法一

用物准备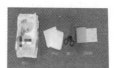

↓

向患者解释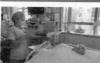

↓

将两条固定贴固定在大腿内侧上2/3或腹部皮肤处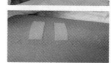

↓

再将另两条固定贴以"高举平台法"固定导尿管于之前的固定贴上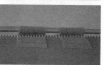

方法二

用物准备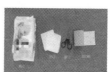

↓

向患者解释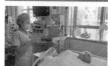

↓

撕开离型纸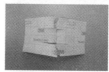

↓

先将"回"字形固定贴固定在大腿内侧上2/3或腹部皮肤处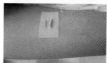

↓

再将固定绳穿过"回"字形固定贴中间部分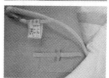

↓

用固定绳将尿管分叉口处固定于"回"字形固定贴上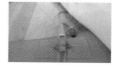

四、留置针规范化固定标准流程

为了保证临床安全，杜绝不良事件发生，特制定留置针固定、维护流程。在为患者进行留置针穿刺后或发现固定贴污染、卷边、脱落、渗出时，按照此标准进行维护、固定，班班交接，加强巡视。

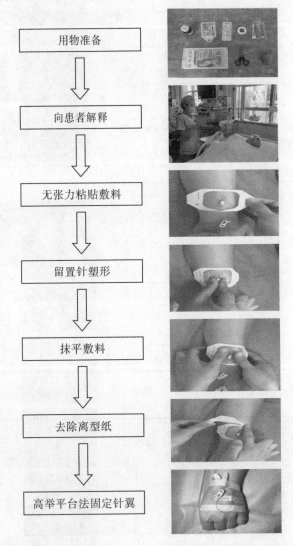

用物准备

向患者解释

无张力粘贴敷料

留置针塑形

抹平敷料

去除离型纸

高举平台法固定针翼

五、PICC 规范化固定标准流程

为了保证临床安全，杜绝不良事件发生，特制定留置针固定、维护流程。在为患者进行留置针穿刺后或发现固定贴污染、卷边、脱落、渗出时，按照此标准进行维护、固定，班班交接，加强巡视。

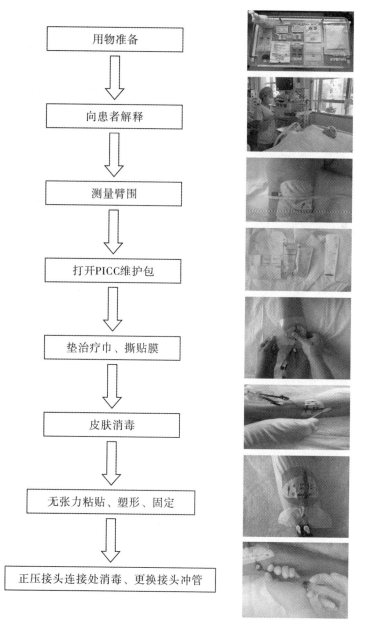

用物准备

↓

向患者解释

↓

测量臂围

↓

打开PICC维护包

↓

垫治疗巾、撕贴膜

↓

皮肤消毒

↓

无张力粘贴、塑形、固定

↓

正压接头连接处消毒、更换接头冲管

六、脑室引流管规范化固定标准流程

为了保证临床安全，杜绝不良事件发生，特制定导管固定、维护流程。在为患者进行脑室引流管护理或发现固定贴污染、脱落时，按照此标准进行维护、固定，班班交接，加强巡视。

方法一

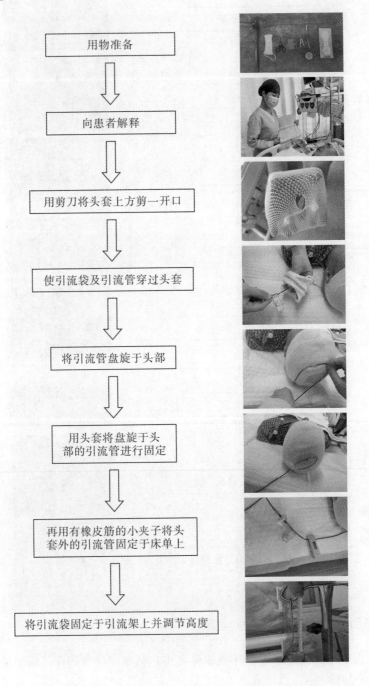

用物准备

↓

向患者解释

↓

用剪刀将头套上方剪一开口

↓

使引流袋及引流管穿过头套

↓

将引流管盘旋于头部

↓

用头套将盘旋于头部的引流管进行固定

↓

再用有橡皮筋的小夹子将头套外的引流管固定于床单上

↓

将引流袋固定于引流架上并调节高度

方法二

用物准备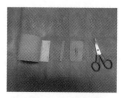

向患者解释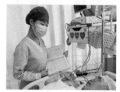

将"回"字形固定贴粘贴在患者头部敷料上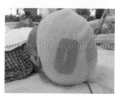

固定绳穿过"回"字形固定贴中间部分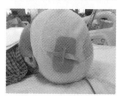

将引流管固定于"回"字形固定贴上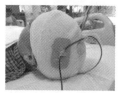

同法固定另一条引流管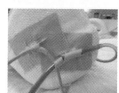

参考文献

［1］刘大为，杨荣利，陈秀凯. 重症血液净化［M］. 北京：人民卫生出版社，2017.

［2］翟丽. 实用血液净化技术及护理［M］. 2 版. 北京：科学出版社，2018.

［3］林惠凤. 实用血液净化护理［M］. 2 版. 上海：上海科学技术出版社，2016.

［4］Jurg Schmidli，Matthias K. Widmer，et al. Vascular Access：2018 Clinical Practice Guidelines of the European Society for Vascular Surgery［J］. Eur J Vasc Endovasc Surg，2018：51－62.

［5］TrouilletJ L，Collange O，Belafia F，et al. Tracheotomy in the intensive care unit：Guidelines from a French expert panel：The French Intensive Care Society and the French Society of Anaesthesia and Intensive Care Medicin［J］. Anaesthesia Critical Care & Pain Medicine，2018，37（3）：281－294.

［6］吴惠平，罗伟香. 护理技术操作并发症预防及处理［M］. 北京：人民卫生出版社，2014.

［7］郑窑文，蒋莉莉，胡嘉乐，等. 口腔护理临床实践指南的质量评价及内容分析［J］. 中国护理管理，2018，18（3）：345－351.

［7］李东倩，刘彩霞，昝红艳，等. 经口气管插管患者口腔护理研究进展［J］. 全科护理，2018（34）：4255－4256.

［8］Asklid D，Segelman J，Gedda C，et al. The impact of perioperative fluid therapy on short-term outcomes and 5-year survival among patients undergoing colorectal cancer surgery-A prospective cohort study within an ERAS protocol［J］. Eur J Surg Oncol，2017，43（8）：1433－1439.

［9］Roshanov PS，Walsh M，Devereaux PJ，et al. External validation of the Revised Cardiac Risk Index and update of its renal variable to predict 30-day risk of major cardiac complications afternon-cardiac surgery：rationale and plan for analyses of the VISION study［J］. BMJ Open，2017，7（1）：e013510.

［10］Bozzetti F，Mariani L. Perioperative nutritional support of patients undergoing pancreatic surgery in the age of ERAS［J］. Nutrition，2014，30（11－12）：1267－1271.

［11］Feldheiser A，Aziz O，Baldini G，et al. Enhanced Recovery After Surgery（ERAS）for gastrointestinal surgery，part 2：consensus statement for anaesthesia practice［J］. Acta Anaesthesiol Scand，2016，60（3）：289－334.

［12］Melloul E，Hubner M，Scott M，et al. Guidelines for perioperative care for liver surgery：enhanced recovery after surgery（ERAS）society recommendations［J］. World J Surg，2016，40（10）：2425－2440.

[13] Coelho FF, Kruger JA, Fonseca GM, et al. Laparoscopic liver resection: Experience based guidelines [J]. World J Gastrointest Surg, 2016, 8 (1): 5-26.

[14] de Rooij T, Lu MZ, Steen MW, et al. Minimally invasive versus open pancreatoduodenectomy: systematic review and Meta-analysis of comparative cohort and registry studies [J]. Ann Surg, 2016, 264 (2): 257-267.

[15] Ven Fong Z, Correa-Gallego C, Ferrone CR, et al. Early drain removal-the middle ground between the drain versus no draindebate in patients undergoing pancreaticoduodenectomy: a prospective validation study [J]. Ann Surg, 2015, 262 (2): 378-383.

[16] Lassen K, Coolsen MM, Slim K, et al. Guidelines for perioperative care for pancreaticoduodenectomy: Enhanced Recovery After Surgery (ERAS) Society recommendations [J]. World J Surg, 2013, 37 (2): 240-258.

[17] 中国研究型医院协会消化道肿瘤专业委员会, 中国医师协会外科医师分会多学科综合治疗专业委员会. 消化道肿瘤多学科综合治疗协作组诊疗模式专家共识 [J]. 中国实用外科杂志, 2017, 37 (1): 30-31.

[18] Gustafsson UO, Scott MJ, Schwenk W, et al. Guidelines for perioperative care in elective colonic surgery: Enhanced Recovery After Surgery (ERAS) Society recommendations [J]. World J Surg, 2013, 37 (2): 259-284.

[19] 蒋兰英, 黄修丽, 钱红娟, 等. 预装水氧气雾化吸入装置与热湿交换器（人工鼻）的比较研究 [J]. 中外医疗, 2018. 37 (01): 111-113.

[20] 汪诚, 朱小平. 人工鼻与热加湿器对机械通气患者影响的 Meta 分析 [J]. 护理学杂志, 2017. 32 (07): 88-92.

[21] 吴梅. 改进固定胃管方式在预防胃管非计划性拔管中的应用 [J]. 当代护士: 上旬刊, 2019. 26 (10): 141-143.

[22] 严璐, 侍成栋, 靳帅, 等. 成人胃管固定方法的研究进展 [J]. 当代护士: 中旬刊, 2020. 27 (01): 9-11.

[23] 孟海婷. 改良胃管固定方法在重症医学科中的临床应用研究 [J]. 现代医药卫生, 2019. 35 (19): 3045-3047.

[24] 张艳, 彭纪芳. 胃管、鼻肠管两种固定方法对鼻翼部压疮发生率的影响 [J]. 实用临床护理学电子杂志, 2019, 4 (08): 142-146.

[25] 张凤丽. 不同鼻肠管固定方法对留置鼻肠管患者损伤情况及鼻肠管移位的影响 [J]. 中国民间疗法, 2019, 27 (17): 77-78.

[26] 吴莉莉, 吴诺一, 王剑剑, 等. 重症急性胰腺炎患者鼻肠管固定方法的改良及应用 [J]. 中华护理杂志, 2018, 53 (10): 1279-1280.

[27] 胡延秋, 程云, 王银云, 等. 成人经鼻胃管喂养临床实践指南的构建 [J]. 中华护理杂

志，2016，51（02）：133－141.

[28] 李晨露，程云，赵丽蓉，等．经鼻胃管喂养临床实践指南的临床应用［J］．中华护理杂志，2017，52（08）：905－910.

[29] 邓远，吕梅叶，改进导尿管固定方法在ICU患者中的应用与研究［J］．当代护士：上旬刊，2020.27（04）：145－147.

[30] 杨春，申红丽，郑思琳，等．改良尿管外固定法在住院患者尿管固定中的应用研究［J］．西南医科大学学报，2020.43（03）：291－295.

[31] 高杰，赵林娜，王莹．自制导尿管固定贴在ICU中的应用及护理干预［J］．现代医药卫生，2019.35（01）：130－131.

[32] 白莉茹．男性尿道损伤的急诊处理与护理（附56例）［J］．临床医药文献杂志：电子版，2017，4（82）：16167－16168，16170.

[33] 李永娇．加强管道外固定在肾造瘘术后降低肾造瘘管滑脱率的应用效果［J］．中国乡村医药，2020，27（1）：68.

[34] 兰龙莲．两种尿管二次固定方法的效果评价［J］．科教导刊：电子版，2020（2）：294.

[35] 熊万能，高莉．静脉留置针软管留置长度对留置效果的影响［J］．实用临床医学，2018.9（5）：99－100.

[36] 赵继红．小儿头皮静脉留置针外固定的设计与应用［J］．当代护士：学术版，2010（5）：110.

[37] 肖淑红，王继光．静脉留置针U型固定技巧的临床应用和护理［J］．护士进修杂志.2012，27（20）：1914－1915.

[38] 陈雪仙，黄毓琼．锁骨下深静脉置管敷料更换时清洁消毒方法的改良［J］．中国感染控制杂志，2014，13（6）：368－370.

[39] 柯瑞丽．颈内深静脉置管在输液过程中的固定技巧［J］．当代护士：下旬刊，2015（04）：144.

[40] 田磊，周挺，马爱霞，等．预充式导管冲洗器临床效果Mate分析［J］．中国护理管理，2017，17（11）：1545－1555.

[41] 林金香，方蘅英，陈湘武，等．不同固定方法预防中心静脉导管相关血流染的研究［J］．中华临床感染病杂志，2016，9（5）：472－474.

[42] 乔爱珍，刘则杨．安全输液操作流程［M］．北京：人民卫生出版社，2019.

[43] INS输液治疗实践指南．美国输液护理学会，2016.

[44] 孙红，陈利芬，陈英．临床静脉导管维护操作专家共识［J］．中华护理杂志2019，54（9）：1334－1342.

[45] 谌永毅，李旭英．血管通道护理技术［M］．北京：人民卫生出版社，2015.

[46] 吴玉芬，杨巧芳．静脉输液治疗专科护士培训教材［M］．北京：人民卫生出版

社，2018.

[47] 付仲霞，刘晶，柳正丽，等. 蝶翼无损伤针的固定方式对患儿植入式静脉输液港堵管率的影响 [J]. 护士进修杂志，2019，34（7）：668-669.

[48] 魏敏，张嘉，崔育花. 改良穿刺固定手法在经腋静脉植入输液港中的应用及效果评价 [J]. 中国保健营养，2017，27（19）：292-293.

[49] 王晨峰，陈俊花. 脑室引流管高度测量仪的设计与应用 [J]. 护士进修杂志，2019，34（11）：1051-1052.

[50] 兰天，杨静，王鸿雁. 蝶翼固定器结合"S"形固定法固定腹腔穿刺引流管的效果观察 [J]. 全科护理，2016（35）：3711-3712.

[51] 孙建华，刘金榜，罗洪波. 自制蝶形胶布固定引流管 [J]. 护理学杂志，2011，26（12）：24.

[52] 明静，陈花. 泡沫敷料用于气管切开患者伤口换药的应用探讨 [J]. 大家健康：上旬版，2017，11（3）：101.

[53] 张婷婷，薛朝霞，王煜，等. 改良胸腹腔引流管固定方法的临床应用及护理 [J]. 大医生，2017，2（09）：149，156.

[54] 李长安. 3M弹力胶高举平台法、3M透气胶蝶形交叉法及导管固定装置法在肝胆腹腔引流管固定中的应用效果 [J]. 中国医疗器械信息，2019，25（20）：84，159.

[55] 张丽敏. 探讨不同的腹腔引流管固定方法在肝胆外科患者护理中的应用效果 [J]. 世界最新医学信息文摘：电子版，2016（47）：335-336.

[56] 朱晓晨，汪秋怡. 三种固定腹腔引流管方法在肝胆外科护理应用中的效果 [J]. 健康大视野，2019（15）：202.

[57] 中国医院协会血液净化中心分会血管通路工作组. 中国血液透析用血管通路专家共识（第2版）[J]. 中国血液净化，2019，18（06）：365-381.

[58] 中国医学装备学会护理分会血液净化专委会. 透析血管通路腔内血管成形术护理规范，2017.

[59] 刘炳岩，吴世新. 介入肾脏病学 [M]. 北京：科学出版社，2016.

[60] 陈香美. 血液净化标准操作规程 [M]. 北京：人民军医出版社，2010.

[61] 左力. 血液净化手册 [M]. 北京：人民卫生出版社，2016.

[62] 王丽. 多功能腹部引流固定装置的制作与应用 [J]. 内蒙古医学杂志，2016，48（07）：896.

[63] 薛变变，马坦坦，王智昊，等. 三腔两囊管的应用现状 [J]. 中国老年学杂志，2016，36（15）：3857-3858.

[64] 杨冬梅，王黎梅. 新型三腔二囊管牵引固定装置的设计与应用 [J]. 中华现代护理杂志，2017，23（29）：3787.

［65］刘小凡. 有创测压传感器固定带的研制［J］. 当代护士：上旬刊，2018，25（5）：189.

［66］张松清. 降低有创血压监测脱管率的品管圈实践［J］. 当代护士：中旬刊，2016（7）：108-110.

［67］杨丽娟，马静，李桂芳，等. 改良换能器固定方法对有创血压监测准确性的影响［J］. 当代护士：中旬刊，2019，26（5）：96-98.

［68］连春莺，陈玉珍，林明红. 气管插管固定装置的改良与临床应用［J］. 中华现代护理杂志，2016，22（18）：2646-2647.

［69］范华，张华. 成人经口气管插管固定方法的研究进展［J］. 护理研究，2019，33（04）：620-622.

［70］谢小会. 观察气管插管固定方法改良的应用及护理效果［J］. 中国现代药物应用，2019，13（07）：166-168.

［71］杜培培，王洲. 改良式气管切开固定带及保护罩的应用［J］. 护理学杂志，2010，25（08）：6-7.

［72］郝玲. 新型气管切开固定带在神经外科气切患者中的应用研究［J］. 青海医药杂志，2018，48（08）：36-37.

［73］费培利. 2种气管切开固定带及水胶体敷料与颈部皮肤损伤发生的观察研究［J］. 中国医药指南，2013，11（09）：499-500.

［74］陈建勤. 气管切开固定带的制作与应用［J］. 中华现代护理杂志，2015，21（33）：4068.

［75］邵小平. 急危重症护理技术规范［M］. 上海：上海科学技术出版社，2019.

［76］潘彩云. 口咽通气管在院前急救中的应用［J］. 当代护士：专科版（下旬刊），2014（3）：14-16.

［77］钟丽娟. 改良鼻胃管固定法在肝胆胰外科患者中的应用价值［J］. 全科医学与教育. 2020，18（3）：279-280，188.

［78］尤黎明，吴瑛. 内科护理学［M］. 6版. 北京：人民卫生出版社，2017.

［79］廖燕，李欢，陈本会. 实用临床护理管理［M］. 成都：四川大学出版社，2015.

［80］吴小玲，万群芳，黎贵湘. 呼吸内科护理手册［M］. 2版. 北京：科学出版社，2015.

［81］吴欣娟，孙红. 重症医学科护理工作指南［M］. 北京：人民卫生出版社，2016.

［82］李碧清，李俭欢. 床旁可调节式呼吸机管路固定手臂的制作与应用［J］. 天津护理，2019（4）：472-473.

［83］杨柳，尹平. 有创机械通气患者呼吸机湿化液更换频率的研究［J］. 护理学杂志，2017（13）：87-89.

［84］周国花，刘毅君，曾丽清. 低位管路在预防重型颅脑外伤患者呼吸机相关性肺炎中的价值［J］. 内科急危重症杂志，2020（1）：60-62.

[85] 张旭光等. 现代护理技术与要点. 长春：吉林科学技术出版社，2019.

[86] 毕森. 2019 护理部主任（护士长）工作规范与创新管理标准及精细化护理实战指南：第 1 卷 [M]. 北京：人民卫生出版社，2019.

[87] 张晓蓉，樊安芝. 负压肛管排气在肠结核伴肠梗阻患者中的应用 [J]. 实用临床护理学电子杂志，2020，5（22）：127，132.

[88] 周卫萍，申洁. 2 种固定方法在动态颅内压监测导管护理中的应用 [J]. 实用医学杂志，2014（23）：3856－3857.

[89] 蒋璐，吕继辉. 颅内压增高患者的有创颅内压 ICP 监测及护理体会 [J]. 糖尿病天地，2018，15（9）：240.

[90] 肖广超. 影响颅内压监测护理因素分析 [J]. 中国城乡企业卫生，2015，30（3）：168－169.

[91] Keogh S, Flynn J, Marsh N, et al. Varied flushing frequency and volume to prevent peripheral intravenous catheter failure [J]. Trials, 2016, 17 (1): 348.

[92] 国家卫生和计划生育委员会.《静脉治疗护理技术操作规范》[EB /OL]. (2014－12－12).

[93] Gorski LA. The 2016 infusion therapy standards of practice [J]. Home Healthcare Now, 2017, 35 (1): 10－18.

[94] Wallis MC, McGrail M, Webster J, etal. Risk factors for peripheral intravenous catheter failure: a multivariate analysis of data from a randomized controlled trial. Infect Control Hosp Epidemiol, 2014, 35 (1): 63－68.

[95] 范燕华，王春燕，刘重斌. 正压接头在浅静脉留置针输液中应用的 Meta 分析 [J]. 护理研究，2017，31（18）：2225－2229.

[96] Jesse TJ, Sheri CT, Mary DR, et al. Comparison of a silver－coated needleless connector and a standard needleless connector for the prevention of central line－associated bloodstream infections [J]. Infect Control Hosp Epidemiol, 2015, 36 (3): 294－301.

[97] Amy M, Leanna T, Colleen M, et al. Efforts of a Unit Practice Council to implement practice change utilizing alcohol impregnated port protectors in a burn ICU [J]. Burns, 2017, 43 (5): 956－964.

[98] 伍晓莹，林志玉，潘烨，等. 基于微信公众平台的延续护理在 PICC 带管患者中的应用效果研究 [J]. 中国护理管理，2016，16（6）：819－823.

[99] 孙媛媛. PICC 置管患者健康教育效果评价现状及指标体系的构建 [D]. 济南：山东大学，2016.

[100] 国家卫生健康委员会. 医院感染预防与控制评价规范 [S]. 2018.

[101] 王红，邓孝陵，李小杰，等. 肝素与抗菌药物封管预防中心静脉导管感染的临床对比研究 [J]. 中华医院感染学杂志，2015，25（7）：1590－1592.

[102] 国家卫生和计划生育委员会. 病区医院感染管理规范 [S]. 2016.

［103］李元，朱曦，江智霞，等．白血病患者 PICC 相关性血流感染目标性监测及危险因素分析［J］．中华医院感染学杂志，2017，27（20）：4622-4625.

［104］郑娜，蒋蓉，张文婷，等．血培养和炎症指标对血液透析患者导管相关血流感染的诊断效果研究［J］．中华医院感染学杂志，2018，28（22）：3381-3384.

［105］刘聚源，武迎宏，蔡虻，等．北京市重症医学科导管相关血流感染监测方法调查研究［J］．中华医院感染学杂志，2017，27（8）：1739-1742.

［106］王拥军，赵性泉，王少石，等．中国卒中营养标准化管理专家共识［J］．中国卒中杂志，2020，15（6）：681-689.

［107］孙静．颅脑损伤术后人工气道患者误吸预防的研究进展［J］．医疗装备，2019，32（18）：197-198.

［108］孙仁华，江荣林，黄曼，等．重症患者早期肠内营养临床实践专家共识［J］．中华危重病急救医学，2018，30（8）：715-721.

［109］李伦超，单凯，赵雅萍，等．2018 年欧洲肠外肠内营养学会重症营养治疗指南（摘译）［J］．临床急诊杂志，2018，19（11）：723-728.

［110］中华医学会神经外科学分会．神经外科重症管理专家共识（2013 版）［J］．中国脑血管病杂志，2013，10（8）：426-448.

［111］刘连，潘欣宇，杨晓玲，等．鼻空肠管和鼻胃管在 ICU 危重病人中应用效果的 Meta 分析［J］．中国循证护理，2017，3（3）：198-204.

［112］潘小东，张京臣，汤鲁明，等．鼻胃管减压联合鼻肠管营养支持对重症神经系统疾病患者预后的影响［J］．中华危重症医学杂志，2017，10（4）：230-234.

［113］江荣才，石广志，陈伟，等．中国神经外科重症患者消化与营养管理专家共识［J］．中华医学杂志，2016，96（21）：1643-1647.

［114］廖圣芳，陈汉民，张义王，等．鼻空肠管加鼻胃管减压在重型颅脑损伤并胃瘫中的应用研究［J］．中华损伤与修复杂志，2014，9（13）：277-281.

［115］王燕燕，史妍萍，张毅．神经外科重症鼻饲患者误吸预防的研究进展［J］．护理管理杂志，2016，16（1）：27-29.

［116］吴少珠，於雪英，刘燕飞．中心静脉导管胸腔闭式引流三种固定方法的效果比较［J］．护士进修杂志，2016，31（24）：2289-2290.

［117］中华人民共和国卫生部．三级综合医院评审标准（2011 年版）［S］．北京：卫生部，2011.

［118］中华人民共和国卫生部．关于印发《临床护理实践指南（2011 年版）》的通知．北京：卫医政发（2011）55 号.

［119］李肖静，王晓东，麻彦．专科护理质量指标在中心静脉导管胸腔闭式引流患者管理中的应用［J］．护士进修杂志，2018（10）：898-900.

[120] 赵杰. 持续低负压吸引胸腔闭式引流的临床护理分析 [J]. 医学理论与实践, 2017 (01): 120 - 121.

[121] 姚宇锋, 孙红玲, 许彩云, 等. 负压封闭引流技术在胸骨术后切口脂肪液化中的应用 [J]. 中华急诊医学杂志, 2018. 27 (9): 1060 - 1061.

[122] 阮海燕, 钟永翔, 林晓. 应用封闭式负压引流在大面积皮肤缺损合并感染疗效分析 [J]. 中华医院感染学杂志, 2013, 23 (12): 2899 - 2901.

[123] 方胜梅. 血液透析护理过程中的质量评价指标分析 [J]. 大家健康: 学术版, 2015 (09): 185 - 186.

[124] 李晶, 王旭东, 张丹, 等. 重点环节精细化管理模式在危重症患者人工气道护理中的应用 [J]. 国际护理学杂志, 2018, 37 (16): 2242 - 2244, 2288.

[125] 周波平, 马雨慧, 周瑞红. "Y" 型宽胶布鼻梁固定胃管的临床应用 121 例. 2017 年 8 月 第 15 卷第 24 期. 实用护理杂志, 2002, 18 (6): 63.

[126] 张海敏, 孔寒冰, 陈秀英. 蝶形 "胃管贴" 在胃管固定中的效果观察 [J]. 岭南急诊医学杂志, 2007, 12 (1): 71.

[127] 初连香. 三叉胶布固定胃管法用于重症脑血管病人 [J]. 中华护理杂志. 2004, 39 (9): 695.

[128] 李玲, 肖艳秋, 白琳, 等. 介绍一种胃管固定方法 [J]. 中华护理杂志, 2007, 42 (4): 346.

[129] 耿希华, 朱强, 左桂玲, 等. 新型留置胃管固定方法研究 [J]. 齐鲁护理杂志, 2009, 15 (13): 23 - 24.

[130] 蚁涵纯, 钟就娣, 郑美春. 工型鼻贴联合活瓣式脸贴固定法在食管癌术后患者中的应用 [J]. 中华护理杂志, 2013, 48 (10): 872 - 874.

[131] 吴春华. 双套结胃管固定法 70 例临床效果观察 [J]. 齐鲁护理杂志, 2007, 13 (4): 28.

[132] 李萌, 张燕, 夏敏. 巧用一次性吸痰管固定鼻饲管道 [J]. 现代护理, 2007, 13 (7): 69.

[133] 庞靖林, 杨雪飞, 张秀霞. 介绍一种无胶布胃管固定法 [J]. 齐鲁护理杂志, 2008, 14 (8): 81.

[134] 丁华青. 脑卒中患者留置胃管固定方法的改进 [J]. 中国现代药物应用, 2013, 7 (16): 211 - 212.

[135] 左美玉. 留置胃管固定方法的改进研究与展望 [J]. 中国医药指南, 2018, 16 (28): 30 - 31.

[136] 杨翠丽. 医用头环式胃管固定夹的研制及临床应用 [J]. 中国医药指南, 2017, 15 (12): 293.

[137] 陈玉娟，曾运凤，张丽娟，等. 止血贴固定胃管的效果观察 [J]. 中外医疗，2013，32 (19)：83.

[138] 蒋常英，黄新武，王凤娟. 改进 ICU 患者中心静脉导管的固定方法及应用成效 [J]. 中国当代医药，2018，25 (14)：145 – 147.

[139] 何东梅. 一字型开口纱布结合透明敷贴在 PICC 导管固定中的应用 [J]. TODAY NURSE，2015 (5)：150.

[140] 姬伟，陈金凤. 一种 PICC 导管固定贴膜的研制 [J]. 护理学报，2017，24 (23)：77 – 78.

[141] 金园飞，丁小萍. 新型静脉留置针保护套的制作和应用 [J]. 护理学报，2017，24 (10)：77 – 78.

[142] 孟焕，黄小群. 一种新型一体式经口气管插管固定装置的研制 [J]. 全科护理，2018，16 (16)：2033.

[143] 杨晓婷，邱素红，穆文婷，等. 一种新型小儿气管插管固定器的制作及应用 [J]. 湖南中医药大学学报，2018，38 (A01)：469 – 470.

[144] 刘媛，李娟，张远莹，等. 一种气管插管固定器 [J]. 世界最新医学信息文摘，2017，17 (89)：257.

[145] 李子慧，王兰芳，阮龙娟，等. 自制气管切开固定架在 ICU 的临床应用 [J]. 中国现代医生，2017，55 (3)：65 – 68.

[146] 董振华，骆敏霞. 止血带在气管切开外套管固定中的巧用 [J]. 当代护士，2008 (8)：9.

[147] 景峰，戚雯雯，梁婧，等. 气管切开固定带的制作与临床应用 [J]. 上海护理，2016，16 (1)：52 – 55.

[148] 杨佳汉，吴佳敏，蒋芝萍. 改良胸腔闭式引流管固定方法的应用效果观察 [J]. 护理与康复，2018，17 (7)：68 – 70.

[149] 宇丹，于蓉. 一次性头皮针软管在头部引流管固定中的应用 [J]. 吉林医学，2013，34 (5)：960 – 961.

[150] 杜娟，陆银，陆静. 头面部引流管固定带的研制与临床应用 [J]. 全科护理，2017，15 (24)：3002 – 3003.

[151] 印娟. 改良型呼吸机管道固定帽在新生儿无创呼吸机管道中的应用 [J]. 临床护理杂志，2018，17 (1)：80 – 81.

[152] 何淑英，李兵飞，张喜清，等. 降噪呼吸机管道固定支架在新生儿机械通气中的应用 [J]. 赣南医学院学报，2013，33 (4)：537 – 539.